超声影像报告规范与数据系统解析

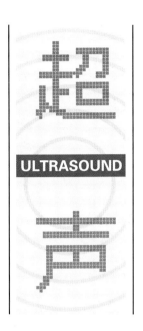

主　编　杨舒萍　吕国荣　沈浩霖

副主编　李　玲

人民卫生出版社

PEOPLE'S MEDICAL PUBLISHING HOUSE

图书在版编目（CIP）数据

超声影像报告规范与数据系统解析 / 杨舒萍，吕国荣，沈浩霖主编 .—北京：人民卫生出版社，2019

ISBN 978－7－117－28138－6

Ⅰ. ①超…　Ⅱ. ①杨…②吕…③沈…　Ⅲ. ①超声波诊断　Ⅳ. ① R445.1

中国版本图书馆 CIP 数据核字（2019）第 030427号

人卫智网　**www.ipmph.com**　医学教育、学术、考试、健康，
　　　　　　　　　　　　　　购书智慧智能综合服务平台
人卫官网　**www.pmph.com**　人卫官方资讯发布平台

超声影像报告规范与数据系统解析

主　　编：杨舒萍　吕国荣　沈浩霖
出版发行：人民卫生出版社（中继线 010-59780011）
地　　址：北京市朝阳区潘家园南里 19 号
邮　　编：100021
E - mail：pmph @ pmph.com
购书热线：010-59787592　010-59787584　010-65264830
印　　刷：三河市潮河印业有限公司
经　　销：新华书店
开　　本：710×1000　1/16　印张：17
字　　数：314 千字
版　　次：2019 年 4 月第 1 版　2019 年 4 月第 1 版第 1 次印刷
标准书号：ISBN 978-7-117-28138-6
定　　价：126.00 元

编者名单

（以姓氏笔画为序）

王霞丽	泉州医学高等专科学校	林汉宗	福建医科大学附属漳州市医院
吕国荣	泉州医学高等专科学校	林国彬	福建医科大学附属第二医院
庄 伟	福建医科大学附属第二医院	郑小云	福建医科大学附属漳州市医院
孙 祯	泉州医学高等专科学校	柯林芳	福建医科大学附属漳州市医院
苏琪琛	福建医科大学附属第二医院	柳舜兰	福建医科大学附属第二医院
李 玲	福建医科大学附属漳州市医院	钟 嵘	福建医科大学附属漳州市医院
李伯义	福建医科大学附属第二医院	徐振宏	福建医科大学附属第二医院
李拾林	福建医科大学附属第二医院	徐晚虹	福建医科大学附属第二医院
杨 琳	福建医科大学附属漳州市医院	徐锦洋	福建医科大学附属漳州市医院
杨舒萍	福建医科大学附属漳州市医院	郭海欣	福建医科大学附属第二医院
沈小玲	福建医科大学附属漳州市医院	黄宁结	福建医科大学附属漳州市医院
沈浩霖	福建医科大学附属漳州市医院	黄秋婷	福建医科大学附属漳州市医院
张伟娜	福建医科大学附属漳州市医院	赖远芳	福建医科大学附属龙岩第一医院
陈 红	福建医科大学附属漳州市医院	赖振汉	福建医科大学附属漳州市医院
陈 明	福建医科大学附属漳州市医院	蔡晓菡	福建医科大学附属漳州市医院
陈少华	福建医科大学附属第二医院	廖丽萍	福建医科大学附属漳州市医院
陈海清	泉州市儿童医院·妇幼保健院	廖建梅	福建医科大学附属漳州市医院

主编简介

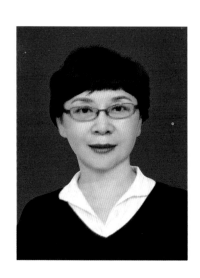

杨舒萍

主任医师、副教授、硕士生导师，现任福建医科大学附属漳州市医院超声医学科主任。兼任中国医师协会超声医师分会小器官专业委员会常务委员，国家卫生计生委脑卒中防治专家委员会委员；福建省超声医学质量控制中心委员，福建省医院协会超声医学管理分会常务委员，福建省医学会超声医学分会常务委员，福建省超声医学工程学会常务理事。

在超声介入诊疗、心血管超声、小器官超声等方面有较深入研究，主持多项省、市级自然科学基金，获得多项漳州市科学技术进步奖。主编《临床心脏超声影像学》《肺部急重症超声》等专著。在国内外核心专业杂志发表医学论文30余篇。

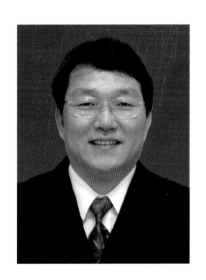

吕国荣

主任医师、二级教授、博士生导师，现任泉州医学高等专科学校校长、福建医科大学附属第二医院超声医学科学科带头人及福建医科大学附属漳州市医院客座教授，享受国务院政府特殊津贴专家，两度入选中国百强名医，为中国百名优秀超声专家。兼任中华医学会超声医学分会介入学组委员，中国医师协会超声医师分会常务委员、妇产专业副主任委员、学科建设与管理副主任委员，中国超声医学工程学会常务委员、介入超声专业委员会副主任委员，中国医学影像技术研究会常务委员；福建省超声医学工程学会会长；国际妇产科超声协会（ISUOG）会员；*Ultrasound Med Biol* 特约审稿专家。

从事超声诊断与治疗研究 30 余年，有 9 项科研课题荣获国家医药卫生和省级科学技术进步奖，近年来获批 7 项实用新型专利技术。发表论文 200 余篇，其中 SCI 29 篇。培养博士研究生、硕士研究生 70 余人，举办国家级和省级继续医学教育培训班 9 期。

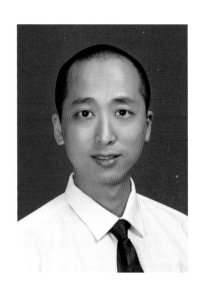

沈浩霖

副主任医师、医学博士，现任福建医科大学附属漳州市医院超声医学科副主任。兼任中国超声医学工程学会超声治疗与生物效应专业委员会委员、介入超声专业委员会青年委员。

在超声介入诊疗、心血管超声、胃动力超声等方面有较深入研究，开展各项超声引导下介入诊疗，涵盖全身各个脏器。主持多项基金项目与课题，包括福建省自然科学基金项目、福建省医学创新课题等。主编《临床心脏超声影像学》，参编《肺部急重症超声》等专著。在国内外核心专业杂志发表多篇论著。曾先后获"'科华杯'漳州青年科技奖""漳州市科学技术进步奖""漳州市好青年"等荣誉与奖励。

前　言

　　超声诊断经历了 60 年光辉而不平凡的高速发展历程，逐渐形成了一门崭新的临床学科——超声医学。现今超声医学已进入了高质量发展时期，标准化和规范化的超声诊断报告是超声医疗质量的载体，更是新时代超声医学的显著特征，也是数字化、大数据时代的基本要求。为此，我们组织了泉州医学高等专科学校、福建医科大学附属漳州市医院、福建医科大学附属第二医院的超声医学专家共同编撰《超声影像报告规范与数据系统解析》一书，旨在推动超声医学的规范化实践。

　　本书汇总了近 10 年来超声影像报告和数据系统的最新研究成果，并结合自身的实践成果编撰而成。全书共 10 章，分总论、各论及临床解析三部分内容。总论主要介绍超声影像报告和数据系统的特点、声学造影、弹性成像技术。各论主要介绍超声检查规范、超声影像报告与数据系统规范及其与声学造影、弹性成像等新技术联合应用的效果。书中列举了大量珍贵的超声图片和丰富的临床资料，图文并茂，并进行简明扼要的讨论、分析。最后，就超声报告规范及临床解析作了专章论述。

　　本书资料新颖、内容丰富、技术先进、注重规范，有利于超声影像报告数据系统在我国的普及和推广，具有很强的实用性和指导性，是广大超声医师、临床医师不可多得的简明工具书，亦可供其他影像专业医生、进修医生和研究生学习参考。

　　本书出版承蒙德高望重的张武教授的热情鼓励和指导；得到福建省高等职业院校泉州医学高等专科学校母婴健康服务技术协同创新中心的资助，并获得福建省漳州市医院省自然科学基金——"GI-RADS 超声分类联合多模态超声造影鉴别卵巢肿瘤""多模态超声新技术评估肝胰弥漫性和局灶性病变的多中心研究"、福建医科大学启航基金——"BI-RADS 超声指标评价体系的构建与定量剪切波弹性技术的应用"等研究小组的大力支持。在此一并表示衷心的感谢!

超声新技术与日俱进,加之篇幅受限和编著者水平有限,难以概括全部最新进展和最新资料,难免存在疏漏、错误之处,诚恳希望同道们不吝指正。

杨舒萍　吕国荣　沈浩霖
2018 年于福建

目　录

第一章

总　论

　　规范化和标准化的超声诊断报告是医疗质量的载体,是新时代医疗的显著特征,是数字化、大数据时代的基本要求,也是持续改进质量和医疗服务永恒的主题。因此,超声医师学习和掌握规范的超声影像报告和数据系统并正确加以应用,很有必要。

一、超声影像报告和数据系统规范的内容

　　本书包含两大篇幅,即超声影像报告和数据系统(ultrasonographic imaging reporting and data system,RADS/US)的规范和与之相关的超声介入性新技术的应用。前者在每章中都包含超声检查规范、RADS/US 介绍、指标体系构建、弹性成像和超声造影技术联合 RADS/US 的临床应用等内容。超声影像报告和数据系统的内容又由两部分组成,即术语的描述与定义、超声诊断风险分类评估及诊治措施。本书的最后一章还对超声诊断报告质控进行论述。

　　介入性超声主要阐述与 RADS/US 相关的器官的穿刺活检诊断和治疗新技术。穿刺活检的主要内容包括适应证、禁忌证、术前准备、操作流程、注意事项、并发症及其预防和临床评价等内容。与 RADS/US 相关的介入性超声治疗技术包括乳腺旋切术、甲状腺和肝脏射频消融术和化学消融术。

二、学习 RADS/US 的方法与技巧

(一)学习 RADS/US 的方法

　　1. 获取 RADS/US 基本数据的前提是规范的超声检查技术,因此各器官的检查技术是超声医师的基本功,也是学习 RADS/US 的基础。

　　2. 图像描述的术语、定义以及分类诊断是超声诊断的关键。必须熟练掌握这些内容,特别要注意这些内容在不同脏器上的共同点与不同点,学习

时要正确处理共性与个性的关系。

3. 学习 RADS/US 的重点是掌握超声诊断、临床解析与采取的应对诊疗措施。RADS/US 的目的是规范超声医师之间、超声医师与临床医师之间的沟通交流，促进学术交流的有序和规范。

4. 学习 RADS/US 的难点就是掌握超声新技术与 RADS/US 的有机结合。现已证实，RADS/US 联合弹性成像和超声造影技术有助于提高超声诊疗水平。

（二）掌握与 RADS/US 相关的超声新技术

1. **弹性成像** 组织弹性与解剖结构（二维成像）、血流灌注（CDFI或 CEUS）是完全不同、相对独立的物理特性，因而弹性成像是不同于二维、CDFI 等形式的成像技术。良恶性组织间弹性模量的差异程度很大（表1-1），因此弹性成像有广泛的临床应用价值。弹性成像有两种主要形式，即位移或应变成像（displacement or strain imaging）和剪切波成像（shear wave imaging，SWI）（表 1-2）。

表 1-1 乳腺组织样本的杨氏模量

乳腺组织类型	杨氏模量：均数 ± 标准差（kPa）
正常脂肪组织	3.25 ± 0.91
正常纤维组织	3.24 ± 0.61
纤维腺瘤	6.41 ± 2.86
导管原位癌	16.38 ± 1.55
低级别浸润性导管癌	10.40 ± 2.60
高级别浸润性导管癌	42.52 ± 12.47

表 1-2 各种弹性成像激励方式及测量指标表

方法 / 激励方式	应变成像	剪切波成像
人工加压触诊 心血管脉动 呼吸	应力式弹性成像 应变值 几何参数（如低应变区的大小、形状） 应变率 E/B 比值（病灶在应变图像与 B 超图像的大小比值）	

续表

方法 激励方式	应变成像	剪切波成像
声脉冲辐射力激励	声脉冲辐射力弹性成像 位移值 几何参数（如大小、形状） 位移变化率（病灶与正常组织位移变化的比值） E/B 比值（病灶在应变图像与 B 超图像的大小比值）	单点式剪切波速度测量 剪切波速度（m/s） 杨氏模量（kPa） 剪切波速度成像 剪切波速度（m/s） 杨氏模量（kPa）
外部机械振动		瞬时弹性成像 杨氏模量（kPa）

　　（1）位移或应变成像：应变成像指的是在外界压力或超声脉冲波作用于病变组织，继之发生变形或移位。病变组织硬度越大，变形越小，恢复到组织原位的时间越短。用 E=s/e 表征，E 为杨氏弹性模量，s 为应力，e 为应变。在某一瞬间时段，获取这些移位或者应变的信息以编码形式加以显示，即为位移或应变成像（图 1-1，图 1-2）。为获得应变的信息，采用外压按压方式称应力式弹性成像（strain elastography imaging，SEI）；采用声脉冲激励的方式获得应变信息称声脉冲辐射力弹性成像（acoustic radiation force impulse elastography imaging，ARFI），代表性技术为声触诊组织成像（virtual touch imaging，VTI）（图 1-3，图 1-4）。

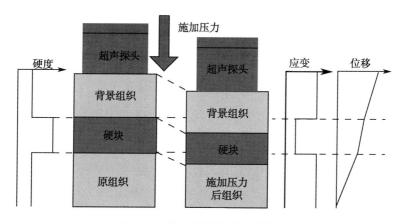

图 1-1　应力式弹性成像原理图

1

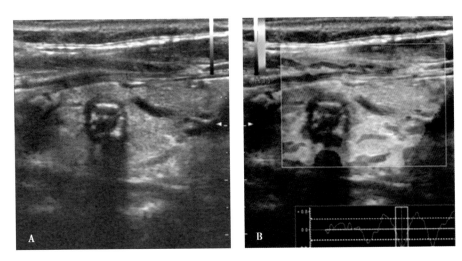

图 1-2 应力式弹性成像图

A. 甲状腺乳头状癌二维图；B. 甲状腺乳头状癌压迫式弹性成像图

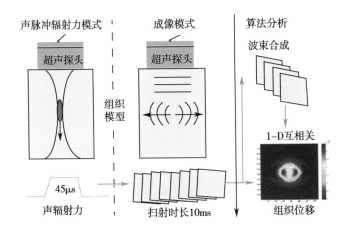

图 1-3 声脉冲辐射力成像原理图

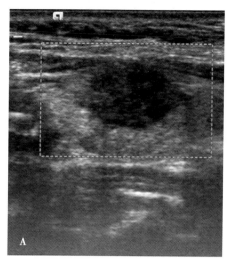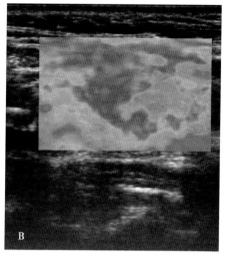

图1-4 声脉冲辐射力弹性成像（ARFI）图
A.乳腺良性增生结节二维图；B.乳腺良性增生结节声脉冲辐射力弹性图

应力式弹性成像技术已广泛应用于临床，其鉴别浅表器官良恶性肿瘤的敏感性、特异性、阳性预测值都在70%~80%。主要的局限性：①对操作者的经验依赖性较大；②操作重复性较差；③一般只适用于浅表组织；④获取的数据为定性和相对定量，并且与背景组织有明显的相关性。因此，只有通过严格训练，才能提高诊断的有效性。

ARFI可用于较深的组织病变的检测。虽然它克服了施压的随意性，但脉冲声聚焦的热量可能对组织产生热损伤。

（2）剪切波成像：剪切波成像有三种主要形式，即单点剪切波弹性图（point shear wave elastography，pSWE）、剪切波速度成像（shear wave speed imaging，SWSI）、瞬时弹性成像（transient elastography，TE）。这三种剪切波成像的共同点都是超声脉冲激励，检测的客体都是剪切波速度。单点剪切波速度测量是对感兴趣区域进行速度测量，其主要原理是超声脉冲辐射力作用，在组织内部形成一个机械波源，该波源能够在组织中产生沿着垂直于超声波方向（横向）传播的剪切波，这有点类似水滴落入水塘里所激起的涟漪（横向波）（图1-5）。由于缺少极速的成像平台，所以只能检测某一感兴趣点的剪切波速度，故而称之为单点剪切波弹性图，其代表技术为声触诊组织定量（virtual touch tissue quantification，VTQ）（图1-6）。

剪切波速度成像（shear wave speed imaging，SWSI）成像原理是根据马赫锥原理，即在轴向上以超音波移动声脉冲波源，即可产生一个辐值较大的二维剪切波平面，这有点像超音速飞机产生的音爆（图1-7）。通过马赫锥的

半顶角 α（α 称为马赫角，Sinα= 剪切波速度 / 脉冲波源速度）可计算剪切波速度（图 1-7）。目前剪切波速度成像的代表性技术为声触诊组织成像与定量（virtual touch tissue imaging quantification，VTIQ）和超高速剪切波成像（supersonic shear imagine，SSI）（图 1-8），两者总是以平面的形式出现，故而也有称之为二维剪切波弹性成像。其中 VTIQ 分为 4 种成像模式，分别为质量模式、时间模式、位移模式和速度模式（图 1-9）。剪切波速度成像检测良恶性肿瘤的敏感性、特异性、阳性预测值均在 85%~90%。实践证实，其诊断效能要略优于应变成像和单点剪切波速度测量。瞬时弹性成像仅用于肝纤维化检测。

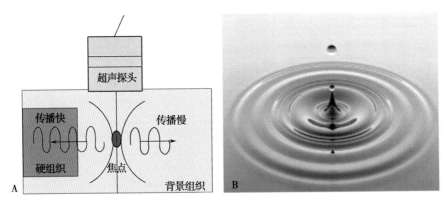

图 1-5　单点剪切波弹性图（pSWE）

A. pSWE 检测原理；B. 水滴滴落水塘的涟漪图

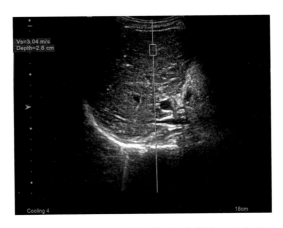

图 1-6　肝纤维化的声触诊组织定量（VTQ）图

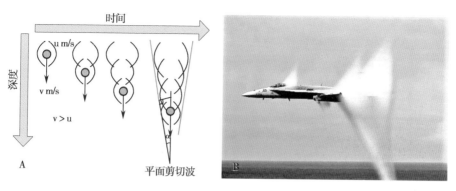

图 1-7　二维剪切波成像原理图

A. 马赫锥型剪切波原理及半锥角；B. 超音速飞机产生的音爆

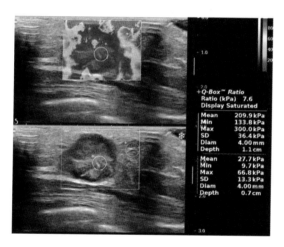

图 1-8　乳腺癌的超高速剪切波成像（SSI）图

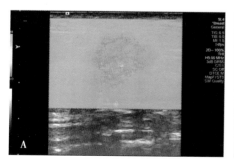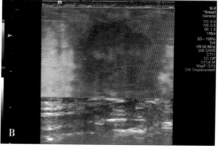

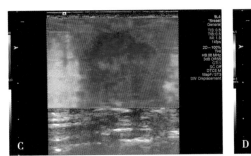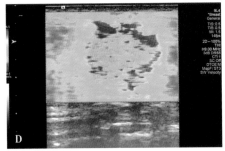

图 1-9 乳腺癌的声触诊组织成像与定量（VTIQ）图

A.乳腺癌在 VTIQ 模式下的质量模式；B.乳腺癌在 VTIQ 模式下的时间模式；
C.乳腺癌在 VTIQ 模式下的位移模式；D.乳腺癌在 VTIQ 模式下的速度模式

2. 超声造影 超声造影评估病变的灌注情况有定量和定性两种方法。定量的评估方式即为时间 – 强度曲线（time intensity curve，TIC）（图 1-10）。用达峰时间（time to peak，T peak）、峰值强度（peak intensity，PI）、曲线下面积（area under the curve，AUC）、初始斜率（initial slope，IS）、正性增强积分（positive enhancement integral，PEI）等参数来鉴别肿瘤的良恶性。定性的评估方式主要通过造影剂增强水平、增强模式、造影剂的分布特征、增强时相来鉴别肿瘤的良恶性（图 1-11）。

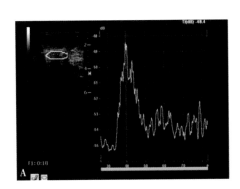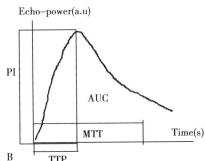

图 1-10 超声造影时间 – 强度曲线（TIC）及示意图

A.超声造影时间 – 强度曲线（TIC）；B.超声造影时间 – 强度曲线（TIC）示意图

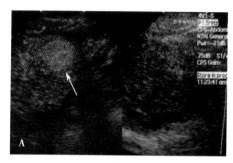
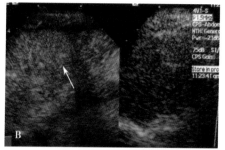
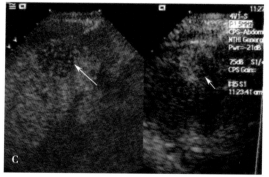

图 1-11 肝细胞癌的超声造影模式（增强时相）图

A.肝细胞癌的超声造影病灶动脉期呈均匀的高增强；B.肝细胞癌的超声造影病灶门静脉期呈等增强；C.肝细胞癌的超声造影病灶实质期造影剂消退呈低增强或无增强

三、超声报告基本要求和诊断规范

（一）超声报告的基本要求

1. **针对性** 即有问必答，主要的阴性结果也应提示。

2. **客观性** 即实事求是，客观地描述病变的主要征象。

3. **系统性** 即系统全面，包括因临床实际需求可能超出申请单提及的器官检查应用，以及涵盖的多种技术的联合应用，即多模态超声的应用。

4. **科学性** 即规范准确，必须按照指南和专家共识来规范超声报告的书写。

（二）图像分析的内容、方法与思路

1. **分析内容和方法** 图像的分析内容包括形态大小、内部回声、边界或边缘情况、后壁或后方回声、周邻关系、压缩性或硬度、频谱分析、功能分析（胃排空、肠蠕动、胆囊功能试验等）。有条件时，还需配合弹性成像和超声造影技术进行诊断。确认有无病变必须满足两个条件，即：①两个互相垂直的断面或两种体位皆可显示病变；②病变在不同时段检查应该有重复性。

2. 诊断思路 超声检查和诊断的思路是：①确认有无病变；②确认是弥漫性病变或局灶性病变，或两者兼有之；③确认病变部位；④确认病变的性质。确认病变的超声物理性质相对容易，即含液性病变、混合性病变或实性病变。由于超声影像存在着"同病异影、异影同病"的现象，有时鉴别病变的良恶性较难，但遵循一定的特点仍可资鉴别（表1-3）。

表1-3 良性和恶性病变的声像图特点

	良性	恶性
肿块形态	较规则	常不规则
球体感	少见	多见
边缘回声	光滑，完整	不光滑，中断
内部回声		
较小病变	多呈中强回声	多呈中低回声
较大病变	含液性病变或混合性病变	
均质性	均质或非均质	非均质、结中结、块中块、液化坏死征象
后方回声	衰减不明显或增强	衰减明显
周围组织	反应性改变或无改变	浸润改变或边缘晕
周邻关系	挤压、隆起、粘连或浸润少见	挤压、隆起、粘连或浸润多见
压缩性	好	差
远处转移	无	无或有

做出超声诊断时还应注意以下问题：①结合临床进行分析而不是附和临床诊断。临床医师在有限时间内做出的临床印象其准确性很有限，若一味附和临床医师的诊断，很可能落入陷阱。因此，必须采用"否定-肯定"的临床思维模式，即超声检查时先寻找否定临床诊断的证据，若无法推翻，再寻找支持临床诊断的证据。②服务临床，又要高于临床。服务临床的基本要求是，必须为临床提供所需的诊断和治疗信息，这些信息对于临床诊疗决策的选择将起到至关重要的作用。因此，超声医师必须熟悉各种诊疗技术的适应证、禁忌证及相关临床情况和信息。当超声诊断与临床的拟诊或印象不相符时，超声医师必须重新询问病史、观察临床表现、仔细检查，并根据具体情况扩大超声检查范围。必要时采用多模态超声检查并请上级医师会诊。当超声诊断不清时，应当提出有价值的建议包括确诊应采取的措施。

（三）诊断规范

影像学分级诊断可以充分反映超声诊断特点和优点，同时为超声检查客观存在的局限性保留必要的余地，分级诊断可使超声结论更为科学、合理，做到实事求是。分级诊断包括：①Ⅰ级：解剖学部位/定位诊断；②Ⅱ级：超声物理性质诊断；③Ⅲ级：临床诊断或病理学诊断。

1. 解剖学部位/定位诊断 相对容易，但必须注意：①多数情况下乳腺病变的定位采用钟表面法，在病变多发时也可采用六分区法，即4个象限、乳晕区、乳尾区。②肝脏病变的位置通常采用国际通用的 Couinand Ⅷ 分段法，但若病变较大也可采用分叶法。③颈部淋巴结可按照美国头颈部外科制定的颈部淋巴结分区法。④前列腺可按照前列腺 McNeal 带区分区法。如遇到定位较困难时，可如实地进行解剖学定位（例如左上腹病变可写成胰尾区或左肾上腺区，卵巢输卵管病变可写成左/右附件区）。

2. 超声物理性质诊断 最为容易，必要时可借助 CDFI 或 CEUS 判定。超声物理性质诊断包括囊性病变、囊实混合性病变、实性病变三种。

3. 临床诊断或病理学诊断 一般不作Ⅲ级的病理学诊断。Ⅲ级诊断只有在病变超声表现极其典型、非常肯定或明确的情况下才可做出。对良恶性局灶性病变诊断有困难，可根据 RADS/US 的恶性风险分层分类做出评估。

局灶性病变超声诊断的规范报告应包括解剖学定位诊断、超声物理性质的诊断、恶性肿瘤分层风险分类诊断和临床诊断，例如肝脏占位性病变可按照右肝（Ⅶ段）实性占位性病变（LI-RADS 4 类）——肝癌可能。又如甲状腺结节可按照左甲状腺下极实性结节（TI-RADS 4 类）——恶性可能。

四、回顾与展望

自从美国放射学院（会）颁布乳腺超声影像 BI-RADS 分类以来，不到10 年的时间，国际上不同协会又陆续颁布了甲状腺、肝脏、妇科、颈部淋巴结等超声影像报告和数据系统，这种恶性风险分层分类评估的模式还可能逐渐出现在不同的领域，如胰腺和脾脏等。随着数字化、大数据时代到来，RADS/US 必将进入人工智能（AI）时代，对超声医学产生革命性变化。

（吕国荣　柳舜兰）

参考文献

[1] Ophir J, Céspedes I, Ponnekanti H, et al.Elastography：a quantitative method for imaging the elasticity of biological tissues.Ultrason Imaging, 1991, 13（2）：111-114.

[2] Khalil AS, Chan RC, Chau AH, et al.Tissue elasticity estimation with optical coherence elastography：toward mechanical characterization of in vivo soft tissue.Ann Biomed Eng,

2005,33(11):1631-1639.

[3] Ianculescua V,Ciolovana LM,Dunantb A,et al.Added value of Virtual Touch IQ shear wave elastography in the ultrasound assessment of breast lesions.Eur J Radiol,2014,83(5):773-777.

[4] Itoh A,Ueno E,Tohno E,et al.Comparison between ultrasonic elastogram and histologic findings in breast diseases.Seventh Congress of Asian Federation of Societies for Ultrasound in Medicine and Biology(AFSUMB 2004),Abstracts,2004:330.

[5] 陈红,杨舒萍,王康健,等.常规超声检查和超声弹性应变比值在乳腺良恶性病灶鉴别诊断中的应用价值.中华医学超声杂志(电子版),2016,13(12):955-957.

[6] 李牧聪.基于声辐射力的超声弹性成像方法研究.哈尔滨:哈尔滨工业大学,2014.

[7] Shiina T,Nightingale KR,Palmeri ML,et al.WFUMB guidelines and recommendations for clinical use of ultrasound elastography:Part 1:basic principles and terminology.Ultrasound Med Biol,2015,41(5):1126-1147.

[8] Nakata N,Ohta T,Nishioka M,et al.Optimization of region of interest drawing for quantitative analysis:differentiation between benign and malignant breast lesions on contrast-enhanced sonography.J Ultrasound Med,2015,34(11):1969-1976.

[9] 中国医师协会超声医师分会.中国超声造影临床应用指南.北京:人民卫生出版社,2017:23-24.

[10] Luo J,Chen JD,Chen Q,et al.Contrast-enhanced ultrasound improved performance of breast imaging reporting and data system evaluation of critical breast lesions.World J Radiol,2016,8(6):610-617.

[11] Jiaa WR,Chai WM,Tanga L,et al.Three-dimensional contrast enhanced ultrasound score and dynamic contrast-enhanced magnetic resonance imaging score in evaluating breast tumor angiogenesis:correlation with biological factors.Eur J Radiol,2014,83(7):1098-1105.

[12] Xiao X,Dong L,Jiang Q,et al.Incorporating contrast-enhanced ultrasound into the BI-RADS scoring system improves accuracy in breast tumor diagnosis:a preliminary study in China.Ultrasound Med Biol,2016,42(11):2630-2638.

第二章

乳腺超声影像报告和数据系统（BI-RADS）规范

乳腺癌已跃居女性恶性肿瘤的第二位，其发病率呈逐年上升趋势，并趋向年轻化。乳腺癌的早发现、早诊断、早治疗对于乳腺癌患者生存率的提高尤为重要。乳腺超声检查是评估小于 30 岁的女性、哺乳期女性及孕妇乳腺肿块的首选影像技术。在中国，乳腺超声检查已列入乳腺癌常规检查的手段。

第一节　乳腺超声检查规范

一、乳腺超声检查的适应证

乳腺超声检查的适应证如下，但不仅限于此。

1. 检测乳腺异质区，进一步评估临床和影像所见。
2. 介入操作的引导。
3. 乳房植入物相关问题的评估。
4. 治疗计划的制定。
5. 评价治疗效果。

二、乳腺超声检测的基本要求

（一）超声检查的仪器

选择彩色多普勒超声诊断仪，线阵式探头，工作频率 7.5~10MHz。

（二）超声检查的方法

采用辐射式或十字交叉平移滑动扫查，必要时配合侧动或加压扫查。

（三）超声检查的程序

1. **检查的内容** 应包括肿块位置、大小、数目、形状、位相、边缘、内部及后方回声，钙化情况，相关特征如皮肤、导管、胸肌、Cooper 韧带等的超声表现以及特殊情况。

2. **大小的测量** 病灶大小测量应包括 3 个径线，这有利于判定新辅助化疗的疗效。

3. **病变的位置** 可采用钟表面法；亦可采用乳腺六分区法，即为 4 个象限区域、乳房尾部和乳晕区。病变较少，可采用钟表面法；病变较多，可采用六分区法或两种方法相结合。

4. **成像方式的选择** 乳腺超声检查常规采用高频的实时灰阶超声和彩色多普勒血流显像（color Doppler flow imaging，CDFI）技术。根据血流丰富程度，可分为病灶内无血流、病灶内有血供、病灶周边呈晕圈血流（图 2-1）。

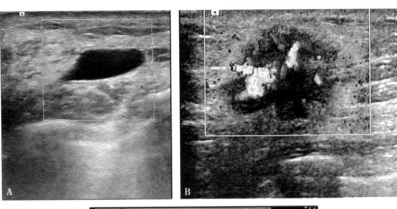

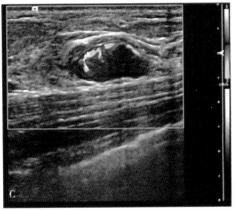

图 2-1 乳腺肿块血流情况

A.病灶内无血流；B.病灶内有血供；C.病灶周边呈晕圈血流

　　有条件时，还可配合弹性成像、声学造影、三维成像等检查技术，以利于良恶性病变的鉴别。文献报道指出，自动乳腺全容积扫查（automated breast volume scanner，ABVS）对于乳腺良恶性肿瘤的鉴别，主要是通过三维重建观察冠状切面的"汇聚征"或"太阳征"来实现（图2-2）。

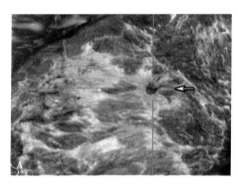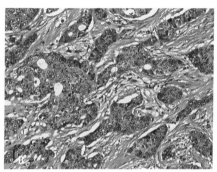

图2-2　乳腺浸润性导管癌ABVS声像图
A.左侧乳腺3点钟位置结节，大小1.7cm×1.7cm，边缘呈毛刺样改变，纵横比等于1，ABVS呈现"汇聚征"（箭头所示）；B.组织病理：乳腺浸润性导管癌（HE染色，100×）

　　5. 乳腺的检查范围　除了乳腺本身，检查范围还应包括胸骨旁、腋窝及锁骨上淋巴结。
　　（四）报告内容与图像存储
　　1. 一般内容　姓名、性别、年龄、门诊或住院号、设备名称、体位标识（乳腺方位、病灶位置、探头切面标识）。
　　2. 图像存储　异常时，至少记录具有2个以上特征的不同方位的切面，并测量病灶大小；正常时，可以仅存储4个象限辐射切面上的声像图。
　　3. 报告描述　根据BI-RADS ACR分类术语及规范，具体描述乳腺背景组织成分及肿块的超声声像特征。
　　4. 报告结论　报告结论应包括3个方面的内容。
　　（1）应明确病灶的位置、超声物理性质。
　　（2）BI-RADS超声风险分层评估。
　　（3）尽可能做出良恶性病变的推断。

（李玲　杨舒萍）

参考文献

［1］D'Orsi CJ，Sickles EA，Mendelson EB，et al.ACR BI-RADS Atlas，Breast Imaging Reporting and Data System.Reston，VA：American College of Radiology，2013.
［2］钟嵘，吕国荣，沈浩霖，等．全自动乳腺容积扫描和常规超声对乳腺BI-RADS分类价

值的比较.中国超声医学杂志,2016,32(2):121-123.

[3] Golatta M,Franz D,Harcos A,et al.Interobserver reliability of automated breast volume scanner(ABVS)interpretation and agreement of ABVS findings with hand held breast ultrasound(HHUS),mammography and pathology results.Eur J Radiol,2013,82(8):e332-e336.

[4] Mainiero MB,Lourenco A,Mahoney MC,et al.ACR appropriateness criteria breast cancer screening.J Am Coll Radiol,2016,13(11):R45-R49.

第二节 乳腺超声影像报告和数据系统

一、概述

1992 年，美国放射学会（American College of Radiology，ACR）颁布了指导性文件——乳腺影像报告和数据系统（breast imaging-reporting and data system，BI-RADS）。2003 年第 4 版 BI-RADS 不仅涉及乳腺 X 线诊断，也增加了超声和 MRI 相关内容。最新 BI-RADS（第 5 版）在超声评估方面做了较大的修订。

BI-RADS 主要包括规范化词典（术语）、诊断报告风险分层和防治应对措施等，它不仅成为一种质控手段，统一专业术语、标准诊断分类及检查程序，而且协同各种影像（钼靶、CT、MRI）标准对乳腺进行评估，使得临床科室和影像诊断科室有共同的诊断指标，能客观分析并交流患者的相关信息，指导后续治疗的开展。

BI-RADS 超声影像报告和数据系统主要分为两个模块。第一模块是 ACR 分类术语规范，用于描述乳腺病变的超声表现。它包括 5 个方面内容：①乳腺组织成分：即明确乳腺各组织成分、比例及超声分型，有助于了解弥漫性或局限性病变，并判断诊断的可靠程度；②肿块的描述：肿块从形状、位相、边缘、回声类型、后方回声特征来描述并做出定义；③钙化：高分辨力超声可鉴别钙化是位于肿块内、肿块外或导管内，这一点在新版的 BI-RADS 中有特别强调，因为钙化灶的位置在鉴别乳腺肿瘤良恶性中具有重要意义；④相关特征：包括结构扭曲、导管改变、皮肤改变、水肿、血供、弹性情况等 6 个指标，这些指标对于判断病灶的良恶性具有很高的价值；⑤特殊情况：部分乳腺疾病具有其特殊性，在 BI-RADS ACR 中有 10 种特殊情况，包括簇状微囊肿、复杂囊肿、表皮肿物、异物、乳腺内淋巴结、腋窝淋巴结、单纯囊肿、血管异常、术后积液、脂肪坏死等。

BI-RADS 第二模块是风险分层超声评估及其防治措施。将乳腺疾病按

2

照良恶性危险度分为 0~6 类进行评估（表 2-1）。特别应当指出的是，0 类的临床应用较少。根据实践经验，0 类需要召回检查的情况有：①临床触及肿块而超声检查未发现病变或异质区，需结合乳腺钼靶检查做出判断；②发现病变需进一步做出鉴别诊断；③需鉴别手术形成的瘢痕与乳腺癌保乳术后复发病灶，可推荐 MRI 检查；④ ABVS 检查，无法确认病变，需召回检查确认；⑤非肿块性，但质地硬，需结合弹性成像或声学造影等检查。

表 2-1　乳腺疾病良恶性危险度分类（％）

BI-RADS 分类	恶性可能性	描述
0 类	超声不能有效评价的病变，需其他检查诊断	需进一步影像学检查
1 类	正常，无病变	未发现病变
2 类	良性	无恶性特征（例如：囊肿）
3 类	<2%	不大可能是恶性（例如：纤维腺瘤）
4a 类 4b 类 4c 类	2%~94%	低至中度恶性可能 须考虑组织活检
5 类	>95%	几乎可确定为癌，须采取适当措施
6 类	100%	治疗前已经病理证实为恶性

二、ACR 超声 BI-RADS 分类术语及规范

（一）组织成分（适用于筛查）

乳腺的超声分型取决于导管、纤维结缔组织和脂肪的构成及其比例（图 2-3）。

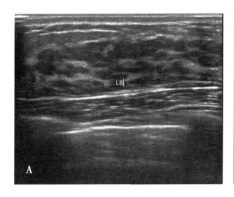
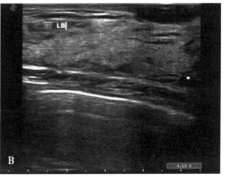

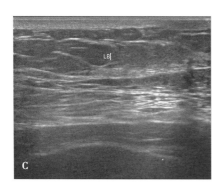
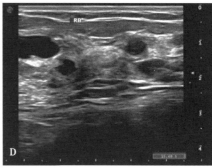

图 2-3　乳腺组织成分的超声分型

A. 腺体型（42 岁）；B. 腺纤维型（25 岁）；C. 脂肪型（38 岁）；D. 不均质型（31 岁）

1. 均质的背景回声

（1）腺体型：腺体实质占乳腺实质的比例 >1/2。

（2）腺纤维型：乳腺纤维组织占乳腺实质的比例 >1/2。

（3）脂肪型：乳腺实质回声较少，整个乳腺实质被皮下脂肪所占据。

2. 不均质的背景回声　包括异常组织或增生性改变，如乳腺小叶增生症 / 囊性增生病等。

（二）肿块的描述

可以在两个不同的或相互垂直切面上显示的病变称之为肿块，描述的术语如下。

1. 形状

（1）椭圆形或卵圆形：可包括 2~3 个大的波浪状起伏。

（2）圆形或球状。

（3）不规则形：既非圆形也非椭圆形（图 2-4）。

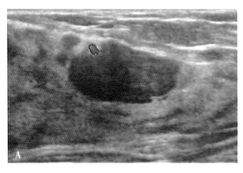
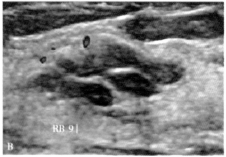

图 2-4　乳腺肿块的形状

A. 椭圆形；B. 不规则形

2. 位相

（1）平行：病灶长轴和皮肤平行，即"宽大于高"或呈水平位。

（2）不平行：病灶长轴不与皮肤平行，即"高大于宽"或呈立卵状，也包括圆形（图 2-5）。

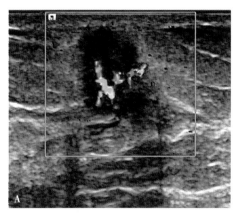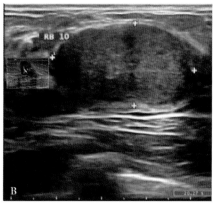

图 2-5 乳腺肿块的位相
A.不平行，呈"立卵状"；B.平行，呈"水平位"

3. 边缘 新版的 BI-RADS 已经删除了"边界"这一术语。因为边界与边缘的定义存在交叉重叠，而且边界的声像图特点对于鉴别乳腺良恶性的能力有限，边缘的分类如下。

（1）光整：边缘完整，病灶与周围相邻组织间有明显的界限。

（2）不光整：病灶具有一个或以上特征称之为不光整，分别为边缘模糊不清、成角、微小分叶或边缘呈毛刺状。

1）模糊：病灶与其周围组织间没有明显的界限。

2）成角：边缘部分或全部成角，且通常为锐角。

3）微小分叶：病灶表面出现短波状起伏而呈圆齿状。

4）毛刺状：肿块边缘有特征性的线状突起（图 2-6）。

4. 回声类型 与皮下组织层回声相对比来评判。

（1）无回声：没有内部回声。

（2）高回声：高于皮下脂肪组织回声或等于纤维组织的回声。

（3）混合回声：包含无回声和有回声成分。

（4）低回声：低于皮下脂肪组织回声，病灶以充满低回声为特征。

（5）等回声：与皮下脂肪组织回声相近。

（6）不均质回声：实质病变内多种回声结构和类型（图 2-7）。

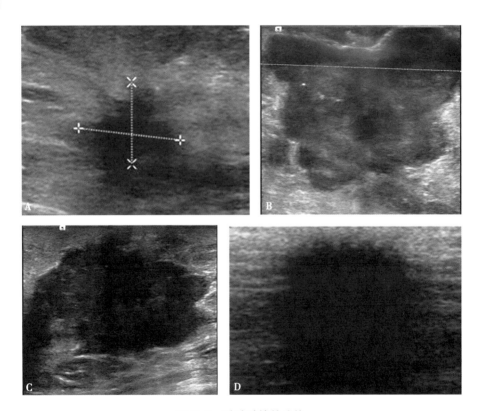

图 2-6 乳腺肿块的边缘

A. 边缘模糊；B. 微小分叶；C. 边缘成角；D. 边缘毛刺

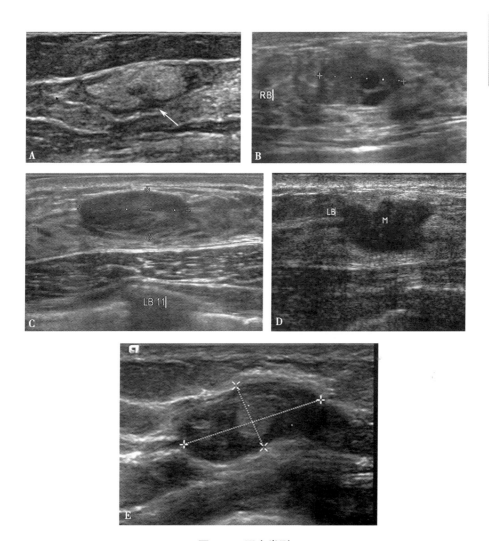

图 2-7　回声类型

A. 高回声；B. 混合回声；C. 等回声；D. 低回声；E. 不均质回声

5. 后方回声特征

（1）无改变：后方无声影，也无增强。

（2）增强：后方回声增强。

（3）声影：后方回声衰减，不包括侧方声影。

（4）混合模式：后方回声有两种以上模式，包括声影和增强（图 2-8）。

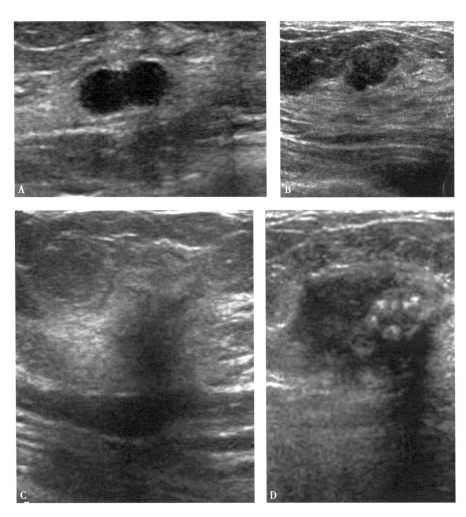

图 2-8　后方回声特征

A. 后方回声增强；B. 后方回声特征无改变；C. 后方声影；D. 混合模式

（三）钙化

粗钙化在乳腺超声上常无特殊性意义，但乳腺病灶内或导管中的微钙化认为具有特殊意义，常常是乳腺恶性病变的征象之一。

微钙化：直径 <0.05cm，高回声点未占据整个声束，无声影（图 2-9）。

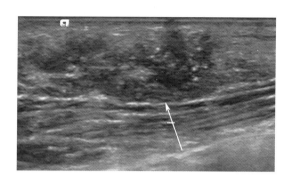

图 2-9　乳腺肿块内微钙化

根据钙化发生部位不同，可分为 3 种：①肿块外钙化：脂肪或纤维腺体内的钙化相对于肿块内钙化意义较小；②肿块内钙化：低回声肿物里的微小点状高回声相对于在乳腺纤维腺体组织里的微小钙化更值得注意；③乳腺导管内微钙化：有时是非肿块型乳腺癌的特点之一。

（四）相关特征

1. **结构扭曲**　病变破坏或挤压正常解剖结构。

2. **导管改变**　囊状扩张的导管，或者包含不规则管径和（或）分支的导管。

3. **皮肤改变**

（1）增厚：可位于病灶的浅方，亦可呈弥漫性改变，厚度 >0.2cm（乳晕区及乳房下皱襞可达 0.4cm）。

（2）回缩：皮肤表面凹陷或轮廓不清，表现为牵拉回缩。

4. **水肿**　皮下周围组织回声增强，呈网状，即低回声条索形成成角网格（图 2-10）。

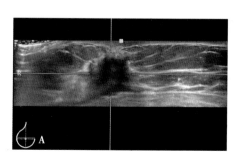
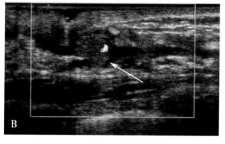

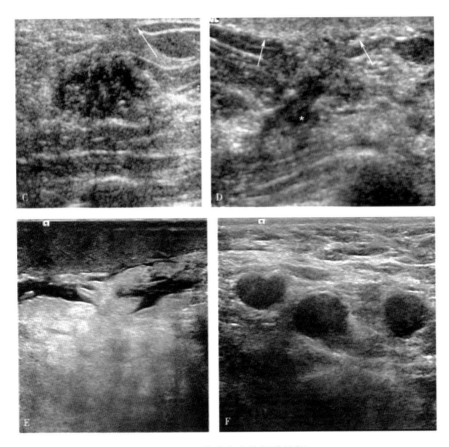

图 2-10　乳腺病变的相关特征

A. Cooper 韧带伸直呈牵拉状；B. 导管扩张；C. 结构扭曲；D. 局部皮肤不规则和增厚；
E. 皮肤增厚并软组织水肿；F. 腋窝转移性淋巴结

5. 血供情况　包括病灶内无血流，病灶内有血供，病灶周边呈晕圈血流。

6. 弹性　可分为软、中、硬三种弹性表征（图 2-11）。

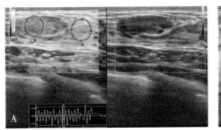
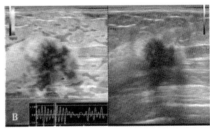

图 2-11　乳腺肿块弹性图

A. 乳腺纤维瘤硬度与周围组织相似；B. 乳腺浸润性导管癌硬度高于周围组织

（五）特殊情况

指具有特定诊断或独特表现的征象（图 2-12）。

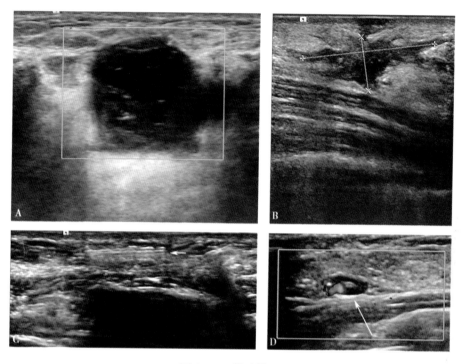

图 2-12　特殊情况
A. 复杂囊肿；B. 术后瘢痕；C. 异物：定位针；D. 乳腺内淋巴结

1. **簇状微囊肿**　病灶由成簇的微小无回声组成，直径 <0.2cm 伴细小分隔（<0.05cm），无明显的实性成分。

2. **复杂囊肿**　大多数以内部低回声为普遍特征，复杂囊肿内包括液 - 液平面或可随体位移动而变化的体液 - 碎屑平面。

3. **表皮肿物**　肿块的临床表现很明显，包括皮脂腺、表皮内的囊肿、瘢痕、痣和神经纤维瘤。

4. **异物**　定位夹、线圈、导线、引流管等和与外伤有关的金属或玻璃。

5. **乳腺内、腋窝淋巴结**　形似小肾脏的淋巴结，有高回声的淋巴门结构和低回声皮质围绕高回声髓质，可在乳腺内及腋窝发现。

6. **单纯囊肿**　具有囊肿四大特征。

7. **血管异常**　包括动静脉瘘畸形、浅表静脉炎等。

8. **术后积液**　术后含液性病变：低回声或无回声，后方回声增强。

9. 脂肪坏死　有时酷似血肿，边界尚清，呈低回声改变。

三、BI-RADS 超声风险分层评估及防治措施

（一）0 类——不完全评定

需要召回，结合其他检查后再评估。超声检查为初步检查，需要结合其他检查做出诊断。

（二）1 类——阴性

乳腺腺体内未见肿块、无结构异常及微钙化灶，腺体表面皮肤及皮下软组织未见增厚，按常规随访。

（三）2 类——良性发现

良性改变，无恶性特征。病变包括单纯性囊肿、腺体内的淋巴结、乳房假体植入术后、经长期超声随访没有变化的纤维腺瘤、术后瘢痕等。按年龄常规随访，建议定期随访，如每年 1 次。

（四）3 类——良性可能

恶性可能性 <2%，需要缩短随访周期（每 6 个月 1 次）。超声表现为良性征象，例如边界清晰、形态规则、肿块位相呈水平位等类似于纤维腺瘤声像图表现的肿块。另外，还包括不可触及的复杂囊肿、成簇的小囊肿、乳腺内淋巴结、异物、术后积液、血管异常等特殊情况。

（五）4 类——可疑异常

具有 2%~94% 的恶性可能性，须组织活检。

1. 4a 类　恶性可能性小（2%~10%），但须组织学检查进行确诊的病变。活检结果为良性是预料之中，若活检后为良性，可进行 6 个月间歇或常规随访。

2. 4b 类　恶性可能性（11%~50%），需进行组织学活检。活检后病理学结果需与影像学进行严格对照和谨慎处理。若病理证实为高危病变或者无法确定，可能需进一步处理，如重复活检、切除活检。

3. 4c 类　具有恶性可能性（51%~94%），需进行组织学活检。病理结果为恶性是预料之中；若为良性，提示可能存在影像和病理不符合的情况，病理或临床医生应对该病变进行进一步评估或处理，包括重复活检或切除活检。

（六）5 类——高度怀疑恶性

超声发现并归入该类的病变有 95% 或更高的恶性危险性，须活检或手术治疗。

（七）6 类——证实为恶性

治疗前病理已证实恶性，临床条件许可，尽可能手术切除。

（杨舒萍）

参考文献

［1］Park CS，Lee JH，Yim HW，et al.Observer agreement using the ACR Breast Imaging Reporting and Data System（BI-RADS）-ultrasound，First Edition（2003）.Korean J Radiol，2007，8（5）：397-402.

［2］Thomassin-Naggara I，Tardivon A，Chopier J.Standardized diagnosis and reporting of breast cancer.Diagn Interv Imaging，2014，95（7-8）：759-766.

第三节　超声 BI-RADS 分类的客观评价指标体系

　　国内外学者对 BI-RADS 分类评估的超声客观评价指标体系并未形成统一意见。不同的学者将超声指标分为可疑恶性的大征象和小征象两类，然后按照病灶大小征象的数目进行恶性肿瘤风险分层。Gokalp 等则根据表达的恶性指标的数目进行分层评估，1 项恶性指标时评估为 4 类，2 项及以上者评估为 5 类。由于中国女性的乳腺较欧美国家偏小，腺体层更薄，肿块更容易侵犯皮下组织层及乳腺后间隙，乳腺导管及 Cooper 韧带更易受到牵拉。因此，有必要制定适合中国女性 BI-RADS 分层评估的客观指标体系。

一、乳腺超声 BI-RADS 指标的意义

（一）形状

　　肿块形状可分为椭圆形、圆形及不规则形。通常良性肿瘤多呈椭圆形、圆形，表示其呈均匀性非侵袭性生长。肿块的生长影响周边脂肪及结缔组织结构，将导致肿块形状不规则，可视为恶性征象。文献报道，在乳腺肿块中形状不规则的阳性（恶性）预测值（positive predictive value，PPV）为 62%～89.7%，而形状规则的阴性（良性）预测值（negative predictive value，NPV）为 80.3%～84%。

（二）位相

　　平行与不平行，即判别肿块的纵横比情况。肿块纵横比 <1，位相为"平行"，与良性病灶的相关性高。有研究称，乳腺肿块位相的"不平行"为鉴别良恶性的重要特征。肿块表现为平行、不平行性时的 NPV 及 PPV 预测值分别为 71.3%～78%、54.8%～69%。

（三）边缘

　　肿块边缘分为光整和不光整。边缘不光整是乳腺恶性肿瘤的超声征象之一。边缘不光整说明肿瘤细胞呈束状、簇状或柱状不均匀分布，与其出现浸润现象有关。边缘不光整者 PPV 为 80.9%～86%，边缘光整者 NPV 达

90%～97.9%。

（四）回声类型

使用内部回声来判断肿块的良恶性存在争议。有学者认为内部低回声是乳腺癌的特征，另有一些学者则将不均质回声作为乳腺癌的标志之一。目前，多数学者的研究表明肿块内部回声在乳腺良恶性病灶鉴别中并没有临床意义。

（五）钙化

按照钙化的大小，可分为微/粗钙化，微钙化的位置可位于肿块内、肿块外或导管内。乳腺内钙化的形成机制尚无统一的认识，可能的因素有肿瘤组织的退行性变、坏死或是细胞活性增加、分泌增加等。虽然灰阶超声对于微钙化的检测率为45%～95%，差异较大，但微钙化灶是乳腺癌的重要征象之一。有研究证实，60%～80%的乳腺癌中可见微钙化。

（六）后方回声改变

后方回声衰减是乳腺癌的特征之一，与乳腺癌中结缔组织增生和结构有关。肿块后方衰减取决于肿块内部的构成成分，多为间质胶原成分增多，排列紊乱所引起，其PPV达78.9%。

二、BI-RADS超声客观评价指标的构建及应用

国际上基于乳腺BI-RADS超声客观评价指标体系并未形成统一意见。Lee等将乳腺恶性征象分为主要和次要征象，主要征象包括：①形状不规则；②边缘毛刺征；③肿块内微钙化灶。

次要征象包括：①形状圆形；②边缘成角；③边缘微小分叶；④方位不平行；⑤导管扩张；⑥复杂囊肿；⑦后方回声衰减。并进行如下定义：BI-RADS 3类：没有恶性征象。BI-RADS 4类：4a：≤2次要征象；4b：≥3次要征象；4c：≥1主要征象。BI-RADS 5类：≥2主要征象。

Costantini等则把BI-RADS 3类的超声评价指标定义为：①圆形或椭圆形；②肿块位相平行于皮肤平面；③边缘光整；④边界清晰；⑤内部回声均匀；⑥后方回声无改变或增强；⑦仅表现边缘模糊或后方回声衰减。

把乳腺恶性肿块评价指标定义为：①形状不规则；②方位不平行皮肤；③边界不清晰；④有强回声晕；⑤后方回声衰减；⑥周围组织结构改变。其中BI-RADS 4类：≤2项恶性指标；BI-RADS 5类：≥3项恶性指标。

Gokalp研究的良性指标：①椭圆形、圆形或大分叶形；②方位平行于皮肤；③边界清晰；④边缘光整。

恶性指标：①形状不规则；②方位不平行于皮肤；③边界不清晰；

④强回声晕；⑤内部回声不均；⑥后方回声衰减或混合模式改变；⑦微小钙化灶进行评估。并定义 BI-RADS 3 类：无恶性指标；BI-RADS 4 类：1 项恶性指标；BI-RADS 5 类：≥ 2 项恶性指标。而这些超声客观评价指标体系构建的 BI-RADS 的诊断性能相差甚大，与 BI-RADS 的恶性风险预测也有一定的差距。

　　基于多位学者的结果及临床实践，我们分析 326 例乳腺结节的声像图特征并与手术的结果进行对照研究，经过单因素方差分析和多因素 Logistic 回归分析筛选出如下恶性指标：①位相不平行于皮肤，即"高大于宽"的立卵形；②边缘不光整（模糊、成角、微分叶、毛刺）；③内部回声不均匀；④肿物内微小钙化灶；⑤后方回声衰减；⑥结构扭曲等为乳腺恶性病变独立预测因素，并以此构建乳腺超声客观评价指标体系。定义无恶性指标为 BI-RADS 3 类，有恶性指标为 4 类或 5 类。其中 BI-RADS 4a 类：1 项；4b 类：2 项；4c 类：3 项。BI-RADS 5 类：>3 项。研究证实，以 BI-RADS 4b 类作为病灶良恶性诊断截点时，其约登指数最大，诊断效能最佳，诊断敏感度为 94.90%，特异度为 85.21%，与病理结果的一致性检验 Kappa 值为 0.897。该研究提出的指标体系是基于最新 BI-RADS 分类定义，在实践过程中存在较为明显的优势，所构建的超声客观指标较为全面，分类操作简单、易行，值得推广。

（李玲　杨舒萍）

参考文献

［1］ Yoon JH，Kim MJ，Moon HJ，et al.Subcategorization of ultrasonographic BI-RADS category 4 positive predictive value and clinical factors affecting it.Ultrasound Med Biol，2011，37(5)：693-699.

［2］ Schwab F，Redling K，Siebert M，et al.Inter-and Intra-observer agreement in ultrasound BI-RADS classification and real-time elastography score assessment of breast lesions.Ultrasound Med Biol，2016，42(11)：2622-2629.

［3］ Kim EK，Ko KH，Oh KK，et al.Clinical application of the BI-RADS final assessment to breast sonography in conjunction with mammography.Am J Roentgenot，2008，190(5)：1209-1214.

［4］ Gokalp G，Topal U，Kizilkaya E.Power Doppler sonography：anything to add to BI-RADS US in solid breast masses.Eur J Radiol，2009，70(1)：77-85.

［5］ 赵海娜，彭玉兰，骆洪浩，等 . 建立乳腺超声 BI-RADS 评估分类评分标准的初步研究 . 中华超声影像学杂志，2015，24(3)：242-245.

［6］ Hong AS，Rosen ER，Soo MS，et al.BI-RADS for sonography：positive and negative predictive values of sonographic features.AJR Am J Roentgenol，2005，184(4)：1260-1265.

［7］ Murad M，Bari V.Ultrasound differentiation of benign versus malignant solid breast masses.

J Coll Physicians Surg Pak,2004,14(3):166–169.

[8] Jalalian A,Mashohor SB,Mahmud HR,et al.Computer–aided detection/diagnosis of breast cancer in mammography and ultrasound:a review.Clin Imaging,2013,37(3):420–426.

[9] He N,Wu YP,Kong Y,et al.The utility of breast cone–beam computed tomography, ultrasound,and digital mammography for detecting malignant breast tumors:a prospective study with 212 patients.Eur J Radiol,2016,85(2):392–403.

[10] Wang XL,Tao L,Zhou XL,et al.Initial experience of automated breast volume scanning （ABVS）and ultrasound elastography in predicting breast cancer subtypes and staging. Breast,2016,30(5):130–135.

[11] Zheng FY,Lu Q,Huang BJ,et al.Imaging features of automated breast volume scanner: Correlation with molecular subtypes of breast cancer.Eur J Radiol,2017,86(30):267–275.

[12] Costantini M,Belli P,Lombardi R,et al.Characterization of solid breast masses:use of the sonographic breast imaging reporting and data system lexicon.J Ultrasound Med,2006,25 (5):649–659.

第四节　超声 BI-RADS 分类与弹性成像

一、概述

弹性成像是 Ophir 等于 1991 年首先提出的，是根据各种不同组织的弹性系数不同，在外力或交变振动作用下其应变、响应也不同，收集被测物体某时间段内的各个片段信号，计算出变形、位移程度及相应的剪切波速度，反映组织的硬度情况。组织弹性与解剖结构及血流灌注是完全不同、相对独立的物理特性；良、恶性组织间弹性应变的差异较大，因而可用于鉴别其性质。现已有多种弹性成像技术研发面世并应用于临床，取得很好效果。2014 年超声弹性成像技术已被纳入美国国立综合癌症网络（NCCN）乳腺癌指南。

二、弹性成像检测技术

目前临床广泛应用的有位移或应变成像、剪切波成像两种弹性成像形式（图 2-13）。

（一）弹性成像分类

位移或应变成像的成像方法包括应力式弹性成像及声辐射力脉冲应变成像。前者包括应变弹性图（strain elastography，SE）、应变率弹性成像（strain ratio imaging，SRI）；后者为 ARFI 发展的第一阶段，其代表技术为声触诊成像（VTI）。

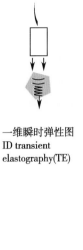

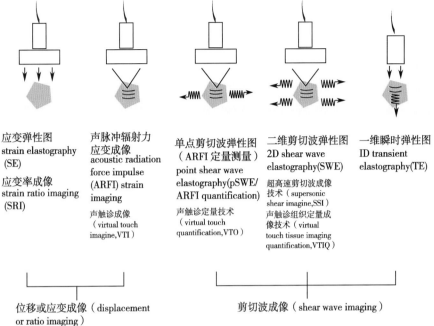

图 2-13　位移或应变成像、剪切波成像

剪切波成像的成像方法包括单点剪切波弹性图（point shear wave elastography/ARFI quantification，pSWE/ARFI 定量测量）、二维剪切波弹性图（2D shear wave elastography，2D SWE）以及一维瞬时弹性图（1D transient elastography，TE）等。其中，pSWE 为 ARFI 成像的第二发展阶段，代表技术为声触诊定量技术（VTQ）；2D SWE 则为 ARFI 成像发展的第三阶段，代表性技术为声触诊组织成像与定量（VTIQ）和超高速剪切波成像（SSI）。

（二）弹性成像原理、判定标准、优缺点

1. 应力式弹性 /SI、SRI

（1）成像原理：超声探头在组织外表面施加外力或者在内部进行生理性搏动激发，组织受力会产生形变。组织硬度较大时，形变量比较小；组织较软时，则形变量比较大。通过测量组织对压力的响应，来估测组织硬度大小。

（2）判定标准：弹性系数小的组织受压后位移变化大，显示为红色；弹性系数中等的组织显示为绿色，弹性系数大的显示为蓝色，以色彩对应不同组织的弹性编码，反映组织硬度。根据图像色彩来反映组织软硬度，能生动地显示和定位病变。判定标准主要包括弹性评分法和应变率比值法（SR）等。

（3）优缺点

优点：以弹性评分评判良恶性，直观、简便，也有利于多发病灶的显示。

缺点：①强烈依赖于医生在组织上施加外力的经验，成像分级受到操作者手法、呼吸、心跳及主观因素的影响，如果经验不足可重复性低，甚至很有可能无法成像；②如果施加的是外力，只能检测比较浅表的组织硬度，对于较深的组织，外压力引起的组织位移太小而无法区分硬度；③由于外力是随机施加的，使得检测得到的组织硬度是不定量的，只能够得出组织相对硬度大小；④应力式弹性成像所反映的并不是被测体的硬度绝对值，而是与周围组织相比较的相对值。

2. ARFI 应变成像 /VTI

（1）成像原理：将施加于组织外表面的力扩展为施加在组织的内部，利用超声探头在组织内进行短暂而高能量的声场聚焦，在组织内形成一个高能声脉冲，这个声脉冲能形成一个局部的脉冲辐射力，并使聚焦组织发生形变。常规超声辨别组织成分的异同基于组织声阻抗，表达其物理特性；而VTI 技术从组织的机械性能出发，根据乳腺恶性病灶的内部及周边区域的硬度明显大于良性病变的特点，可区分常规超声难以鉴别的声阻抗相同而硬度不同的病变组织。

（2）判定标准：在受到相同大小的辐射力作用时，若组织的峰值形变量越大，达到峰值形变量所需时间越长，且恢复到组织原位置的时间越长，那么组织的硬度就越小，反之组织硬度越大。VTI 技术可直观反映组织弹性，多以黑、白表示组织相对硬度，颜色越深表示硬度越大。判定标准主要包括弹性成像分级和面积比值法等。

（3）优缺点

优点：病灶的超声表现的多样性以及多种性质的病灶常混合存在，造成超声诊断灵敏度、特异度不是十分理想。VTI 可较二维超声边界更加清晰，恶性肿瘤尤为明显，操作简单，为常规超声评价病灶良恶性的补充。另外，VTI 显示部分恶性肿瘤的范围大于二维超声，与恶性肿瘤向周围组织浸润性生长有关。

缺点：VTI 对于直径较小的结节，诊断灵敏度及准确度均下降，结节与周围正常组织弹性系数接近时，VTI 技术的应用及判定中容易出现偏差。单依据 VTI 技术诊断乳腺结节的良恶性有局限性。

3. ARFI 定量测量（pSWE）/VTQ

（1）成像原理：通过超声探头发射声脉冲波导致感兴趣区组织发生反复的微小的形态变化，在感兴趣区形变的过程中，产生横向传播的剪切波，再通过探头接受回波信号来计算剪切波速度（shear wave velocity，SWV），可以定量反映组织弹性，SWV越高，组织的硬度越大。

（2）判定标准：与VTI成像不同，VTQ技术不直接评估目标区域的位移本身，而是通过测量与声束垂直方向的SWV来反映目标弹性。

（3）优缺点

优点：VTQ技术提供的是一种可在临床上无需对感兴趣区域进行任何手动施压，有效评估组织硬度的非侵入性、定量检测的方法，测量方便，客观性、可重复性较好。

缺点：①VTQ中的SWV测值会受到多种因素的影响，如心脏及大血管搏动、吞咽、呼吸运动、感兴趣区深度和角度等。②VTQ的取样框偏大（0.5cm×0.5cm），不适用于≤0.5cm结节，而且结节的大小、位置也对VTQ测值有一定影响，低能量的剪切波常会导致SWV取值失败。③无法直观反映病变整体的硬度情况。④VTQ只能进行单点的测量，不能直观反映病变整体硬度情况，有研究指出于乳腺病灶的应用中失败率高达16%，存在测值偏低或偏高的可能，甚至出现无法测出SWV值的情况（显示为x.xx m/s），可能是结节硬度太高或太低超过了VTQ的测量阈值。⑤在组织内施加高能的声场，人体组织的温度上升比较高。需要严格控制声场能量，以免对人体组织造成损伤。

4. 2D SWE/VTIQ

（1）成像原理：VTIQ及SSI成像均可同时对目标病灶进行定量和定性的分析。以传统VTQ技术为代表的ARFI定量测量只能反映某一点硬度的均值，而VTIQ可针对病灶进行多点多次测量。

（2）判定标准：VTIQ通过多点多次对病灶进行测量，使得SWV值能更准确直观地反映病变整体硬度情况。

（3）优缺点

优点：具备质量、时间、位移和速度四种模式，能够对结节进行定量和定性分析，比VTQ的单点测量更加稳定；VTIQ可直观显示病灶内部不同硬度的区域，同时VTIQ测量范围更宽，达0.5~10.0m/s，ROI明显小于VTQ，在同一帧VTIQ速度图上可以同时测量多组SWV数据，使数据更具代表性，更能准确反映病变内的硬度情况。

缺点：除了经验依赖等局限性之外，VTIQ只能静态显示病灶内不同区域硬度的二维分布。乳腺内不同组织弹性系数各不相同，但是良恶性病灶的弹性系数之间有些重叠。如果是以瘢痕组织或者纤维为主的话，会导致SWV测值偏高，假阳性出现；如果是以炎性基质为主的恶性肿瘤，会导致SWV测值偏低，假阴性出现。

5. 2D SWE/SSI 成像

（1）成像原理：SSI 是采用"马赫锥"原理，利用快速的声辐射力激励产生线性振源，然后利用特殊且超高速的超声成像技术来追踪剪切波传播路径上各点的位移，基于这些位移的时空分布图，以彩色编码技术实时显示出组织弹性图，更加直接且量化地反映组织的弹性。

（2）判定标准：SSI 成像通过获得组织硬度的 E 值 /SWV，尽可能避免主观因素的干扰，明显提高测值的可靠性。

（3）优缺点

优点：①获得软组织的定量弹性值，减低操作者主观性；②组织弹性硬度是通过探头激发及获取，不需向组织施压，避免了额外应力对测值的影响；③全面反映 ROI 的弹性信息，可实时多点测量弹性参数 SWV 和弹性模量值；④具备超高速成像特征，其帧频可达每秒数千帧，可动态观察 ROI 内病灶的整体弹性值情况，选择性探查 SWV 值最高、最低区域，更具代表性，能显著提高成像速度及质量，具有较高的空间分辨率。

缺点：病变位置较深，受患者呼吸、血管搏动、心跳等影响，常出现假阳性及假阴性的结果。病变内出现液化和钙化、纤维化，常使得 SWE 值的可重复性和准确性有所降低等。

6. TE 成像 也需要外部激励脉冲产生剪切波，为一维瞬时显像，对于目标组织仍实行 ROI 内点剪切波速度的测量，获得平均剪切波速度，成像过程简单易行，但对于病灶的深度及定位则无法提供信息，使得该弹性成像于临床的应用受到一定限制。

三、超声弹性成像在乳腺局灶性病变中的应用

（一）应力式弹性成像 /SI、SR

1. 判定标准的应用

（1）弹性评分法：以往部分研究采用 5 分法进行评分，弹性评分 4 分及以上诊断为恶性，3 分及以下诊断为良性。

（2）应变率比值法（SR）：利用超声仪器提供的软件包勾画出两处需要对比感兴趣区域，计算出弹性应变率比值 SR，部分学者提出以 3.08 作为判定乳腺肿物良恶性的截值，≥ 3.08 定义为恶性的诊断标准。比值法能够较为客观地反映病灶的硬度情况，提高诊断的准确性，减少误判。福建省漳州市医院针对 187 例乳腺病灶进行研究，获得 SR 鉴别诊断乳腺良恶性病灶的截值为 2.76，即 SR<2.76 诊断为良性，≥ 2.76 诊断为恶性时，SR 鉴别诊断乳腺良恶性病灶的敏感度、特异度、准确性分别为 93.6%、89.3%、90.4%（图 2-14）。

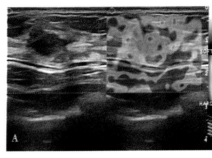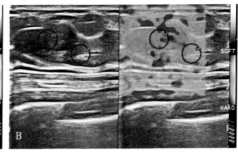

图 2-14 乳腺良性增生结节应力式弹性成像

A. 乳腺增生结节的常规超声图及弹性成像图：乳腺结节弹性成像以绿色为主，评分为 2 分；B. 乳腺增生结节的弹性成像及应变率比值：乳腺结节弹性应变率比值为 2.15，考虑为良性，病理确诊为增生结节

2. 操作注意事项 先行乳腺常规扫查，确定感兴趣区后启动乳腺弹性成像软件，感兴趣区调节至病变区面积的 2 倍以上，探头垂直给予"轻压 – 减压"来获取图像，病灶位于图像中央，"弹簧"图标显示 3 个以上弹簧圈并且保持 3~4 秒或者压放的力度与频率以显示屏上的压力指数维持在 3~4 且持续 5 秒以上。

（二）ARFI 应变成像 /VTI

1. 判定标准的应用

（1）定性指标：以彩色编码代表取样框内组织的弹性程度大小，彩色编码依次由紫、蓝、绿、黄、红色代表硬度由软到硬。绿色代表取样框内组织的平均硬度，红、黄色代表硬度大于平均硬度，紫、蓝色代表硬度小于平均硬度。

（2）定量指标

1）灰阶：乳腺恶性肿块质地较硬，VTI 显示较黑颜色，灰度定量数值较小；良性肿块质地较软，VTI 显示较明亮颜色，灰度定量数值较高；应用 VTI 技术获得病灶组织弹性图并导入 Adobe Photoshop CS4 图像处理系统，计算弹性图中病灶整体灰度平均值，可将定性指标转换为定量指标。

2）面积比值 >1.21：王立平等的研究表明，将乳腺良恶性肿瘤 VTI 弹性图中病灶面积与二维超声面积进行比较，以面积比 1.21 为诊断良恶性肿瘤的截值，对恶性病灶诊断的敏感性为 88%，特异性为 98%（图 2-15）。

2. 操作注意事项 充分暴露乳房，先行常规检查，获取病灶的部位、大小、边界、形状、内部回声、血流等，显示病灶的最大切面，进入 ARFI 模式，启动 VTI 操作界面，不对病灶施加压力，嘱咐患者屏住呼吸，待图像稳定后按"Update"键，此时屏幕上面同时出现两幅图像，一幅为二维图像，另一幅为 VTI 图像。

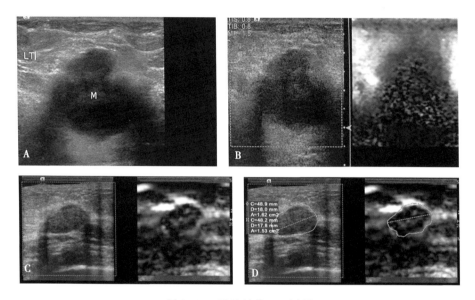

图 2-15　乳腺结节 VTI 测量

A.乳腺癌二维图像；B.乳腺癌的 VTI 测量，病灶处颜色加深，面积比值为 1.51，考虑为恶性，病理确诊为乳腺浸润性导管癌；C.乳腺纤维瘤 VTI 灰阶情况；D.乳腺纤维瘤 VTI 面积比值为 1.05

（三）ARFI 定量测量（pSWE）/VTQ

1. 判定标准的应用　超声弹性成像可以根据肿块的硬度不同来判断其良恶性。VTQ 技术可获得乳腺组织硬度定量参数，具有较高的可重复性。已有研究证实，二维超声联合弹性成像明显提高了乳腺癌的诊断符合率。Tozaki 和 Bai 等应用 VTQ 检查的研究认为，SWV 平均值 3.06m/s 和 3.42m/s 作为鉴别乳腺病灶良恶性诊断阈值，敏感度、特异度最高。另外，福建省漳州市医院针对 120 枚乳腺病灶（43 枚恶性、77 枚良性）进行分析（见图 2-15），若 SWV 诊断平均截值为 4.05m/s 时诊断效能最佳，其诊断恶性肿瘤的灵敏度、特异度及符合率分别为 83.3%、72.7% 和 75.2%（图 2-16）。

2. 操作注意事项　先采用线阵探头行纵、横切面扫查，观察并记录乳腺结节的位置、大小、形态、边界及内部回声特征，然后启动 VTQ 功能，测量病灶的剪切波速度，声束尽量垂直，取样框定位于病灶的中心位置，避开液化、坏死区域。

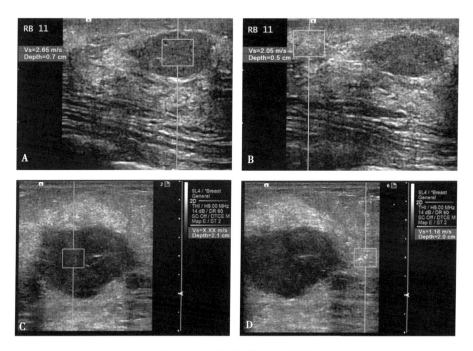

图 2-16　乳腺结节 VTQ 测量

A.乳腺纤维腺瘤内部组织 VTQ 测量，SWV 值为 2.65m/s；B.乳腺纤维腺瘤周边组织 VTQ 测量；C.乳腺浸润性导管癌 VTQ 测量，SWV 值超过测量阈值；D.乳腺浸润性导管癌周边组织 VTQ 测量

（四）2D SWE/VTIQ

1. 判定标准的应用　VTIQ 诊断指标：SWV 值。Tozaki 等针对 83 例乳腺病灶，获得 SWV 平均值 4.14 m/s，将其作为评价乳腺肿瘤良恶性的诊断截值，诊断的敏感度、特异度、准确度分别为 88%（37/42）、93%（38/41）、90%（75/83）。福建省漳州市医院针对 120 枚乳腺病灶（43 枚恶性、77 枚良性）进行分析（见图 2-16），感兴趣区域 SWV 均值的诊断截值提高至 4.34m/s 时诊断效能最佳，其诊断恶性肿瘤的敏感度、特异度及准确度分别为 91.7%、85.7% 和 87.1%（图 2-17）。

2. 操作注意事项　VTIQ 成像：先采用线阵探头行纵、横切面扫查，观察并记录乳腺结节的位置、大小、形状、边界及内部回声特征，选取病灶最大切面、图像最清晰时进入 VTIQ 功能。VTIQ 模式分为质量、时间、位移和速度四种模式，重点观察质量和速度模式。VTIQ 质量模式可直观显示所获得图像的剪切波弹性分布质量，质量由高到低分别表示为绿色、黄色、红色，均匀分布的绿色区域表示质量良好，在质量良好区域测量 SWV。感兴趣区（region of interest，ROI）放置于病灶内部的不同区域，可同时进行多组（5~7 组）SWV 数据测量。

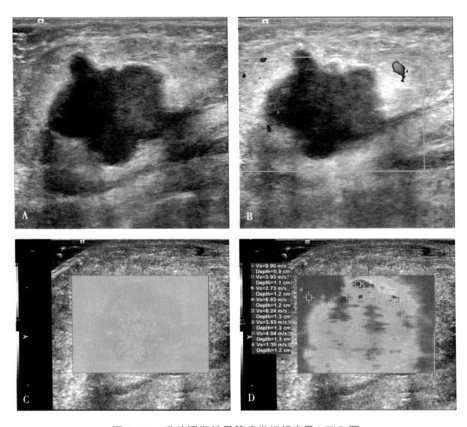

图 2-17　乳腺浸润性导管癌常规超声及 VTIQ 图

A. 乳腺浸润性导管癌灰阶图；B. 乳腺浸润性导管癌 CDFI 图；C. 乳腺浸润性导管癌 VTIQ 质量图；D. 乳腺浸润性导管癌 VTIQ 速度图（ROI 为质量较佳区）

（五）2D SWE/SSI 成像

1. 判定标准的应用　包括定性及定量指标。

（1）SSI 定性指标：根据 Berg 等提出颜色六分法在弹性测量最高量程设置为 180kPa 的条件下，把 0~180kPa 色条分为六等分对应相应的 kPa 值，分别为黑色，0kPa；深蓝色，0~36kPa；浅蓝色，36~72kPa；绿色，72~106kPa；橙色，106~144kPa；红色 144~180kPa。记录肿块内部及周边组织最大弹性对应的颜色。黑色、深蓝色考虑为良性，浅蓝色~红色考虑为恶性。

（2）定量指标：含多个参数，可获得感兴趣区域弹性最大值（Emax）、最小值（Emin）、平均值（Emean）、方差（Esd）及病灶组织与正常组织的对比值（Eratio）。研究表明，以弹性最大值（Emax）判断乳腺结节良恶性意义最大。SSI 判定乳腺结节性质的标准：良性结节 Emax 24~83kPa，恶性结节 Emax 129~180kPa，纤维腺瘤 Emax 30~70kPa。结合 15 个多中心研究和多篇 SCI 论文，将良恶性结节弹性最大值 Emax 的鉴别诊断阈值设定在 80kPa（图 2-18）。

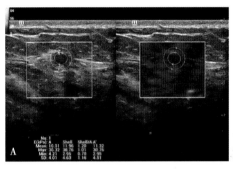 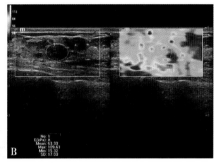

图 2-18　乳腺结节 SSI 测量

A. 一例乳腺增生结节 SSI 测量，其中 Emean=10.0kPa、Emax=30.3kPa；B. 一例 BI-RADS 4b 类结节 SSI 测量，其中 Emean=63.3kPa、Emax=109.6kPa，病理确诊为乳腺黏液癌

2. 操作注意事项　仪器采用实时剪切波速度成像超声诊断仪，探头频率 4~15MHz。先用常规超声整体观察病灶灰阶声像及内部多普勒血流信号情况，参照超声 BI-RADS 分类对病灶进行评估。然后切换至 SWE 模式，在病灶每个结节均进行 3 次以上测量并取其平均值。弹性定量值单位：kPa。

四、BI-RADS 联合弹性成像的应用价值

（一）弹性成像鉴别乳腺病灶良恶性

超声弹性成像是近年来发展的新技术，已证实弹性成像在乳腺良恶性病变的鉴别诊断方面具有良好的应用前景。

既往研究数据表明，VTIQ 诊断准确性优于 VTI、VTQ 和压迫式弹性成像（表 2-2）。另外，一项针对 SSI 技术鉴别乳腺良恶性肿块的 Meta 分析中指出，Emax 较之 Emean、Eratio、Esd 受试者工作特性曲线的曲线下面积高，弹性模量 Emax 的敏感度为 0.87（0.83~0.91），特异度为 0.91（0.87~0.93），可见 VTIQ 与 SSI 技术诊断乳腺良恶性结节病变效能相当。

表 2-2 应力式弹性成像、VTI、VTQ 及 VTIQ 的诊断效能比较（%）

超声诊断方法	灵敏度	特异度	准确度	阳性预测值	阴性预测值
压迫式弹性成像	78.6~81.6	70.2~79.8	71.2~82.1	74~81.6	75~80.2
VTI	84.5~88.7	68.1~80.7	69.5~77.9	70~79.5	79.7~88.8
VTQ	76.9~79.6	86.1~93.6	81.6~89.5	84.2~90.9	86.5~93.6
VTIQ	86.3~89.7	88.7~93.6	85.4~91.8	85.6~92.1	84.9~91.6

（二）BI-RADS 联合弹性成像可提高诊断效能

多项研究表明，常规超声联合弹性成像可使乳腺疾病的诊断效能有所上升。福建省漳州市医院杨舒萍等的研究表明，BI-RADS 联合超声弹性成像技术诊断乳腺小肿块效能明显提高（表 2-3）。

表 2-3 BI-RADS 联合超声弹性的诊断效能（%）

研究者	超声诊断方法	敏感度	特异度	准确度
周宁	BI-RADS	78.8	83.1	81.7
	BI-RADS 联合超声弹性	88.8	89.8	89.5
杨舒萍	BI-RADS	81.6	83.4	82.4
	BI-RADS 联合超声弹性	89.7	93.6	91.8

（三）弹性成像与穿刺活检

超声乳腺 BI-RADS 分类在乳腺病灶良恶性评估方面具有很高的实用价值，但是 BI-RADS 4 类结节良恶性跨度较大，超声表现上存在较大的重叠。唐丽娜等研究认为，BI-RADS 分类结合 Emax 评价乳腺良恶性病灶时 ROC 曲线面积最高，以 Emax=60.97kPa 为截值评价 BI-RADS 4a 类病变，可使 92.3% 4a 类调整为 3 类，降低了不必要穿刺活检或手术率。Berg 等研究认为 SSI 联合 BI-RADS 分类，以 Emax ≥ 160kPa 为截值可升级活检，Emax ≤ 30kPa 可降级随访。

超声弹性成像可以根据肿块的硬度不同判断其良恶性，更加准确地定位病变及鉴别性质，是对传统超声检查的重要补充。但是，超声弹性成像也存在假阳性，主要原因是良恶性肿块之间弹性系数部分重叠，另外也忽略了肿块自身发展过程中可能出现的内部变性，如坏死液化、机化、钙化等。有研究结果表明，肿块的超声弹性评分差异即硬度差异与病理成分关系密切，肿块的硬度也与其病变的不同发展阶段有关。因此，弹性成像检测必须结合临床、二维超声及 CDFI，进行综合分析，才能提高诊断水平。

（蔡晓菡）

参考文献

[1] Ophir J，Céspedes I，Ponnekanti H，et al.Elastography：a quantitative method for imaging the elasticity of biological tissues.Ultrason Imaging，1991，13（2）：111–114.

[2] Khalil AS，Chan RC，Chau AH，et al.Tissue elasticity estimation with optical coherence elastography：toward mechanical characterization of in vivo soft tissue.Ann Biomed，2005，3（11）：631–639.

[3] Ianculescua V，Ciolovana LM，Dunantb A，et al.Added value of Virtual Touch IQ shear wave elastography in the ultrasound assessment of breast lesions.Eur J Radiol，2014，83（5）：773–777.

[4] Itoh A，Ueno E，Tohno E，et al.Breast disease：clinical application of US elastography for diagnosis.Radiology，2006，239（2）：341–350.

[5] 智慧，肖晓云，杨海云，等.弹性应变率比在乳腺实性肿物良恶性鉴别诊断中的价值初探.中华超声影像学杂志，2009，18（7）：589–591.

[6] 陈红，杨舒萍，王康健，等.常规超声检查和超声弹性应变比值在乳腺良恶性病灶鉴别诊断中的应用价值.中华医学超声杂志(电子版)，2016，13（12）：955–957.

[7] 王立平，邓又斌，黄润青，等.声脉冲辐射力弹性成像在乳腺疾病诊断中的应用.华中科技大学学报(医学版)，2014，43（5）：564–567.

[8] 吴芳，崔凤荣，芦桂林，等.联合声触诊组织成像及组织量化技术鉴别诊断乳腺肿块.中国超声医学杂志，2014，30（9）：775–778.

[9] Tozaki M，Saito M，Benson J，et al.Shear wave velocity measurements for differential diagnosis of solid breast masses：a comparison between virtual touch quantification and virtual touch IQ.Ultrasound Med Biol，2013，39（12）：2233–2245.

[10] Bai M，Du L，Gu J，et al.Virtual touch tissue quantification using acoustic radiation force impulse technology：initial clinical experience with solid breast masses.J Ultrasound Med，2012，31（2）：289–294.

[11] 杨舒萍，吕国荣，郑小云，等.不同弹性成像定量技术对乳腺肿瘤的诊断价值.中国超声医学杂志，2016，32（9）：780–782.

[12] 杨龙，袁建军，王绮，等.声触诊组织量化技术测量牛离体肝脏剪切波速度的影响因素.中国医学影像学杂志，2013，21（7）：494–496.

[13] Berg WA，Cosgrove DO，Dore CJ，et al.Shear–wave elastography improves the specificity of breast US：the BE1 multinational study of 939 masses.Radiology，2012，262（2）：435–449.

[14] Krouskop TA，Wheeler TM，Kallel F，et al.Elastic moduli of breast and prostate tissues under compression.Ultrason Imaging，1998，20（4）：260–274.

[15] Cosgrove DO，Berg WA，Dore CJ，et al.Shear wave elastography for breast masses is highly reproducible.Eur Radiol，2012，22（5）：1023–1032.

[16] 丁新华，胥萍，雷海燕，等.剪切波弹性模量鉴别乳腺良恶性肿块的 Meta 分析.中国医学影像技术，2017，33（3）：404–409.

[17] 杜燕然，陈曼，唐蕾，等.乳腺小肿块 BI-RADS 及超声弹性成像的临床研究.中国超声医学杂志，2016，32（1）：22–25.

［18］唐丽娜,王瑶琴,陈轶洁,等.超声剪切波弹性定量参数在优化乳腺结节 BI-RADS 分类中的价值.中国超声医学杂志,2016,32(8):687-690.

［19］周宁,陈方红,纪建松,等.乳腺小肿块的超声 BI-RADS 联合弹性成像分析.中国医学影像学杂志,2015,23(12):905-908.

第五节 超声 BI-RADS 分类与声学造影

一、概述

超声 BI-RADS 分类在乳腺病变的良恶性鉴别诊断中发挥一定的作用。由于普通灰阶及多普勒超声在不同性质的乳腺肿块声像图表现上存在一定的交叉性，如肿块的形态、包膜状况以及血供模式，不能很好地鉴别肿块的良恶性及淋巴结转移情况。超声造影能够动态观察可疑病变的血流分布及灌注情况，且与增强磁共振及病理分类具有较好的一致性。

二、超声造影方法

（一）适应证

1. 病灶的诊断及鉴别诊断。
2. 穿刺活检或消融部位的判断。
3. 消融疗效的评估及术后随访。
4. 肿大淋巴结性质的判断等。

（二）禁忌及相对禁忌证

对造影剂过敏、急性心肌梗死、急性冠脉综合征、不稳定型心肌缺血、呼吸功能障碍、肺功能不全者禁忌使用。孕妇、哺乳期妇女及未成年人等不宜使用。

（三）检查前准备

首先应熟悉和掌握超声仪器的调节和图像存储方法、超声造影剂配制方法及注射要求；详细了解患者的病史，查阅病历，排除造影剂禁忌证。患者签署知情同意书，嘱患者平卧位或根据需要适当侧卧位，充分暴露乳腺及腋窝，建立外周静脉通道。

（四）检查方法及条件

1. 超声造影剂的使用及注意事项 目前，大多数造影剂均采用声诺维（SonoVue），25mg 冻干粉剂与生理盐水 5ml 配制成混悬液，人工振摇均匀。根据仪器和造影条件的不同，推用用量为每次 2.4~4.8ml，如需第二次注射，间隔时间至少 10 分钟，以保证循环中的残余微泡不影响超声医师对造影情况的观察。建议多次检查时间间隔在 15 分钟以后进行，以保证循环中的微泡已经完全清除，也可切换至普通二维超声条件，人为采用高机械指数破坏造影剂微泡或采用 Flash 方法清除微泡，以缩短检查等待时间。

Sono Vue 是一种安全有效的造影剂，直径为 1~7μm，能顺利通过肺毛细血管床由肺呼吸排出体外，不含碘成分，无肝肾毒性，不良反应极少，使用前无须进行过敏试验或肝肾功能检测。最常见不良反应为头痛、注射部位疼痛不适（2%）；较常见不良反应为恶心、面部潮红、感觉和味觉异常；较严重不良反应为过敏反应，包括皮肤红斑、心动过速、低血压和过敏性休克，但发生率远低于 X 线、CT 或 MRI 所使用的造影剂。总的来说，不良反应轻微、短暂且可自行恢复，最严重的不良反应是过敏性休克。造影前应仔细询问病史，签署造影知情同意书，严格掌握造影剂禁忌证，避免不良后果。为防止出现造影剂的过敏或超敏反应，检查完毕后仍保持静脉通道，观察 30 分钟后才能拔针；另需配有心肺复苏设备及抢救药品。

2. 仪器及条件设置　采用配备有造影条件的彩色多普勒超声诊断仪，高频线阵探头（频率 9~14MHZ）。建议造影时将探头频率调低或使用造影专用探头，以损失二维分辨力为代价获取较高的血流灌注信息（探头频率越高，非线性信号越弱，造影效果不佳，声诺维的最佳频率为 1.5~3.5MHz，探头频率越接近造影剂微泡频率，微泡的散射性越强）。在超声造影模式下，调节机械指数 MI ≤ 0.1，聚焦点置于病灶深部边缘或图像的深部，调整增益抑制乳腺背景回声的显示，使韧带、筋膜等组织的回声维持在可见水平。图像储存应设置为从造影剂注射后即刻至 120 秒连续动态储存。

三、超声造影分析方法

超声造影主要有定量和定性两种分析方法。

（一）定量分析

利用造影分析软件对病灶增强的时间－强度曲线（TIC）进行定量分析，得出"造影剂到达时间（AT）、上升时间（RT）、达峰时间（TTP）、峰值强度（PI）、平均通过时间（mTT）"等参数，从时间与形态学上定量分析造影增强情况。

（二）定性分析

通过观察分析病灶的增强模式"增强时间、增强强度、造影剂分布情况、出现顺序及与周围组织的关系、增强后病灶边界、增强后病灶范围"等特征，从视觉上区分良恶性结节。以下为定性分析术语描述。

1. 按增强时间　分为快进、同进、慢进，快退、同退、慢退（与病灶周围正常组织比较）。

（1）快进：病灶增强先于周围组织。

（2）同进：病灶与周围组织同时增强。

（3）慢进：病灶增强晚于周围组织。

（4）快退：病灶增强消退早于周围组织。

（5）同退：病灶与周围组织同时消退。

（6）慢退：病灶增强消退晚于周围组织。

2. 按增强强度 分为无增强、低增强、等增强、高增强、混合型增强（与病灶周围正常组织比较）（图 2-19）。

（1）无增强：整个病灶未见造影剂增强。

（2）低增强：病灶增强低于周围组织。

（3）等增强：病灶增强接近于周围组织。

（4）高增强：病灶增强高于周围组织，可伴环状增强。

（5）混合型增强：可同时混合含有低增强、等增强或高增强等。

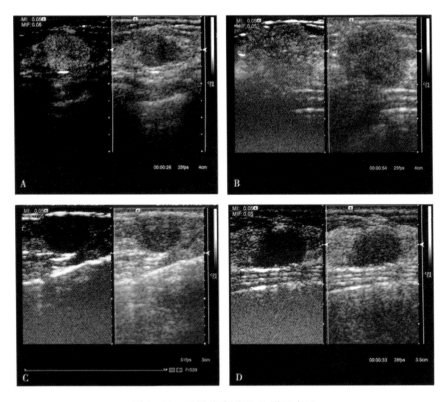

图 2-19 乳腺病变 CEUS 增强水平

A. 高增强（乳腺纤维腺瘤）；B. 等增强（乳腺浸润性导管癌）；C. 低增强（乳腺纤维腺瘤）；D. 无增强（乳腺纤维腺瘤）

3. **按造影剂分布情况** 分为均匀增强、不均匀增强、环状增强、结节状和分隔状增强（图 2-20）。

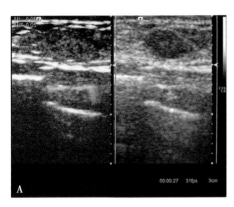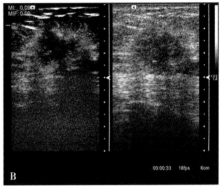

图 2-20 乳腺病变 CEUS 造影剂分布特点
A. 均匀增强（乳腺纤维腺瘤）；B. 不均匀增强（乳腺浸润性导管癌）

（1）均匀增强：在超声造影增强达峰时结节呈均匀性弥漫增强。

（2）不均匀增强：在超声造影增强达峰时结节部分增强或造影增强分布不均匀。

（3）环状增强：造影过程中结节周边出现高亮度环状增强，厚薄均匀，边界整齐，回声强度高于周边的乳腺实质及病灶内部的增强。

（4）结节状或分隔状增强：病灶内仅部分增强，呈结节样或条带状增强。

4. **按造影剂出现顺序** 分为由外向内增强、内向外增强及弥漫性增强（图 2-21）。

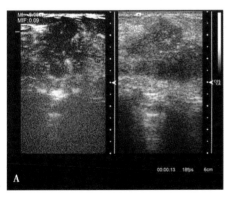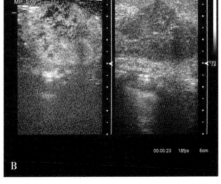

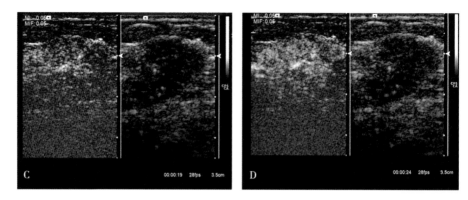

图 2-21 乳腺病变 CEUS 增强模式

A、B.病灶由外向内向心性增强（乳腺浸润性导管癌）；

C、D.病灶弥漫性增强（乳腺纤维腺瘤）

5. **按增强后病灶边界** 分为清晰、欠清晰、不清晰（与周围组织融为一体）（图 2-22）。

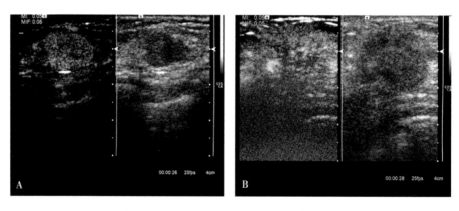

图 2-22 乳腺病变 CEUS 病灶边界特点

A.增强后边界清晰（乳腺纤维腺瘤）；B.增强后边界不清（乳腺浸润性导管癌）

6. **按增强后病灶范围** 分为增大、无改变（与二维超声病灶范围比较）。与常规超声相比，造影增强后病灶的长度和宽度均增大，或者长度和宽度的其中之一 >0.3cm 为造影增强后病灶的范围（大小）增大（图 2-23）。

（三）乳腺良恶性病灶超声造影图像特征

已有临床研究证实，与传统的彩色多普勒超声相比，超声造影技术更能清晰、直观地显示乳腺良恶性病灶的肿瘤微血管形态和分布特点，有利于两者的鉴别诊断（表 2-4，表 2-5）。

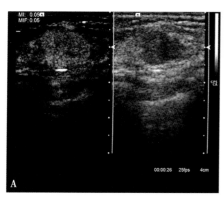 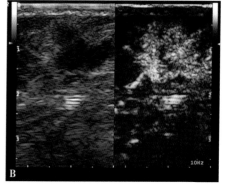

图 2-23 乳腺病变 CEUS 病灶范围

A. 范围无变化（乳腺纤维腺瘤）；B. 范围增大（乳腺浸润性导管癌）

表 2-4 乳腺良恶性病灶超声造影图像特征

超声造影图像特征	良性病灶	恶性病灶
增强水平	低增强或等增强为主，少数为高增强	高增强
造影剂灌注方向	离心性或弥漫性	向心性
造影剂分布特征	均匀性分布	不均匀分布
增强后病灶边界情况	边界清楚	边界不清
增强后病灶形态特征	形态规则	形态不规则，边缘毛刺状
增强后病灶局部出现灌注缺损	多无	多有
增强后周边放射状血管穿入支	多无	多有
增强后病灶范围增大	多无	多有
造影剂滞留	多无	多有

表 2-5 超声造影特征诊断乳腺恶性病灶的准确性（%）

超声造影特征	敏感性	特异性	准确性
高增强	51.7~73.0	65.1~91.2	59.7~76.5
向心性增强	59.0~79.2	59.7~87.6	63.0~79.3
不均匀性增强	63.9~83.2	54.5~83.9	64.7~80.7
增强后病灶边界不清	69.0~87.1	44.5~75.8	64.7~80.7

续表

超声造影特征	敏感性	特异性	准确性
周边血管穿入支	50.5~72.0	65.1~91.2	58.9~75.7
增强后病灶范围增大	30.2~51.8	70.8~94.4	46.0~64.0
上述造影特征综合应用	72.9~89.9	67.9~92.9	75.0~88.8

（四）注意事项

1. 首先使用常规超声确定乳腺内病灶的位置、数目、大小和血供情况。对于多发病灶者，应首选最可疑病灶作为超声造影对象。

2. 选定病灶最大切面和血流最丰富切面（尽量显示部分周围腺体组织作为对照），切换至超声造影模式，可选用基波和造影同时显示的双幅造影模式。保持探头位置、患者体位不变，调整好乳腺超声造影所需参数，经外周静脉快速推注准备好的造影剂，同时嘱患者保持体位不变、平静呼吸，避免深呼吸。连续实时观察病灶的动态灌注过程，并进行图像存储。若一次注射结果不满意，可进行第二次注射。

3. 造影过程操作手法要轻巧，过重会影响病灶内的压力，导致灌注不良或不灌注，病灶过深或难以显示时，要适当调整体位以便观察，要根据病灶随呼吸上下移动的情况适当调整探头跟踪病灶。

四、乳腺 BI-RADS 联合声学造影的应用价值

（一）BI-RADS 联合 CEUS 可提高乳腺疾病的诊断效能

实施 BI-RADS/US 分类的目的是使乳腺病灶图像判读和报告标准化，提高超声与临床医生之间的沟通交流水平，减少乳腺癌的误读。在 BI-RADS/US 分类普及后，穿刺活检率明显增高，虽然有利于乳腺癌的早期诊断，但毕竟为有创性检查，同时对恶性肿瘤进行穿刺活检有针道种植的潜在危险性。对不需要临床干预的部分，BI-RADS/US 4 类病灶穿刺活检显然是多余的，临床迫切需要一种无创有效的检查方法对 BI-RADS 4 类病灶进行鉴别，以减少部分不必要的活检。研究发现，BI-RADS 联合超声造影对浸润性导管癌、纤维腺瘤、导管原位癌的诊断准确率较高，分别达 94.7%、91.7%、86.7%，而这些是乳腺疾病中最常见的病理类型，故可直接影响到整体诊断准确率。

BI-RADS 4 类乳腺病灶结合超声造影可以提高乳腺癌病灶的诊断性能（表 2-6）。

表 2-6　BI-RADS 4 级乳腺恶性病诊断性能

作者	方法	例数	阳性预测值（%）	灵敏度（%）	特异性（%）
朱琳等	BI-RADS	79	69.39	94.44	65.12
	BI-RADS-CEUS		77.78	97.22	76.74
朱巧英等	BI-RADS	123	76.74	91.67	60.78
	BI-RADS-CEUS		92.00	95.83	88.24
张亦青等	BI-RADS	122	70.31	88.24	89.66
	BI-RADS-CEUS		88.68	92.16	94.20
Xiao X 等	BI-RADS	524	83.50	88.66	78.11
	BI-RADS-CEUS		87.58	96.91	82.83
陈妮等	BI-RADS	67	68.89	88.57	56.25
	BI-RADS-CEUS		93.94	88.57	93.75

（二）超声造影在引导乳腺肿瘤、前哨淋巴结穿刺活检中的应用

超声引导乳腺肿块穿刺活检术具有精确、安全、简单易行等优点，它可弥补乳腺影像学检查的不足，直接获得较为准确的病理结果，有利于乳腺癌患者治疗方案的制定。但是，超声引导穿刺活检仍存在一定的假阴性，因而，减少穿刺活检的假阴性率，将有助于提高乳腺癌的诊治水平。

学者们通过乳腺超声造影与病理组织学对照研究发现，乳腺癌病灶增强区域在病理上主要是原位癌和浸润癌生长旺盛区；增强不明显或未增强区域主要是肿瘤细胞散在生长区或为黏液变、坏死、纤维组织、导管扩张区。乳腺良性病变的增强区在病理上主要为纤维腺瘤生长活跃区、腺病小叶增生明显区、导管内乳头状瘤、炎症和富含血管的间质区域；增强不明显或未增强区主要为细胞散在区、纤维组织和导管扩张区域。因此，对乳腺肿块超声造影的增强区域进行穿刺活检，有助于提高穿刺活检的阳性率和准确率，减少假阴性率。值得注意的是，体积较小的乳腺恶性病灶可能不具备典型CEUS 的恶性特征，因此，对于那些造影呈阴性的小病灶，还是主张穿刺活检以获得早期确诊效果。

寻找乳腺癌的前哨淋巴结并对其活检，有利于乳腺癌早期转移状况的判断和后期手术方式的选择，已经成为乳腺癌的常规诊治方法。超声造影判断淋巴结有无转移情况，包括经静脉超声造影剂注射法和经皮下组织局部超声造影剂注射法。两种方法侧重点有所不同，前者可清晰观察淋巴结造影过程及增强方式，有利于淋巴结显影，但对淋巴管无法显影，无法准确检出乳腺癌周边的前哨淋巴结；而后者对于淋巴结增强效果差于前者，但可实时观察淋巴管显影情况，并可沿增强显影的淋巴管找到引流淋巴结。

（三）超声造影对乳腺癌术后复发病灶与术后瘢痕组织的鉴别诊断

乳腺癌术后瘢痕结节或肉芽肿内可有血流，随时间延长血流会逐渐减少，一般术后18个月瘢痕结节或肉芽肿内基本无血流。而复发肿瘤往往多血管，且具有与乳腺癌相同的肿瘤新生血管特征，如血管形态不规则、走行紊乱等，这为应用超声造影鉴别诊断乳腺癌术后瘢痕结节和复发病灶提供了病理学基础。在乳腺癌术后复查和随访过程中，如果超声造影病变显示为无或几乎无增强的病灶，则更多考虑为术后瘢痕结节；而超声造影病变显示为增强的病灶，术后复发可能性较大，应行穿刺活检或进一步的外科手术。

（四）超声造影监测乳腺肿块非手术治疗效果

目前，乳腺肿块非手术治疗的措施主要有：新辅助化疗、内分泌治疗、射频消融治疗、高强度聚焦超声治疗。这些治疗的最终效果主要表现为：肿瘤血供减少、瘤体破坏、肿瘤缩小或消失。超声造影既能观测肿瘤的形态和大小，又能直观动态地显示病灶血流灌注特征，在评价各种常见乳腺肿块非手术治疗效果上具有一定的优势。

（五）局限性

随着超声造影技术和具有造影功能的彩色多普勒超声仪器的不断发展，超声造影在乳腺疾病的临床应用中发挥了越来越重要的作用，但是乳腺超声造影也存在以下局限性或不足。

1. 正确认识超声造影在乳腺良恶性病灶鉴别诊断中的意义　对于一些特殊的乳腺良恶性病灶，超声造影图像特征存在一些重叠，会造成漏诊和误诊，主要表现在以下几种情况：①由于一些良性病灶的血供丰富，如血供丰富的纤维腺瘤，可能呈现动态高增强伴有周边粗大的穿入支，与恶性病灶的超声造影特征相似而很难做出准确诊断；②乳腺导管内乳头状瘤的细胞增殖活跃，血管生成明显，导致其超声造影特征难以与恶性病灶相鉴别；③部分乳腺炎性病灶周边常见粗大的血管穿入支，主要由炎细胞浸润伴多核巨细胞反应引起，超声造影表现与恶性病灶类似，容易误诊为恶性病灶；④对于某些范围较小（<1cm）的恶性病灶，如导管内癌和浸润性导管癌，由于肿块范围小，内部没有形成坏死区，周边的粗大血管也不明显，超声造影图像特征表现为均匀的高增强，增强后边界较为清晰，容易误诊为良性病灶。

2. 与增强磁共振技术相比　乳腺超声造影难以全面地观察整个乳腺，造影的检查范围受限于超声探头，造影检查过程中探头不能移动，因此检查范围局限于一个病灶，而乳腺增强磁共振能同时检测双侧乳腺及腋窝淋巴结的图像信息，因此超声造影对于多个乳腺可疑病灶的观测不如增强磁共振。

3. 乳腺超声造影的影响因素　超声造影应用于乳腺病灶评估的影响因素较多，常见的影响因素有超声造影剂的剂量、仪器条件和检查医师的经验等，因此建议应由有丰富经验的乳腺超声造影医师从事乳腺超声造影检查，并掌握超声仪器的调节和造影剂剂量的选择，从而保证超声造影的图像质量，避免不必要的误诊和漏诊。

（陈红）

参考文献

［1］杨勇, 吕秀花, 崔光彬, 等. 超声造影与增强磁共振成像在乳腺良恶性肿瘤鉴别诊断中的应用. 中国超声医学杂志, 2015, 31(7): 583-586.

［2］Zhao H, Xu R, Ouyang Q, et al. Contrast-enhanced ultrasound is helpful in the differentiation of malignant and benign breast lesions. Eur J Radio, 2010, 73(2): 288-293.

［3］Saracco A, Szabo BK, Aspelin P, et al. Differentiation between benign and malignant breast tumors using kinetic features of real-time harmonic contrast-enhanced ultrasound. Acta Radiol, 2012, 53(4): 382-388.

［4］冷晓玲, 黄国福, 马富成, 等. 2D-CEUS、3D-CEUS 与二维超声对 BI-RADS 分级 4 级乳腺病灶边缘带的鉴别诊断价值. 中国超声医学杂志, 2015, 31(8): 697-700.

［5］罗佳, 郑艳玲, 谢晓燕, 等. 超声造影在乳腺影像报告与数据系统分类中应用的价值. 中华医学超声杂志, 2015, 12(9): 728-733.

［6］管玲, 王丽云, 段颖, 等. 超声造影联合 BI-RADS 分级在乳腺癌诊断中的应用. 第三军医大学学报, 2014, 36(13): 1430-1433.

［7］中国医师协会超声医师分会. 中国超声造影临床应用指南. 北京: 人民卫生出版社, 2017: 23-24.

［8］Jia WR, Chai WM, Tang L, et al. Three-dimensional contrast enhanced ultrasound score and dynamic contrast-enhanced magnetic resonance imaging score in evaluating breast tumor angiogenesis: correlation with biological factors. Eur J Radiol, 2014, 83(7): 1098-1105.

［9］栗翠英, 林红军, 叶新华, 等. 超声造影联合常规超声检查在乳腺病变（BI-RADS 3-5 类）诊断中的应用价值. 南京医科大学学报, 2013, 33(9): 1256-1260.

［10］朱琳, 李建卫, 吴松松, 等. 超声造影调整 BI-RADS 4 级乳腺病变分级的可行性研究. 中华超声影像学杂志, 2015, 24(12): 1056-1059.

［11］朱巧英, 周锋盛, 蒋骁, 等. 灰阶超声造影对乳腺 BI-RADS-US 4 类病灶的应用价值. 中国超声影像学杂志, 2015, 10(24): 890-893.

［12］张亦青, 徐栋, 汪琴娟, 等. 乳腺超声 BI-RADS 评分系统结合超声造影对乳腺肿块良恶性判断的价值. 肿瘤学杂志, 2014, 20(2): 148-151.

［13］Xiao X, Dong L, Jiang Q, et al. Incorporating contrast-enhanced ultrasound into the BI-RADS scoring system improves accuracy in breast tumor diagnosis: a preliminary study in China. Ultrasound Med Biol, 2016, 42(11): 2630-2638.

［14］陈妮, 黄晓玲, 李茂萍, 等. 超声 BI-RADS 分类结合 CEUS 诊断乳腺可疑恶性肿块的价值. 中国介入影像与治疗学, 2015, 12(12): 752-755.

［15］Luo J, Chen JD, Chen Q, et al. Contrast-enhanced ultrasound improved performance of breast imaging reporting and data system evaluation of critical breast lesions. World J Radiol, 2016, 8(6): 610-617.

第三章

甲状腺超声影像报告和数据系统（TI-RADS）规范

本章主要介绍甲状腺超声检查规范、超声影像报告和数据系统、结节的良恶性分类评估、弹性成像和声学造影等新技术的应用规范。

第一节 甲状腺超声检查规范

一、甲状腺超声检查的适应证

甲状腺超声检查的适应证如下，但不仅限于此。

1. 临床上怀疑有甲状腺疾病，相关临床表现包括呼吸困难、易怒、心悸、心律不齐、持续存在发声困难、失声、吞咽困难等。

2. 颈前肿物。

3. 其他影像学提示甲状腺存在病变。

4. 监测甲状腺相关治疗的效果。

5. 术后随访。

二、甲状腺超声检测基本要求

（一）超声检查的仪器

选择中、高档彩色多普勒超声诊断仪，线阵式探头，工作频率 7~12MHz 或者更高。

（二）超声检查方法

采用上下滑行横切扫查及内外滑行纵切扫查，必要时配合被检查者屏气或吞咽动作进行扫查。

（三）超声检查的程序

1. 检查的内容　甲状腺作为一个整体进行超声检查时，应观察以下内容：①位置；②大小和体积；③被膜（规则或不规则，清晰或模糊）；④形状（典型形态、先天畸形、深浅分叶、发育不良、甲状腺肿）；⑤回声强度（等回声、高回声、低回声）；⑥回声分布（均匀、不均匀）；⑦实质的血流情况（血流信号增多或减少，血流信号分布是否均匀）。通过观察以上内容初步判断有无甲状腺弥漫性病变，有无可疑甲亢或甲减。

甲状腺存在局灶性病变时，除了观察病变的大小、位置、数目，还应着重观察并记录以下内容：

（1）成分：①囊性、基本囊性；②海绵样回声；③囊实性；④实性、基本实性。

（2）回声：①无回声；②高回声；③等回声；④低回声；⑤极低回声。

（3）形状：①高宽比 <1；②高宽比 >1。

（4）边缘：①光滑；②不确定；③分叶或不规则；④甲状腺外浸润。

（5）钙化：①无钙化；②大"彗星尾"征；③大钙化；④环形钙化；⑤针尖样回声。

通过以上内容的观察，确定甲状腺局灶性病变的恶性风险程度。

2. 大小的测量

（1）甲状腺大小测量：至少包括 2 个径线（横径和厚径）（图 3-1），甲状腺测值（表 3-1）。其中甲状腺厚径测值意义最大，是判断甲状腺是否肿大的重要指标，当厚径 >2cm 可诊断为甲状腺肿大。

表 3-1　甲状腺正常测值

	测值范围
长径	4~6cm
宽径	2~2.5cm
厚径	1.5~2cm
峡部	<0.3cm

（2）病灶径线测量：最好是包括 3 个径线（厚径、横径和纵径）。甲状腺结节增大定义如下：结节至少在两个径线上比原来增长 20% 且至少增长 0.2cm，或者结节的体积比原来增长 50% 以上，符合以上任一条件均可诊断甲状腺结节增大。

3. 病变的位置　甲状腺分为左右叶及峡部，每叶分为上极、下极、中部，病变可按解剖部位描述。

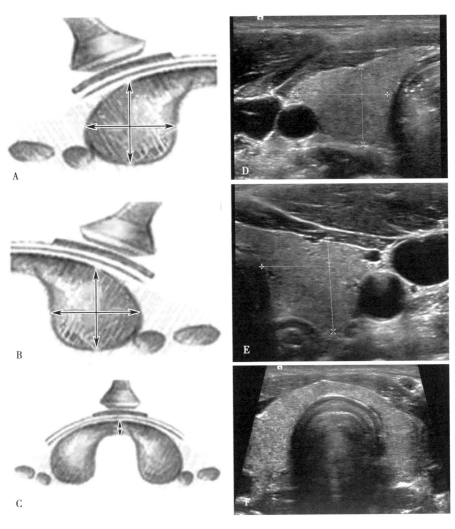

图 3-1 甲状腺大小的测量

A. 甲状腺右叶大小测量示意图；B. 甲状腺左叶大小测量示意图；C. 甲状腺峡部厚度测量示意图；D. 甲状腺右叶大小测量声像图；E. 甲状腺左叶大小测量声像图；F. 甲状腺峡部厚度测量声像图

4. **成像方式的选择** 甲状腺超声检查可采用高频的实时灰阶超声、彩色多普勒超声（CDFI）（图 3-2）、能量多普勒超声（power doppler imaging, PDI）、弹性成像、声学造影、三维成像等检查技术，以利于良恶性病变的鉴别。

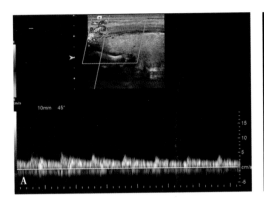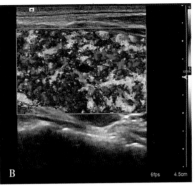

图 3-2　甲状腺彩色多普勒检测

A. 甲状腺上动脉流速测量；B. 弥漫性毒性甲状腺肿的彩色多普勒声像图

CDFI 可对靶病变区域血流进行评分：①Ⅰ型：病灶区域内部及周边均探查不到血流信号，评 1 分；②Ⅱ型：病灶区域内部可见少量血或无信号血流，周边可探查到血流信号，评 2 分；③Ⅲ型：病灶区域内部可探查到丰富血流信号而周边少或无血流信号，评 3 分；④Ⅳ型：病灶区域内部及周边均可探查到丰富血流信号，评 4 分。

5. 甲状腺检查范围　除了甲状腺本身，探查范围还应包括颈部淋巴结，颈部淋巴结分为七区（美国癌症联合委员会，AJCC），详细内容可参见本书相关章节。

（四）报告书写与图像存储

1. 一般内容　姓名、性别、年龄、门诊或住院号、设备名称、临床诊断、体位标识（甲状腺方位、病灶位置、探头切面标识）。

2. 图像存储　异常时至少记录具有 2 个以上有特征的不同方位的切面，并记录病灶大小。

3. 报告描述

（1）甲状腺的描述：甲状腺大小、实质回声、有无结节、甲状腺引流区颈部淋巴结情况、甲状腺血供情况。

（2）甲状腺结节的描述：位置、数目、大小、形状、边缘、成分、回声、钙化、血流情况、TI-RADS 分类。

4. 报告结论　报告结论应包括 3 个方面的内容：

（1）应明确病灶的位置、物理性质。

（2）TI-RADS 风险分层诊断评估。

（3）局灶性病变尽可能做出良恶性病变的判断，弥漫性病变也可做出临床诊断的推断。

（4）对于 TI-RADS 4a 类及以上的结节建议行细针抽吸活检（fine needle aspiration，FNA）。

（廖丽萍　沈浩霖）

参考文献

［1］ Haugen BR，Alexander EK，Bible KC，et al.2015 American Thyroid Association management guidelines for adult patients with thyroid nodules and differentiated thyroid cancer：the American Thyroid Association guidelines task force on thyroid nodules and differentiated thyroid cancer.Thyroid，2016，26（1）：1-133.

［2］ Kharchenko VP，Kotlyarov PM，Mogutov MS，et al.Complex ultrasound diagnosis of thyroid diseases//Kharchenko VP，Kotlyarov PM，Mogutov MS，et al.Ultrasound Diagnostics of Thyroid Diseases.Berlin Heidelberg：Springer-Verlag，2010：19-33.

［3］ 周永昌，郭万学. 超声医学（上册）.6 版 . 北京：人民军医出版社，2012：265-266.

［4］ Tessler FN，Middleton WD，Grant EG，et al.ACR thyroid imaging，reporting and data system（TI-RADS）：white paper of the ACR TI-RADS committee.J Am Coll Radiol，2017，14（5）：587-595.

［5］ Fukunari N，Nagahama M，Sugino K，et al.Clinical evaluation of color Doppler imaging for the differential diagnosis of thyroid follicular lesions.World J Surg，2004，28（12）：1261-1265.

第二节　甲状腺超声影像报告和数据系统

一、概述

2015 年美国甲状腺学会（American Thyroid Association，ATA）《成人甲状腺结节与分化型甲状腺癌诊治指南》明确了超声检查对甲状腺结节评估的重要性，对于已知的或可疑甲状腺结节都应该进行甲状腺和颈部淋巴结的超声检查。高分辨力超声检查是评估甲状腺结节的首选方法。对临床触诊怀疑，或是在核素检查、磁共振成像（MRI）等检查中提示的"甲状腺结节"，均应行颈部超声检查。颈部超声可证实"甲状腺结节"是否真正存在，确定甲状腺结节的位置、病变数目、大小、成分、回声、形状、边缘、钙化等情况，同时评估颈部区域有无淋巴结和淋巴结的大小、形态和结构特点。近期，美国放射学会（American College of Radiology，ACR）发布了甲状腺结节词典，借鉴乳腺影像报告与数据系统，将其改良制定为甲状腺影像报告和数据系统（thyroid imaging reporting and data system，TI-RADS），提出甲状腺结节超声评估和报告规范。

TI-RADS超声影像数据和报告系统主要分为两个模块：①甲状腺结节分类术语规范及描述；②甲状腺良恶性结节分类评估及防治措施和策略。将甲状腺结节按照良恶性危险度进行分类。

二、ACR超声TI-RADS分类术语及规范

（一）甲状腺腺体的大小及内部回声

正常甲状腺的上下径<5cm，左右径<2cm，前后径<2cm。当前后径>2.0cm时，可诊断为甲状腺肿大。正常甲状腺回声一般均呈中等回声（与颌下腺回声相当），甲状腺实质回声密集均匀（图3-3）。甲状腺弥漫性病变常见于桥本甲状腺炎、亚急性甲状腺炎、毒性及非毒性甲状腺肿四类疾病，超声多表现为回声不均匀（图3-4）。其中，"网格样"和"地图样"改变是桥本甲状腺炎的主要特点；"泼墨样"低回声是亚急性甲状腺炎的主要特点；"火海征"为毒性弥漫性甲状腺肿的典型表现；非毒性甲状腺肿常仅表现为甲状腺肿大，但实质回声未见异常。

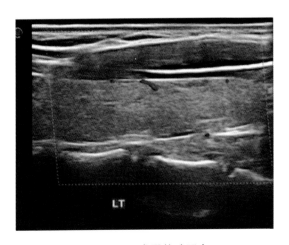

图3-3　正常甲状腺回声

（二）结节的描述

结节定义为占位病变并且应在两个不同切面观察到。

1. **成分**　根据结节内部实性与囊性的比例，可分为以下几种。

（1）实性、基本实性：完全或几乎完全由实性组织组成，只有几个微小的囊性空腔。

（2）海绵样回声：完全或超过50%由微小囊性空腔组成。

（3）囊实性：可分为囊性为主和实性为主的病变，囊性为主即实性成

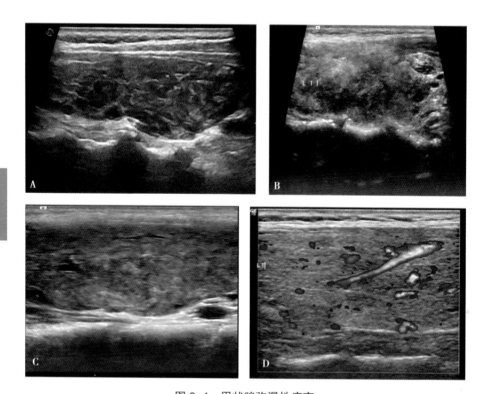

图 3-4　甲状腺弥漫性病变

A. 桥本甲状腺炎；B. 亚甲炎（片状低回声）；C. 毒性弥漫甲状腺肿；
D. 弥漫性非毒性甲状腺肿

分占据小于 50% 结节的体积，余为囊性；实性为主即实性成分占据大于或等于 50% 结节的体积。

（4）囊性、基本囊性：可表现为纯净无回声，亦可显示存在沉积物或碎屑物。海绵样结节和胶质性结节多属于良性甲状腺结节（图 3-5）。

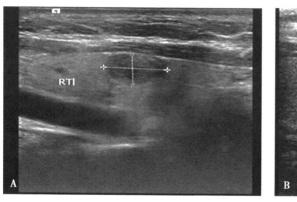
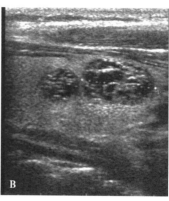

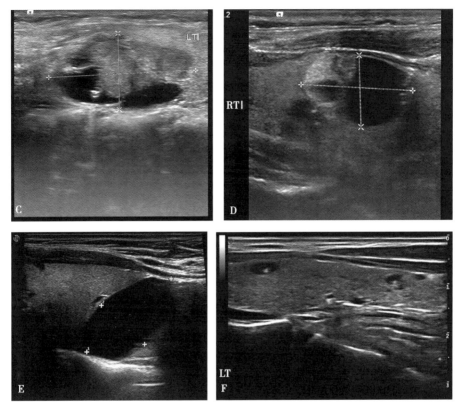

图 3-5　不同成分的甲状腺结节声像图

A. 实性；B. 海绵样结节；C. 囊实性（实性为主）；D. 囊实性（囊性为主）；E. 囊性，纯净无回声；F. 胶质囊肿

2. **回声类型**　可有 5 种回声类型。

（1）无回声：结节内部无任何回声。

（2）高回声：结节回声高于周围正常甲状腺组织回声。

（3）等回声：结节回声相当于周围正常甲状腺组织回声。

（4）低回声：比正常甲状腺组织回声低。

（5）极低回声：结节回声低于相邻颈前肌群。极低回声结节更多见于甲状腺恶性结节（图 3-6）。

3. **形状**

（1）平行（水平位）：病灶的长轴平行于皮肤（高宽比 <1，横切面评估）。

（2）垂直（直立位）：病灶长轴垂直于皮肤生长（高宽比 >1，包括圆形，横切面评估）。高宽比 >1 是一个甲状腺结节分类中可疑或提示为恶性肿瘤的主要特点（图 3-7）。

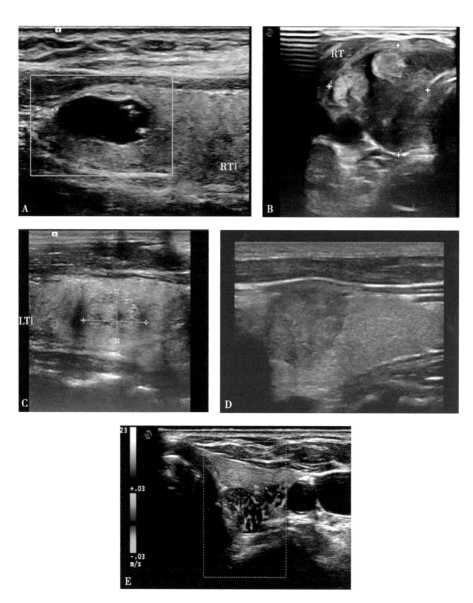

图 3-6 甲状腺结节的回声类型

A. 无回声；B. 高回声；C. 低回声；D. 等回声；E. 极低回声

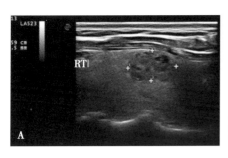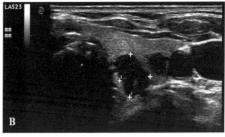

图 3-7 甲状腺结节的形状
A. 平行（水平位）；B. 垂直（直立位）

4. 边缘

（1）光滑：不间断的、界限清晰的曲线，通常形成一个球形或椭圆形；部分结节的外缘伴低回声晕圈。

（2）分叶：结节边缘形成齿轮状起伏，突入相邻的组织中。

（3）不规则：边缘呈成角、锯齿状。

（4）浸润性：结节与周边组织分界不清，甚至可延伸至甲状腺外软组织，此特征者多为侵袭性恶性肿瘤（图 3-8）。

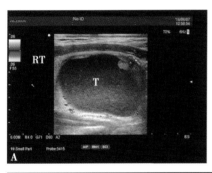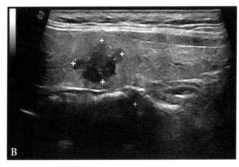

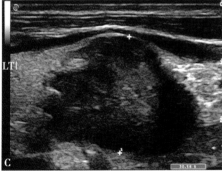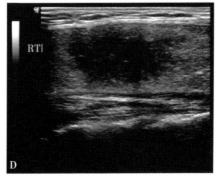

3

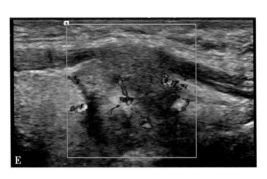

图 3-8　甲状腺结节的边缘类型
A. 光整；B. 成角；C. 小分叶；D. 毛刺；E. 浸润性

《2015 版 ATA 指南》明确指出边缘不规则与边界不清不同，边缘不规则是指结节与腺体实质分界清，边缘为不规则的小分叶状、浸润状或毛刺状；边界不清是结节与腺体之间的界面很难界定，而且边界不清在甲状腺疾病建议不再使用。因此在描述结节时应注意区分这两个概念。

5. 钙化

（1）大钙化：直径 >0.1cm，可引起后方声影。

（2）大"彗星尾"征：出现在囊性成分中，直径 >0.1cm。

（3）针尖样回声：直径 ≤ 0.1cm，强回声点未占据整个声束，无声影，可能有小的"彗星尾"征。

（4）环形钙化：结节周边见完整或不完整的高回声包绕（图 3-9）。

如果结节内大钙化与微钙化同时存在，应基于微钙化评估结节的恶性风险。大钙化单独存在时不一定是恶性标志。如果结节伴有不完整的环状钙化，并且钙化的外部能够看到软组织的边缘，那么这个结节高度怀疑为恶性，病理诊断可能会发现不完整钙化区域有肿瘤侵犯。

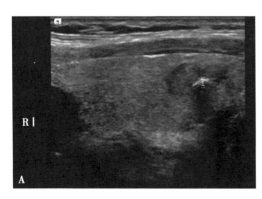
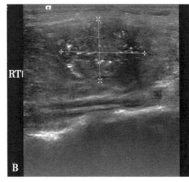

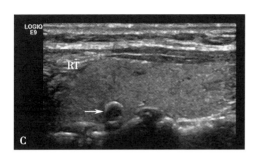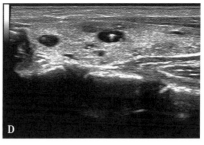

图 3-9　甲状腺结节钙化的类型

A. 大钙化；B. 针尖样回声；C. 环形钙化；D. 大"彗星尾"征

（三）相关特征：颈部淋巴结情况

观察内容包括形态、边缘、回声类型、淋巴门情况、血供、钙化、是否坏死和有无融合等特征等。

三、TI-RADS 超声分类评估及防治措施

（一）TR 1 类——正常甲状腺

甲状腺未探及异常。

（二）TR 2 类——良性病变

病灶恶性可能性为 0，包括甲状腺弥漫性病变或病变具有明确的良性征象而无恶性征象，如甲状腺胶质囊肿。

（三）TR 3 类——良性病变可能

病灶恶性可能性 <2%，无可疑恶性征象。

（四）TR 4 类——可疑恶性

具有 2%~78% 的恶性可能性，需细胞学检查。

1. 4a 类　恶性可能性小（2%~10%），但需细针穿刺进行细胞学检查。活检结果为良性是预料之中。

2. 4b 类　恶性可能性为 11%~43%，需进行细胞学检查。若病理证实为高危病变或者无法确定，需重复穿刺或切除活检。

3. 4c 类　恶性可能性大（44%~78%），需进行细胞学检查。预期病理结果为恶性；若结果为良性，应重复活检或切除活检。

（五）TR 5 类——高度可疑恶性

病灶恶性可能性 >78%。

（六）TR 6 类——恶性病灶

治疗前病理检查结果证实为恶性。

附：ACR TI-RADS 分类

根据 ACR 2017 年发布的甲状腺分类评估标准，对甲状腺结节的各征象进行赋值（表 3-2）。

表 3-2 甲状腺结节超声征象赋值

赋值	成分	回声	形状	边缘	诊断
0	囊性、基本囊性、海绵样变性	无回声	高宽比 <1	光滑、不确定性	大的彗星尾 / 无钙化
1	囊实性	高回声			大钙化
2	实性或基本实性	低回声		分叶或不规则状	环形钙化
3		极低回声	高宽比 >1	甲状腺外浸润	针尖样钙化

1. TR 1 类——良性发现　超声表现有明确的良性病变声像图特征，评为 0 分，如囊性或基本囊性结节，有明显的海绵样改变，胶质小体也应视为良性征象；建议定期随访：如每年 1 次或 2 年 1 次。

2. TR 2 类——良性可能　超声具有良性征象而无恶性征象，评为 2 分，不需行 FNA。

3. TR 3 类——可疑异常　超声具有至少一个恶性征象，评为 3 分，直径 >2.5cm 的病灶建议行 FNA，直径 1.5~2.5cm 的结节应定期随访。

4. TR 4 类——中度怀疑恶性　超声评为 4~6 分。结节 ≥ 1.5cm，建议 FNA；1~1.5cm 的结节建议每 6 个月随访 1 次。

5. TR 5 类——高度恶性可能　超声评为 ≥ 7 分，结节 >1cm，建议 FNA；0~1cm 建议每 3 个月随访 1 次。

（钟嵘）

参考文献

［1］ Haugen BR, Alexander EK, Bible KC, et al.2015 American thyroid association management guidelines for adult patients with thyroid nodules and differentiated thyroid cancer: the American thyroid association guidelines task force on thyroid nodules and differentiated thyroid cancer.Thyroid,2016,26(1):1-133.

［2］ Grant EG, Tessler FN, Hoang JK, et al.Thyroid ultrasound reporting lexicon: White paper of the ACR thyroid imaging reporting and data system(TI-RADS)committee.J Am Coll Radiol, 2015,12(12):1272-1279.

［3］周永昌,郭万学,燕山,等.超声医学(上册).6版.北京:人民军医出版社,2013：266-268.

［4］Papini E,Guglielmi R,Bianchini A,et al.Risk of malignancy in nonpalpable thyroid nodules:predictive value of ultrasound and color-Doppler features.J Clin Endocrinol Metab,2002,87(5):1941-1946.

［5］Kwak JY,Han KH,Yoon JH,et al.Thyroid imaging reporting and data system for US features of nodules:A step in establishing better stratification of cancer risk.Radiology,2011,260(3):892-899.

［6］Moon HJ,Sung JM,Kim EK,et al.Diagnostic performance of gray-scale US and elastography in solid thyroid nodules.Radiology,2012,262(3):1002-1013.

［7］Kim DS,Kim JH,Na DG,et al.Sonographic features of follicular variant papillary thyroid carcinomas in comparison with conventional papillary thyroid carcinomas.J Ultrasound Med,2009,28(12):1685-1692.

［8］Park YJ,Kim JA,Son EJ,et al.Thyroid nodules with macrocalcification:sonographic findings predictive of malignancy.Yonsei Med J,2014,55(2):339-344.

第三节　超声 TI-RADS 分类的客观评价指标体系

甲状腺结节是甲状腺疾病中最常见的病变，目前在各种影像学检查手段中，超声检查对甲状腺结节诊断的敏感性最高（74%~81%），因而成为诊断甲状腺结节的主要影像学方法。新近颁布的甲状腺影像报告和数据系统（TI-RADS），方便临床医生阅读的同时，对甲状腺结节的临床治疗及手术选择具有重要意义。

一、超声甲状腺 TI-RADS 指标的意义

（一）成分

甲状腺结节的内部成分可分为：①囊性、基本囊性；②海绵样回声；③囊实性；④实性、基本实性。甲状腺囊性或基本囊性结节、海绵样回声基本为良性病变。甲状腺囊实性结节的基础病变多为良性，故以往囊实性结节常被定性为良性病变，但甲状腺恶性病变也存在囊实性成分的可能，有研究显示，甲状腺乳头状癌的囊实性病率为 10.0%~28.0%，应特别注意血流信号偏心性囊实性结节。甲状腺恶性结节多表现为实性结构，但并不是所有的实性成分都为恶性病变。

（二）回声类型

甲状腺结节的内部回声可以分为：①无回声；②高回声；③等回声；④低回声；⑤极低回声。研究显示，甲状腺结节内部为低或极

低回声其 PPV 为 68.4% ~96%，而内部回声为其他类型者，NPV 为 73.5% ~82.0%。

（三）形状

甲状腺结节的形状通过观察的高宽比（A/T）实现。以甲状腺横切面作为基准，结节高宽比 <1，其与良性病变的相关性高；结节高宽比 >1 者，包括圆形，其恶性风险增加。文献报道，甲状腺结节表现为高宽比 <1 时，NPV 为 74.8% ~83.0%；而高宽比 >1 阳性时，PPV 为 66.7% ~100.0%。

（四）边缘

结节边缘有：①光滑；②不确定性；③分叶或不规则；④甲状腺外浸润。边缘分叶、不规则是指结节的外边界呈细小分叶、毛刺状、锯齿状或呈锐角。甲状腺外浸润是指甲状腺结节延伸至甲状腺外软组织。边缘分叶、不规则及甲状腺外浸润均为甲状腺结节的恶性征象之一。有文献显示，边缘分叶、不规则者 PPV 为 60.0% ~96.0%，甲状腺结节边缘光滑者 NPV 为 80% ~95.0%。

（五）钙化

甲状腺结节内的钙化情况：①无钙化或大"彗星尾"征；②大钙化；③环形钙化；④针尖样回声。多项研究表明，针尖样回声是甲状腺恶性结节的另一重要征象，甲状腺结节中微钙化的 PPV 为 82.0% ~94.0%，余者 NPV 为 75.0% ~80.0%。

二、TI-RADS 超声客观评价指标的构建及应用

2017 年 ACR 颁布的超声 TI-RADS 的分类评估及防治措施中虽然已对结节的超声征象进行赋值及评分，但并未提及各分类的具体的超声恶性风险评估情况，超声客观评价指标体系仍未形成统一。Kwak 和 Zhang 等研究认为甲状腺结节恶性征象包括：①实性成分；②低回声；③极低回声；④微分叶或不规则边缘；⑤微钙化；⑥高宽比 ≥ 1.0。并进行如下定义：①TI-RADS 3 类：没有可疑恶性征象。②TI-RADS 4 类：4a：1 个恶性征象；4b：2 个恶性征象；4c：3 个或 4 个恶性征象。③TI-RADS 5 类：5 个恶性征象。

Xu 把甲状腺结节恶性征象分为 7 个并对每个恶性征象赋予权重，具体如下：①高宽比 ≥ 1：3 分；②边界不清：2 分；③不规则边缘：4 分；④实性成分：3 分；⑤极低回声：2 分；⑥微钙化：4 分；⑦内部血供：1 分。而后对每个结节的总分进行如下定义：①TI-RADS 3 类：0~1 分。②TI-RADS 4 类：4a：2~3 分；4b：4~8 分；4c：9~13 分。③TI-RADS 5 类：14~19 分（表 3-3）。

表 3-3 不同 TI-RADS 超声客观评价指标体系的恶性风险评估

TI-RADS 分类	阳性预测值（%）		
	Kwak	Zhang	Xu
3	1.7	1.3	<2
4a	3.3	4.8	2~5
4b	9.2	30.3	5~50
4c	44.4~72.4	75.5	50~90
5	87.5	95.5	≥90

上述表格显示：这些客观超声评价指标存在或大或小的差异，故 TI-RADS 的恶性风险预测也存有差距。

福建省漳州市医院对 1080 例甲状腺结节超声图像表现进行分析，采用 Logistic 回归分析，筛选出鉴别良恶性的超声指标，结果 5 项超声指标进入回归模型，分别为形状、边缘、成分、回声、微钙化，并将其进行赋值，最终恶性危险度分值（$Score=0.001+1.34X_2+2.56X_3+1.28X_4+2.44X_5+3.89X_6$），并以此构建甲状腺超声客观评价指标体系。定义：① TI-RADS 2 类：Score<2 分。② TI-RADS 3 类：2 分 ≤ Score<3 分。③ TI-RADS 4 类：4a：3 分 ≤ Score<6 分；4b：6 分 ≤ Score<7 分；4c：7 分 ≤ Score<10 分。④ TI-RADS 5 类：Score ≥ 10 分。以上研究显示，当恶性危险度（Score 值）截点为 5.74 时，诊断甲状腺癌的敏感度为 85.3%，特异度为 83.2%（图 3-10）。

福建医科大学附属第二医院对 376 例甲状腺结节患者的超声图像进行回顾性分析，筛选出 6 个甲状腺恶性结节的独立预测因子：颈部异常淋巴结、微钙化、高宽比 ≥ 1、边缘不光整、极低回声及实性成分，并以此建立 TI-RADS 分类评价体系。研究结果表明，TI-RADS 分类以 4b 作为甲状腺良恶性截点的诊断效能最佳，其敏感性、特异度、准确率分别为 85.10%、88.71%、87.98%（图 3-11）。

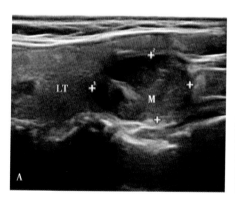
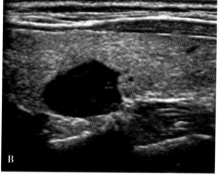

3

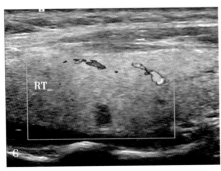
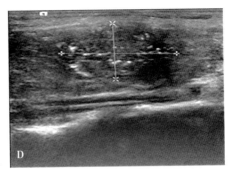
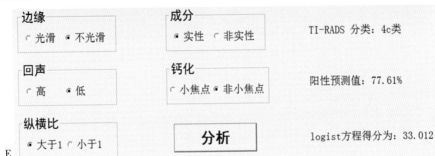

图 3-10　甲状腺结节及 TI-RADS 分类软件操作界面

A.边缘（光滑）、成分（非实性）、回声（低）、钙化、高宽比（<1），TI-RADS 3 类，阳性预测值为 1.11%，Logistic 方程得分 =14.117；B.边缘（光滑）、成分（实性）、回声（低）、钙化、高宽比（<1），TI-RADS 4a 类，阳性预测值为 12.59%，Logistic 方程得分 =25.572；C.边缘（不光滑）、成分（实性）、回声（低）、钙化、高宽比（>1），TI-RADS 4c 类，阳性预测值为 77.61%，Logistic 方程得分 =33.012；D.边缘（不光滑）、成分（实性）、回声（低）、钙化、高宽比（<1），TI-RADS 5 类，阳性预测值为 94.44%，Logistic 方程得分 =78.226；E.TI-RADS 分类软件操作界面

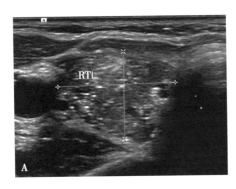
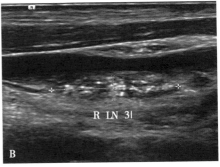

图 3-11　甲状腺癌结节及颈部异常淋巴结

A.甲状腺癌结节；B.甲状腺癌颈部异常淋巴结

以上各项研究结果表明，对甲状腺结节的恶性征象进行定量分析与定性分析结合，从而更有力于在实际工作中的推广应用。

（柯林芳　杨舒萍）

参考文献

［1］ Okamoto T，Yamashita T，Harasawa A，et al.Test performances of three diagnostic procedures in evaluating thyroid nodules：physical examination，ultrasonography and fine needle aspiration cytology.Endocr J，1994，41（3）：243–247.

［2］ Peccin S，de Castsro JA，Furlanetto TW，et al.Ultrasonography：is it useful in the diagnosis of cancer in thyroid nodules？ J Endocrind Invest，2002，25（1）：39–43.

［3］ 吕珂，姜玉新，张缙熙，等．甲状腺结节的超声诊断研究．中华超声影像学杂志，2003，12（5）：285–288.

［4］ Lee YH，Kim DW，In HS，et al.Differentiation between benign and malignant solid thyroid nodules using an US classification system.Korean J Radiol，2011，12（5）：559–567.

［5］ Kin EK，Park CS，Chung WY，et al.New sonographic criteria for recommending fine–needle aspiration biopsy of nonpalpaple solid nodules of the thyroid.AJR Am J Roentgenol，2002，178（3）：687–691.

［6］ Hong Y，Liu X，Li Z，et al.real–time ultrasound elastography in the differential diagnosis of benign and malignant thyroid nodules.Ultrasound Med，2009，28（7）：861–867.

［7］ Kwak JY，Han KH，Yoo JH，et al.Thyroid imaging reporting and data system for US features of nodules：a step in establishing better stratification of cancer risk.Radiology，2011，260（3）：892–899.

［8］ Xu SY，Zhan WW，Wang WH.Evaluation of thyroid nodules by a scoring and categorizing method based on sonographic features.Ultrasound Med，2015，34（12）：2179–2185.

［9］ Zhang J，Liu BJ，Xu HX，et al.Prospective validation of an ultrasound–based thyroid imaging reporting and data system（TI–RADS）on 3980 thyroid nodules.Int J Clin Exp Med，2015，8（4）：5911–5917.

第四节　超声 TI-RADS 分类与弹性成像

一、概述

TI-RADS 分类的出现为甲状腺超声诊断提供了统一报告描述及用语，方便影像医师与临床医师对甲状腺结节风险分层评估的沟通。TI-RADS 分类对甲状腺结节良恶性的诊断具有较好的临床应用前景，但由于有些良恶性结节的声像图并不典型或交叉重叠，TI-RADS 较困难。林学英等的研究显示，甲状腺微小癌的灰阶超声特点为低回声、无声晕、有微小钙化、无囊性变等，但这些征象并不是诊断甲状腺微小癌的特异性征象，而且很容易被结节性甲状腺肿声像掩盖或混淆而漏诊。甲状腺结节形态不规则、边界不清晰预示着生物学行为的侵袭性的特点，但在良性病灶中，由于炎症和淋巴细胞向周围组织浸润亦会出现形态不规则、边界不清的情况，所以良恶性结节在灰阶声像图特征上的重叠性给鉴别诊断带来一定的困难。因此，迫切需要一种技术以弥补常规超声鉴别病灶良恶性的不足。

弹性成像技术是从检测病灶的机械性能出发，反映出组织的硬度等有价值的信息，可作为对常规超声的（声学特性）补充和完善。

弹性成像有两种主要形式，在诊断甲状腺疾病的应用价值颇有争议。其中一个主要原因是甲状腺周围组织的复杂性影响了弹性成像检测的一致性和重复性。甲状腺周围有气管、血管、食管及胸锁乳突肌，而且吞咽、呼吸、运动、血管搏动都可产生无法预测和控制的移位，这些因素都明显影响了甲状腺弹性成像检测的准确性。因此，甲状腺结节弹性检测时无论怎么强调规范、轻柔都不过分。值得一提的是，无论采用何种形式的弹性成像技术，多数专家建议在检测甲状腺结节应采用颈部纵断面。

二、超声弹性成像在甲状腺局灶性病变中的应用

（一）应力式弹性成像 /SI、SRI

1. 判定标准的应用　超声探头在组织外表面施加一个按压外力，组织受力会产生形变。组织硬度较大时，形变量比较小；组织较软时，则形变量比较大。通过测量甲状腺结节对外部按压力的响应来确定其硬度大小。弹性成像是借图像色彩来反映组织软硬度，能生动地显示和定位病变。判定标准主要包括：①弹性评分法（图 3-12）：不同研究对弹性图评分标准、模式不同，评分有 4、5、6 分法，部分学者提出了 7 分法其至 8 分法并应用于临床。而目前大多数采取罗葆明等改良评分 5 分法，即 1 分表示病灶整体或大部分呈绿色；2 分表示病灶中心蓝色，周边绿色；3 分表示蓝色和绿色在病灶中所占比例接近；4 分表示病灶整体为蓝色或内部伴有少许绿色；5 分表示病灶及周边组织均呈蓝色，内部基本无绿色。一般认为 ≤ 3 分为良性，≥ 4 分为恶性。②应变率比值法（SR）（图 3-13）：有研究认为良性判断标准为该比值 <3.3，比值 ≥ 3.3 则为恶性。病变组织与正常组织的应变率之比，通常取病变同一水平、相同大小的腺体组织做对比。Sun 等对 5481 个甲状腺结节进行 Meta 分析，其中包括 4468 例患者通过弹性评分，983 例患者 1063 个结节通过应变率比值法检测。弹性评分评估甲状腺结节良恶性的敏感度、特异度分别为 0.79、0.77，而应变率比值的敏感度及特异度则为 0.85、0.80，

弹性评分和应变率比值的 AUC 分别为 0.8941、0.9285，可见应变率比值法要优于弹性评分法。

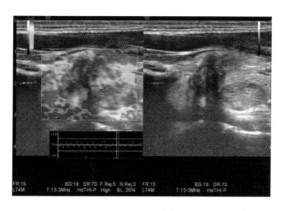

图 3-12　甲状腺髓样癌应力式弹性成像评分法

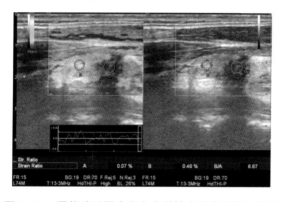

图 3-13　甲状腺髓样癌应力式弹性成像应变率比值法

2. **注意事项**　嘱患者平稳呼吸，避免吞咽动作，调节弹性成像取样框，一般应大于病灶范围的 2~3 倍，对于较大结节放大取样框与屏幕等宽，使病灶的 2/3 置于取样框内，尽量避开颈部血管及气管。手持探头垂直于肿块最大纵切面并做轻微的上下加压振动，频率为 2 秒左右，"弹簧"图标显示 3 个以上弹簧圈或者压力指数维持在 3~4 且持续 5 秒以上者为宜。稳定的弹性图像标准为：甲状腺浅层结缔组织及被膜显示为连续的带状红色，颈部浅层肌肉显示为均匀一致的蓝色；甲状腺组织显示为绿色，内部散在少许点状红色及黄色。

3

（二）ARFI 应变成像 /VTI

1. 判定标准的应用　VTI 评判标准主要包括硬度分级法（图 3-14）及面积比值法（图 3-15）两种。

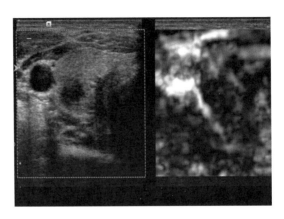

图 3-14　甲状腺乳头状癌 VTI 硬度分级为Ⅳ级

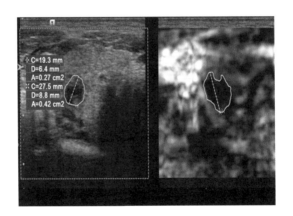

图 3-15　甲状腺乳头状癌 VTI 与灰阶图面积比值为 1.56

（1）VTI 弹性成像分级标准如下：①Ⅰ级：病灶区全白或见少许点状黑色；②Ⅱ级：病灶区大部分为白色，小部分为黑色；③Ⅲ级：病灶区黑色白色比例相当；④Ⅳ级：病灶区大部分为黑色，少部分为白色；⑤Ⅴ级：病灶区几乎全为黑色并见少量白色；⑥Ⅵ级：病灶区为全黑。以 VTI ≥Ⅳ级作为良恶性结节诊断截值，其诊断灵敏度、特异度及准确率最高，分别为 79.4%、96.8%、88.0%。

（2）面积比值法是指分别测量 VTI 图像及二维灰阶图像面积，获得两者的面积比值。陈琪等将甲状腺病灶最长径（L）分成 3 组：L ≤ 1cm

组、1cm<L ≤ 2cm 组和 L>2cm，采用面积比值法对 3 组结节的面积比值分别以 1.32、1.11 和 1.09 为诊断临界值，比较硬度分级法及面积比值法对不同大小甲状腺结节定性诊断的效能，3 组结节的两种方法 ROC 曲线下面积分别为 0.908/0.937、0.910/0.851、0.895/0.727，即说明 VTI 硬度分级法和面积比值法在甲状腺良、恶性结节鉴别方面均具有较高的诊断价值，而在较大的结节中（即 L>2cm 组）硬度分级法的诊断效能高于面积比值法。

2. 注意事项

（1）患者呼吸和邻近血管搏动会影响该技术的诊断效果：在操作中应尽量减少这些客观因素的干扰，要求患者配合呼吸、减少吞咽等。

（2）VTI 图像在最大纵切面进行硬度评分和病灶边缘勾画时，有经验依赖性，可根据情况进行病灶边缘勾勒带的微调，尽量统一评价标准有助于提高 VTI 成像技术诊断的客观性。

（3）李泉水等病理对照中发现：甲状腺结节不同位置（如前缘及上下缘）的恶性结节的 VTI 弹性成像不能真实地反映出甲状腺癌的硬度，诊断必须结合二维超声及彩色多普勒，这可能与结节靠近包膜，弹性成像缺乏与正常的甲状腺组织做对比等因素有关。总之，VTI 技术应用于甲状腺病灶的良恶性鉴别诊断中应统筹观察、系统评估。

（三）ARFI 定量测量（pSWE）/VTQ

1. 判定标准 单点剪切波速度测量（pSWE）的代表技术为 VTQ，其原理是利用聚焦超声波束在感兴趣区域组织内产生横向剪切波，采集组织内剪切波信号，通过获得的低频剪切波的传播速度，进行组织弹性模量的估计（图 3-16）。Calvete 等应用 VTQ 技术对 157 个甲状腺结节（129 个良性和 28 个恶性）进行分析，结果显示：良性甲状腺结节的平均 SWV 为（1.70 ± 0.55）m/s，恶性结节则为（3.39 ± 1.15）m/s。以 SWV 2.50 m/s 为诊断截值时鉴别甲状腺良恶性结节的敏感度可达 85.7%。这与国内外文献相关报道基本一致，灵敏度为 84% ~90%，特异度为 85% ~95%。

2. 注意事项 采集图像过程中，应嘱患者屏住呼吸，纵切面感兴趣区放置于结节中央，避开钙化及液化区域，在病灶同一部位保持探头位置、方向及深度不变，将探头轻置于甲状腺表面，多次测量 SWV，可获得平均值。SWV 值越大表示病灶越硬，越小表示病灶越软，当组织过硬或过软时，超出仪器的测量范围，系统将出现 "x.xx m/s"，当常规超声显示为实性结节时，SWV 值可用 9m/s 代替。研究结节多发、位于峡部、后方回声有衰减、有钙化、贴近气管等因素可影响甲状腺癌（PTC）的 SWV 值。单纯依赖 VTQ 技术鉴别诊断甲状腺肿瘤良恶性仍有局限性。

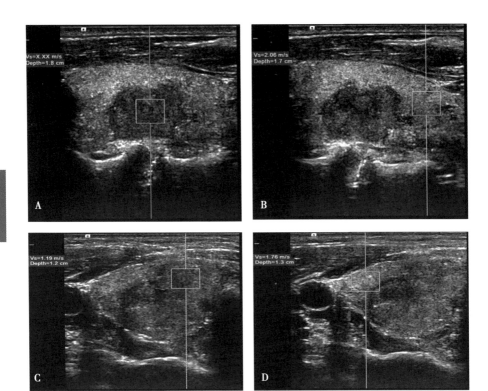

图 3-16　甲状腺结节 VTQ 测量

A. 甲状腺乳头状癌 VTQ 值超过测量阈值；B. 甲状腺乳头状癌周围组织 SWV 值 2.06m/s；
C. 甲状腺腺瘤 VTQ 测量；D. 甲状腺腺瘤周边正常组织 VTQ 测量

（四）2DSWE/VTIQ

1. **判定标准**　在传统的 VTI 和 VTQ 基础上发展起来了 VTIQ 剪切波弹性成像技术，可对肿块同时进行定性和定量分析。多位学者应用 VTIQ 在甲状腺结节良、恶性鉴别研究中均显示出较高的价值，其诊断截值为 2.53~2.90m/s（图 3-17）。吴松年等认为结节的大小影响 SWV 值，其利用 VTIQ 技术评价三组不同大小的 TI-RADS 4 类结节良恶性的诊断效能，三组结节诊断界值分别为 2.44m/s、2.44m/s、2.49m/s，此时其诊断敏感性分别为 79.0%、76.0%、88.6%，特异性分别为 88.6%、89.5%、93.7%，准确性分别为 83.5%、81.8%、90.1%。

2. **注意事项**　硬度仅为结节的生物特性之一，当结节合并弥漫性甲状腺疾病，或者当少数甲状腺乳头状癌纤维、砂粒体等硬的间质成分偏少而包含较多质软的脂肪成分，而当部分良性结节纤维组织较多等情况时，可明显影响结节 SWV 值，使得硬度上与良、恶性结节存在重叠。因此，还需结合其他生物特性形成的超声征象联合诊断。

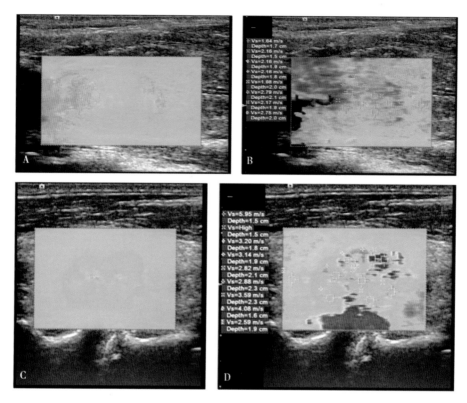

图 3-17　甲状腺结节 VTIQ 测量

A. 甲状腺腺瘤 VTIQ 质量图；B. 甲状腺腺瘤 VTIQ SWV 最大值 2.79m/s、平均值 2.15m/s；
C. 甲状腺乳状癌 VTIQ 质量图；D. 甲状腺乳头状癌 VTIQ SWV 最大值 5.95m/s、平均值
4.54m/s

（五）2DSWE/SSI

1. 判定标准　Zhang 等进行了 SWE 在甲状腺良恶性结节诊断效能的
Meta 分析，结果显示，Emean 诊断恶性甲状腺结节的灵敏度、特异度、阳
性似然比、阴性似然比分别为 0.84、0.90、7.39、0.20，表明 SSI 技术在甲
状腺结节评价方面具有高敏感性和特异性，可能会减少不必要的细针穿刺活
检（图 3-18）。另外，Azizi 等选取 676 例（共 707 处甲状腺结节）进行研究，
以 Emax 3.54m/s 作为预测甲状腺癌的理想分界点时，灵敏度、特异度、阳
性预测值和阴性预测值分别为 79.27%、71.52%、26.75% 和 96.34%，表明
Emax 为 3.54m/s 时具有良好的诊断效能。显然，目前选取 Emax 还是 Emean
作为诊断参考值，以及诊断截值的大小国内外仍没有统一标准。

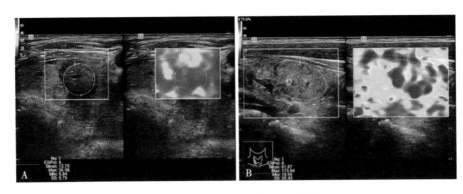

图 3-18 甲状腺结节 SSI 测量

A. 一例甲状腺腺瘤 SSI 测量，其中 Emean=13.7kPa、Emax=36.9kPa；B. 一例 TI-RADS4b
　类结节 SSI 测量，其中 Emean=61.9kPa、Emax=173.0kPa，病理确诊为甲状腺髓样癌

2. 注意事项 受检者取平卧位，行二维超声检查确定病灶，尽量将病灶放于图像中央，探头轻放于甲状腺表面，嘱患者屏气，最大纵切面时启用SWE 模式，感兴趣区（ROI）覆盖大于病灶的 2~3 倍，静置图像稳定后冻结，再选 Q-Box 键系统自动算出病灶的杨氏模量值（Emax、Emin 及 Emean等，单位 kPa），图像成功判定：进行实时剪切波弹性成像操作时，涂抹适当的耦合剂，探头轻放于体表病灶区，尽量不施压，静置图像不宜低于 3秒。以颜色充满取样框 90% 以上，且颜色均匀一致为成功。测试区域内颜色充填不足、无颜色、出现大量杂色为不成功。另外，甲状腺位置较表浅，易受周围血管搏动及呼吸的影响，在研究时发现，检测时嘱患者屏气，避开周围颈动脉搏动测量，可使图像较稳定，减少无效测量次数。SSI 成像中如果良性结节中有钙化或纤维化，导致结节硬度增高，杨氏模量值也相对增高，常出现假阳性结果。恶性结节伴发出血、坏死等发生时，硬度会降低，这时有可能会出现假阴性结果。甲状腺结节的位置、取样框的深度、受检者的呼吸、心跳均可影响弹性值的结果，甲状腺病灶性质仅依靠 E 值进行评价，准确性受限。

三、TI-RADS 联合弹性成像的应用价值

（一）弹性成像鉴别甲状腺病灶良恶性

2017 年 ACR 颁布 TI-RADS，将组成成分、回声、形状、边缘、位相、钙化等特点作为判定甲状腺病灶良恶性的诊断指标。常规超声判断甲状腺病灶良恶性的指导意义已获得公认，但其无法获取病变组织硬度的信息。超声弹性成像技术是根据不同组织的弹性系数不同，提取与组织弹性有关的参数，并通过图像反映出来，故能提供结节硬度方面的信息。

马媛媛等的一份 Meta 分析纳入 35 个研究，包括 4127 例研究对象，显示超声弹性成像对甲状腺良恶性结节鉴别诊断具有较高的敏感性（88.0%）和较高的特异性（89.0%），可作为鉴别诊断甲状腺良恶性结节有效、可行的方法。

但 Unlütürk 等的研究认为，弹性成像与传统灰阶超声相比在鉴别甲状腺结节良恶性方面并无明显优势。出现两种不同意见可能与下列因素有关：①结节大小可能对弹性成像诊断的准确性产生一定影响；②组织硬度和内部病理结构密切相关，肿块内的粗大钙化、含有较多液体、癌结节内细胞 / 纤维成分比例不一，良性病变发生一些继发性改变（如出血坏死、纤维化等）时，常造成弹性值出现假阴性、假阳性；③应变成像操作过程中存在主观因素干扰，影响成像的可重复性、一致性；④不同部位、不同深度的甲状腺肿块所受到的颈动脉搏动的影响，获得的弹性模量可能存在较大的差异；⑤甲状腺位置的特殊性影响其测量剪切波速度。甲状腺的内侧为气管，外侧为颈动脉这些复杂结构都给准确测量 SWV 带来困难。因而，常规超声与弹性成像于甲状腺病灶良恶性判定中各有其优势，二者联合能做出较为准确的判断。

（二）TI-RADS 联合弹性成像可提高诊断效能

一项 Meta 分析显示，常规超声、超声弹性成像及两者联合的合并敏感度分别为 0.82、0.61、0.93，特异度分别为 0.70、0.84、0.69，AUC 分别为 0.8549、0.8925、0.9614，认为超声弹性成像诊断甲状腺结节的良恶性优于常规超声，两者联合效果更好。Trimboli 等的 Meta 分析显示 TI-RADS 分类与弹性成像联合使用，在超声形态学特征的基础上加入了结节内部硬度的信息，形成新的联合诊断标准，假阳性及假阴性结节数较 TI-RADS 分类明显减少，说明灰阶超声与弹性成像结合后能明显提高恶性结节的检出率。综上所述，常规超声与弹性成像诊断准确性的高低并未有明确定论，但是多位学者提出联合两种技术，可提高诊断效能（表 3-4）。

表 3-4　TI-RADS 联合超声弹性的诊断价值

研究者	超声诊断方法	敏感性	特异性	曲线下面积
李泉水	TI-RADS	82.7%	65.6%	0.81
	TI-RADS 联合超声弹性	90.4%	62.5%	0.83
木哈西	TI-RADS	82.0%	70.0%	0.85
	TI-RADS 联合超声弹性	93.0%	69.0%	0.96

（黄宁结　吕国荣）

3

参考文献

[1] 林学英,林礼务,薛恩生,等.高频超声对结节性甲状腺肿合并甲状腺微小癌的诊断价值.中国医学影像学杂志,2012,20(8):618-621.

[2] Ophir J,Céspedes I,Ponnekanti H,et al.Elastography:a quantitative method for Imaging the elasticity of biological tissues.Ultrason Imaging,1991,13(2):111-114.

[3] Khalil AS,Chan RC,Chau AH,et al.Tissue elasticity estimation with optical coherence elastography:toward mechanical characterization of in vivo soft tissue.Ann Biomed Eng,2005,33(11):1631-1639.

[4] 罗葆明,欧冰,智慧,等.改良超声弹性成像评分在乳腺肿块鉴别诊断中的价值.现代临床医学生物工程学杂志,2006,12(5):396-398.

[5] 王媛媛,杨芳,褚静如,等.超声弹性成像应变率比值法在甲状腺病变诊断中的价值.中国临床新医学,2014,7(12):1145-1147.

[6] Sun J,Cai J,Wang X.Real-time ultrasound elastography for differentiation of benign and malignant thyroid nodules:a meta-analysis.J Ultrasound Med,2014,33(3):495-502.

[7] 任新平,詹维伟,周萍,等.实时弹性成像及灰阶超声检查在甲状腺占位性病变诊断的对比研究.中国超声医学杂志,2009,25(2):128-132.

[8] 陈胜华,李泉水,邓水平,等.VTI对不同大小甲状腺结节的鉴别诊断价值.中国超声医学杂志,2014,30(2):100-103.

[9] 陈琪,邢萍,李爱东,等.声触诊组织成像鉴别不同大小甲状腺结节良恶性的价值研究.中华医学超声杂志(电子版),2014,11(12):995-1000.

[10] 李泉水,徐细洁,陈胜华,等.超声成像结合VTI弹性成像在甲状腺良恶性结节鉴别诊断中的作用.中国超声医学杂志,2016,32(1):9-12.

[11] Calvete AC,Mestre JD,Gonzalez JM,et al.Acoustic radiation force impulse imaging for evaluation of the thyroid gland.J Ultrasound Med,2014,33(6):1031-1040.

[12] 赵倩倩,隋国庆,林元强,等.声辐射力脉冲弹性成像(ARFI)在甲状腺结节良恶性鉴别诊断中的应用.吉林医学,2015,36(18):4060-4062.

[13] Zhan J,Jin JM,Diao XH,et al.Acoustic radiation force impulse imaging(ARFI) for differentiation of benign and malignant thyroid nodules—meta-analysis.Eur J Radiol,2015,84(11):2181-2186.

[14] Meng W,Zhang G,Wu C,et al.Preliminary results of acoustic radiation force impulse (ARFI)ultrasound imaging of breast lesions.Ultrasound Med Biol,2011,37(9):1436-1443.

[15] 丁赫,徐辉雄,徐军妹,等.声触诊组织定量成像技术诊断甲状腺乳头状癌硬度影响因素分析.中华医学超声杂志(电子版),2017(2):134-140.

[16] 吴墅,徐辉雄,徐军妹,等.声触诊组织成像和定量(VTIQ)技术对TI-RADS4(a-b)级甲状腺结节良恶性鉴别应用价值初步探讨.影像诊断与介入放射学,2015(5):369-375.

[17] 唐力,徐辉雄,李建卫,等.新型声触诊组织成像定量剪切波弹性成像技术鉴别甲状腺结节良恶性的价值.中华医学超声杂志(电子版),2015,12(3):241-246.

[18] 李延芳,徐辉雄,张一峰,等.声触诊组织量化成像(VTIQ)技术对不同大小甲状腺实

性结节良恶性鉴别的诊断价值.影像诊断与介入放射学,2014,23(6):511-515.

[19] 吴松年,何建娣,蒋天安,等.声触诊组织成像量化技术鉴别诊断甲状腺 TI-RADS 4 类结节的临床研究.中华超声影像学杂志,2016,25(7):573-578.

[20] Zhang B,Ma X,Wu N,et al.Shear wave elastography for differentiation of benign and malignant thyroid nodules:A meta-anal-ysis.J Ultrasound Med,2013,32(12):2163-2169.

[21] Azizi G,Keller JM,Mayo ML,et al.Thyroid nodules and shear wave elastography:A new tool in thyroid cancer detection.Ultrasound Med Biol,2015,41(11):2855-2865.

[22] Tessler FN,Middleton WD,Grant EG,et al.ACR Thyroid Imaging,Reporting and Data System(TI-RADS):White Paper of the ACR TI-RADS Committee.J Am Coll Radiol, 2017,14(5):587-595.

[23] 马媛媛,张晓光,帕丽达·帕尔哈提,等.国内超声弹性成像对甲状腺良恶性结节鉴别诊断价值的 Meta 分析.中国循证医学杂志,2014,14(5):584-591.

[24] Unlütürk U,Erdoğan MF,Demir O,et al.Ultrasound elastography is not superior to grayscale ultrasound in predicting malignancy in thyroid nodules.Thyroid,2012,22(10): 1031-1038.

[25] 凯娇·木哈西,马富成.超声弹性成像与常规超声对甲状腺结节诊断价值的 Meta 分析.中国医学影像学杂志,2015,23(1):45-49,55.

[26] Trimboli P,Guglielmi R,Monti S,et al.Ultrasound sensitivity for thyroid malignancy is increased by real-time elastography:a prospective multicenter study.J Clin Endocrinol Metab,2012,97(12):4524-4530.

第五节　超声 TI-RADS 分类与声学造影

一、概述

TI-RADS 的建立统一了甲状腺超声疾病评估标准。TI-RADS 对甲状腺结节的评估主要是基于二维声像图特征进行分类诊断。然而，甲状腺结节声像图特征表现多种多样，良恶性结节声像图特征常存在交叉重叠，若同时伴有甲状腺组织背景异常，如桥本甲状腺炎、甲状腺功能亢进、亚甲炎等情况时，更易造成 TI-RADS 分类诊断和甲状腺结节鉴别诊断的困难。特别是对 TI-RADS 4 类的甲状腺结节，由于它处于良、恶性的交界处，涵盖的恶性风险范围又较为广泛，虽然部分研究对各亚类恶性的风险进一步具体细化，但在临床实践中诊断甲状腺良恶性肿瘤方面仍存在诸多困难。

CUES 是常规超声诊断的重要补充。CEUS 鉴别甲状腺良恶性结节诊断效能的 Meta 分析表明，其诊断恶性甲状腺结节的敏感性 88.0%，特异性 90.0%，ROC 曲线下面积 0.946。一些相关研究也显示，CEUS 可提高对 TI-RADS 4 类结节诊断的准确度，从而在一定程度上避免不必要的穿刺活检和

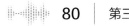

减少外科过度治疗。再者，CUES还能够准确评估肿瘤浸润范围、判断毗邻关系、明确淋巴结是否受累、引导超声介入治疗方案的选择等。此外，在引导甲状腺结节细针抽吸活检中，通过对CUES显示的结节内增强区域进行细针抽吸活检，有助于提高活检的阳性率；术中CUES有助于评估手术或消融是否完全；随诊CUES有助于评价肿瘤的治疗疗效，还可鉴别术后瘢痕与肿瘤复发等，为制定治疗方案提供可靠依据。

二、超声造影方法

（一）检查前准备

嘱患者取仰卧位，头后仰，充分暴露颈部，建立静脉通道。

（二）检查方法及条件

仪器及条件设置：采用配备有造影条件的彩色多普勒超声诊断仪，高频线阵探头（5~12MHz），将探头频率调低或使用造影专用探头，选择预设甲状腺造影条件，采用低机械指数（MI 0.05~0.08），调节增益、脉冲重复频率（PRF）、壁滤波等，在基频状态下将图像调至最佳（抑制甲状腺背景回声，气管、筋膜等维持在可见水平），并将病灶放置于屏幕的中场，单点聚焦置于病灶深部边缘。

三、超声造影分析方法

超声造影主要有定量和定性两种分析方法。

谭艳娟等研究认为，"超声造影时间–强度曲线"可能为鉴别甲状腺结节提供参考依据，但各组间造影剂灌注特点仍存有一定的重叠性，无特异性，尚不能作为甲状腺结节良恶性鉴别诊断的方法。对甲状腺超声造影评价方法及指标目前尚无统一的标准，参阅文献及国内多中心研究结果，建议对甲状腺结节超声造影以定性观察分析为主。

四、甲状腺良恶性病灶超声造影图像特征

多中心研究结果及文献报道显示，超声造影对判断甲状腺结节的良恶性有一定意义，二者在增强模式上存在差别（图3-19），这与良恶性病变的血流特点和血管空间分布不同有关（表3-5）。

表3-5　良恶性病变造影特点

造影的特点	良性	恶性
增强时间	快进或同进慢退	慢进慢退
造影剂分布	环状增强	向心性增强

续表

造影的特点	良性	恶性
增强强度	达峰时呈均匀性等增强或高增强	达峰时呈不均匀低增强为主，高、等增强少见
增强后病灶边界	增强后结节边界清晰	增强后结节边界不清，形态不规则
增强后病灶范围	一般范围较二维不增大	范围较二维增大

3

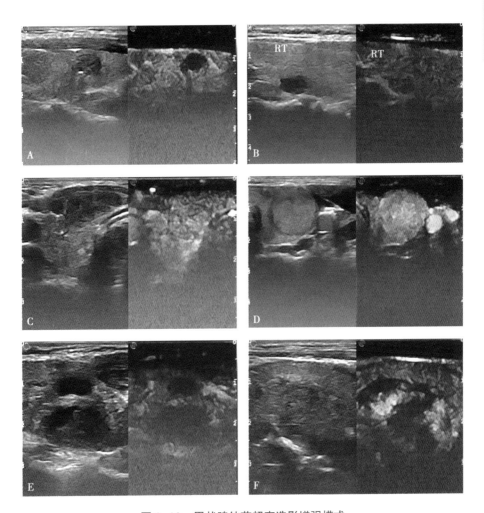

图 3-19 甲状腺结节超声造影增强模式

A.结节部分无增强，边界清晰；B.不均匀低增强，边界尚清晰；C.等增强，边界欠清晰；D.均匀高增强伴环状增强，边界清晰；E.分隔状增强；F.结节状增强

1. 良性结节　良性结节血管走行规则，血流基本接近正常组织的血流，存在正常的静脉和淋巴回流，微血管密度较低且分布均衡；良性结节多数呈膨胀性生长，逐渐增大的瘤体将原有的正常血管推挤到周边，形成周边环绕状的血流，周边血流相对内部血流丰富，形成良性结节典型的环状增强模式（图 3-20）。

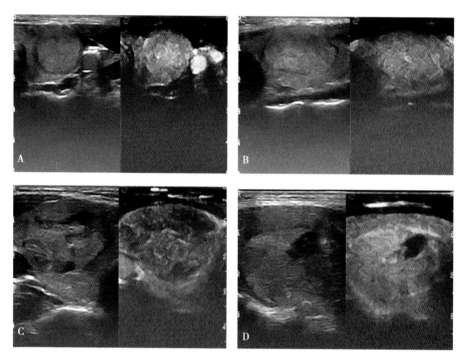

图 3-20　甲状腺良性结节超声造影表现

A. 腺瘤样结节：高增强伴环状增强；B. 结节性甲状腺肿：等增强；C. 结节性甲状腺肿部分囊性变：呈分隔状不均匀性等增强；D. 腺瘤样结节并部分囊性变：高增强中部分无增强

2. 恶性结节　恶性结节的新生血管分支增多、走行紊乱、分布不均、管径粗细不均，随着结节的生长，破坏了原有血管，使其与新生血管生成之间不协调，形成大量的动静脉瘘，甲状腺恶性结节可因结节大小及微血管开放程度不同，增强模式也不尽相同。甲状腺乳头状癌占甲状腺恶性病变的 95% 左右，乳头状癌 80% 左右为乏血供，其超声造影表现为低增强型（图 3-21），10% 为高增强、髓样癌、低分化癌等均表现为等增强和高增强。缓慢增强和边缘乏增强是甲状腺微小癌的危险因素。Bartolotta 等应用 SonoVue 观察甲状腺结节造影后的增强模式，认为其与结节大小密切相关，小于 1cm 的恶性病变造影后主要是乏血供表现，1~2cm 的恶性病变造影后有少量点状强化，直径大于 2cm 的表现为弥漫性强化（图 3-22）。

　　甲状腺良恶性结节超声造影表现存在重叠现象，因此甲状腺超声造影必须是在二维的基础上汇聚多方面资料进行综合判断。

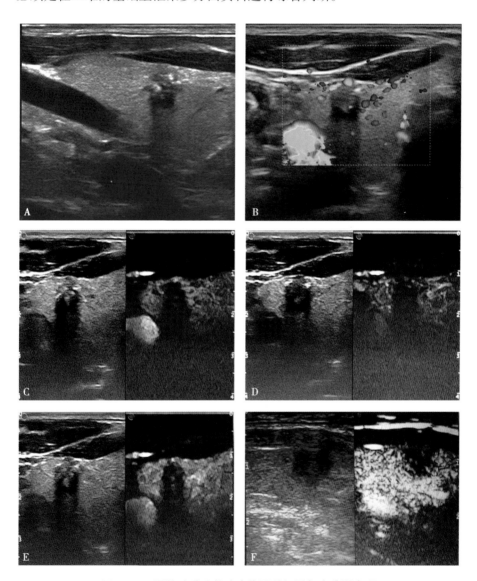

图 3-21　甲状腺乳头状癌声像图特征及超声造影表现
A. 二维声像图；B. 彩色多普勒血流图；C~F. 超声造影图：不均匀性低增强

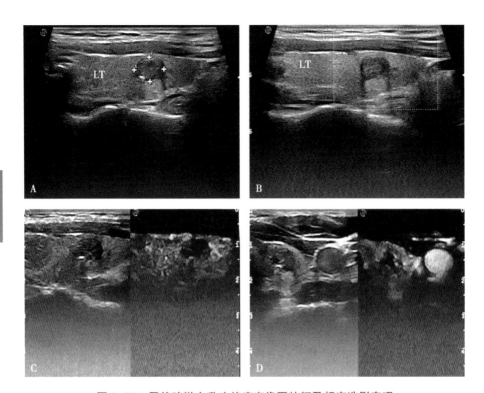

图 3-22　甲状腺微小乳头状癌声像图特征及超声造影表现
A.二维声像图；B.彩色多普勒血流图；C、D.超声造影图：缓慢增强和边缘增强缺乏

五、注意事项

　　目前，甲状腺结节超声造影的临床研究尚局限于 >0.5cm 的病灶，≤ 0.5cm 的小病灶由于受到空间分辨力的制约以及呼吸、血管搏动的影响，造影图像可能显示不清或不典型，易导致漏诊，所以不建议对这类结节进行造影。由于甲状腺单纯囊性结节为良性结节，不推荐对其进行造影检查。需要特别指出的是甲状腺滤泡肿瘤（包括腺瘤、腺瘤样结节及甲状腺滤泡癌）的鉴别诊断，仍然是目前临床与影像检查的难点，超声造影作用有待商榷。

六、声学造影的应用价值

（一）TI-RADS 联合 CEUS 可提高甲状腺疾病的诊断效能

　　TI-RADS 4 类结节介于良恶性之间，恶性风险涵盖的范围广，由于甲状腺良恶性结节超声征象的交叉重叠性，使得一些可疑结节需要穿刺活检。国内一些学者，运用超声造影对 TI-RADS 4 类结节进行调整，一定程度降低了甲状腺穿刺活检率；一些甲状腺小结节（<1cm）的超声声像图特征、彩色血流信息不如大结节典型，超声造影可提高血流信息显示；Liu 等认为超声造影联合 TI-RADS 可提高对 TI-RADS 3、4 类微小结节的诊断性能（图 3-23）。

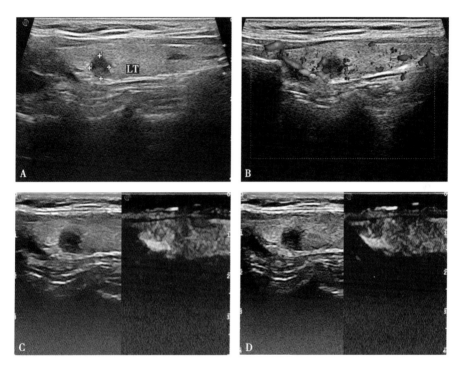

图 3-23　甲状腺腺瘤样小结节（超声造影后，由 TI-RADS 4a 类降为 TI-RADS 3 类）
A. 二维声像图：纵横比 =1；B. 彩色血流图：斑点状血流；C、D. 超声造影图：呈等增强

　　常规超声诊断囊实性结节的良恶性有时具有一定难度。由于该类结节成分不单一，可能导致 TI-RADS 评估结果差异，当实性部分呈偏心、极低回声、分叶或有微钙化为可疑恶性特征，CEUS 有助于这类结节的鉴别诊断。通过超声造影，当囊实性结节周边出现环状增强，则良性的可能性增大，若出现不均匀增强，则恶性的可能性增大；再者，有一部分囊实性结节由于囊内出血机化后，而呈低回声或极低回声，同时部分还伴有不规则钙化，在二维超声图上与甲状腺恶性肿瘤声像图特征极其相似，鉴别诊断困难，超声造影可根据结节造影剂充填情况，判断该结节是囊性还是实性，有助于 TI-RADS 分类（图 3-24）。此外，一些结节在二维超声上表现为无回声，在 CEUS 检查中呈充填稀疏，证明该类结节是囊实性或实性而非囊性，从而对该结节的 TI-RADS 分类进行调整。

3

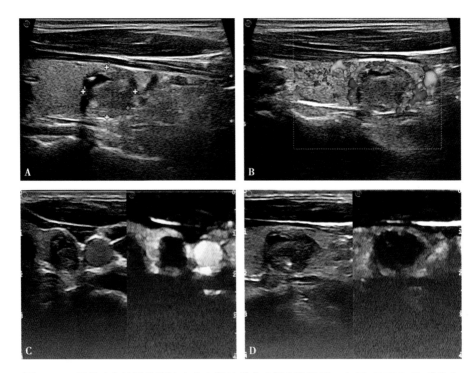

图 3-24　甲状腺良性结节囊性变出血皱缩结节（超声造影后，由 TI-RADS 4b 类降为 TI-RADS 2 类）

A. 二维声像图：有微小钙化斑，纵横比 >1；B. 彩色多普勒血流图；C、D. 超声造影图：造影剂无充填

　　多中心研究得出，CEUS 是二维超声有价值的补充方法，具有较高的敏感性和特异性，可助于鉴别诊断甲状腺良性和恶性结节（表 3-6）。

表 3-6　CEUS 鉴别甲状腺良恶性结节的诊断效能的 Meta 分析

作者	年份	例数	敏感性	特异性	DOR（LR+/LR-）	ROC
Yu D	2014	597	0.853（95% CI 0.803~0.894）	0.876（95% CI 0.836~0.909）	34.730（95% CI 15.098~79.890）	0.9162
Sun B	2015	1154	0.88（95% CI 0.85~0.91）	0.90（95% CI 0.88~0.92）	63.18（95% CI 37.82~105.53）	0.946
Ma X	2016	1079	0.90（95% CI 0.88~0.93）	0.86（95% CI 0.83~0..89）	52.83（95% CI 21.7~128.55）	0.94

　　DOR：诊断优势比 = 阳性似然比 / 阴性似然比

（二）超声造影新技术

随着分子影像学的迅速发展，超声造影也在迅速发展，未来超声靶向造影和三维超声造影在甲状腺领域有广阔的应用前景，例如作为携带药物或治疗基因的载体等，起到靶向成像与靶向治疗作用。靶向微泡造影剂可通过分子表面特异性配体聚集到特定病灶靶组织上而使靶目标特异性增强，比较肿瘤及周边组织在治疗前后的血流灌注变化，为临床选择抗肿瘤药物提供参考依据。超声空化效应是指存在于液体中的微小气泡在超声场的作用下振动、生长并不断聚集声场能量，当能量达到某个阈值时，空化气泡急剧崩溃破裂的过程。空化气泡的寿命约 0.1μs，它在急剧崩溃时释放出巨大的能量，并产生速度约为 110m/s、有强大冲击力的微射流，使碰撞密度高达 1.5kg/cm^2，空化气泡在急剧崩溃的瞬间产生局部高温高压（5000k，1800atm），冷却速度可达 109k/s。利用微泡在超声照射下的空化效应，可以将药物或治疗基因递送到接受超声辐照的特定细胞或组织，减少全身用药的不良反应的同时，明显提高基因转染的效果。目前这一技术的发展还不够成熟，许多问题尚待解决，如靶向微泡的稳定性、超声治疗参数、微泡浓度的优化选择、临床应用的安全性和效能等。有理由相信，随着超声造影技术的进步，甲状腺疾病的诊断将迈向一个更高的台阶。

（黄秋婷　杨舒萍）

参考文献

［1］马永芳.超声造影在肝脏疾病中的应用研究进展.中国医药指南,2014,12（06）:37-38.

［2］Tessler FN,Middleton WD,Grant EG,et al.ACR thyroid imaging,reporting and data system（TI-RADS）:white paper of the ACR TI-RADS committee.J Am Coll Radiol,2017,14（5）:587-595.

［3］Kwak JY,Han KH,Yoon JH,et al.Thyroid imaging reporting and data system for US features of nodules:a step in establishing better stratification of cancer risk.Radiology,2011,260（3）:892-899.

［4］Sun B,Lang L,Zhu X,et al.Accuracy of contrast-enhanced ultrasound in the identification of thyroid nodules:a meta-analysis.Int J Clin Exp Med,2015,8（8）:12882-12889.

［5］Stoian D,Timar B,Derban M,et al.Thyroid imaging reporting and data system（TI-RADS）:the impact of quantitative strain elastography for better stratification of cancer risks.Med Ultrason,2015,17（3）:327-332.

［6］Zhang Y,Zhou P,Tian SM,et al.Usefulness of combined use of contrast-enhanced ultrasound and TI-RADS classification for the differentiation of benign from malignant lesions of thyroid nodules.Eur Radiol,2017,27（4）:1527-1536.

［7］谭艳娟,包凌云,黄安茜,等.不同大小甲状腺结节的超声造影定量分析.中国临床医

学影像杂志,2013,24(12):854-857.

[8] 中国医师协会超声医师分会.超声造影临床应用指南.北京:人民卫生出版社,2012.

[9] 范雪,姚兰辉.甲状腺结节的超声诊断新进展.医学综述,2014,20(11):2041-2044.

[10] Ma BY,Jin Y,Suntdar PS,et al.Contrast-enhanced ultrasonography findings for papillary thyroid carcinoma and its pathological bases.Sichuan Da Xue Xue Bao Yi Xue Ban,2014,45(6):997-1000.

[11] 岳林先,陈琴.甲状腺影像报告和数据系统的共识与问题.临床超声医学杂志,2016,18(3):185-188.

[12] Liu Y,Wu H,Zhou Q,et al.Diagnostic value of conventional ultrasonography combined with contrast-enhanced ultrasonography in thyroid imaging reporting and data system(TI-RADS) 3 and 4 thyroid micronodules.Med Sci Monit,2016,31(22):3086-3094.

[13] Bartolotta TV,Midiri M,Galia M,et al.Qualitative and quantitative evaluation of solitary thyroid nodules with contrast-enhanced ultrasound:initial results.Eur Radiol,2006,16(10):2234-2241.

[14] 汪延芳,聂芳,耿祥亮,等.CEUS诊断TI-RADS 3,4级甲状腺结节.中国医学影像技术,2017,33(3):386-389.

[15] 王琰,崔可飞,马笑.超声造影评分对甲状腺TI-RADS 4类结节良恶性的诊断价值.中国超声医学杂志,2015,31(10):880-883.

[16] 贾晓红,徐上妍,刘振华,等.甲状腺微小结节甲状腺超声影像与数据系统分类的评估者间一致性研究.中华医学超声杂志(电子版),2014,11(7):598-600.

[17] 张波,姜玉新,戴晴,等.前瞻性观察甲状腺结节的SonoVue超声造影增强模式.中国医学影像技术,2010,26(5):844-847.

[18] Yu D,Han Y,Chen T.Contrast-enhanced ultrasound for differentiation of benign and malignant thyroid lesions:meta-analysis.Otolaryngol Head Neck Surg,2014,151(6):909-915.

[19] Ma X,Zhang B,Ling W,et al.Contrast-enhanced sonography for the identification of benign and malignant thyroid nodules:systematic review and meta-analysis.J Clin Ultrasound,2016,44(4):199-209.

第四章

颈部淋巴结超声影像报告和数据系统（CLNI-RADS）规范

颈部淋巴结肿大是临床常见病，其病因复杂多样、诊断困难。高频超声是颈部淋巴结首选的检查方法，掌握颈部淋巴结超声影像报告和数据系统规范对于正确诊断颈部淋巴结病变很有必要性。

第一节　颈部淋巴结超声检查规范

一、颈部淋巴结超声检查的适应证

颈部淋巴结超声检查的适应证如下，但不仅限于此。

1. 怀疑颈部淋巴结肿大，需明确诊断或者鉴别诊断。

2. 原发性肿瘤，需了解有无颈部淋巴结转移。

3. 淋巴瘤或者其他良恶性疾病治疗前后疗效评估。

4. 介入性超声治疗，需对颈部淋巴结行穿刺细胞学或组织学检查以明确诊断。

二、颈部淋巴结检测基本要求

（一）超声检查的仪器及选择

选择彩色多普勒超声诊断仪，线阵式探头，工作频率 7~14MHz 或更高些为宜。有条件时，还可以结合弹性成像、声学造影及三维成像等技术进行检查，以利于颈部淋巴结病变的鉴别。

（二）超声检查方法

结合临床需要，对浅表淋巴结所在部位进行广泛扫查，CDFI 扫查时探头不应对皮肤加压，以免淋巴结的受压而致血供减少。在纵切面、横切面和斜切面扫查时，通过平行移动探头以全面了解淋巴结病变及血管的分布特征。

（三）超声检查的程序

1. 检查的内容 记录颈部淋巴结的分布区域，观察淋巴结大小、形状、边缘、淋巴门、回声类型、钙化、血供情况等。

2. 淋巴结分区 颈部淋巴结分区对于其判断病变的来源及其良恶性有重要的意义。按美国癌症联合委员会（AJCC）根据颈部淋巴结肿瘤转移累及的范围和区域，将颈部淋巴结分为 7 个区，如图 4-1。

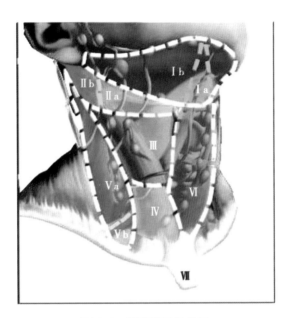

图 4-1　颈部淋巴结分区

（1）Ⅰ区：见图 4-2，颏下和下颌下淋巴结，Ⅰ区分界标志为双侧二腹肌前腹之间舌骨体之上发现的淋巴结为Ⅰa区淋巴结；下颌下腺后缘之前舌骨体之上为Ⅰb区淋巴结。

（2）Ⅱ区：见图 4-3，颈内静脉上组淋巴结（下颌下腺后缘之后、胸锁乳突肌后缘之前、颈总动脉分叉及舌骨水平以上，颈内静脉后缘作为Ⅱa和Ⅱb的分界）。

（3）Ⅲ区：见图 4-4，颈内静脉中组淋巴结（颈总动脉分叉处之下至肩胛舌骨肌与颈内静脉交叉处，前后界分别为胸锁乳头肌前缘、后缘）。

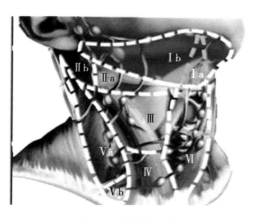

图 4-2　颈部淋巴结 Ⅰ 区

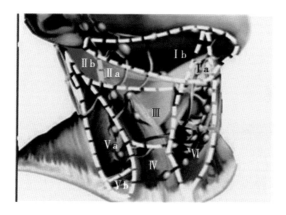

图 4-3　颈部淋巴结 Ⅱ 区

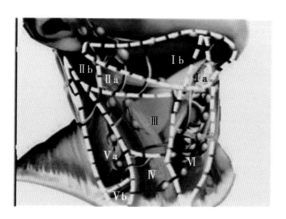

图 4-4　颈部淋巴结 Ⅲ 区

（4）Ⅳ区：见图4-5，颈内静脉下组淋巴结（上界为甲状软骨，前界为胸骨舌骨肌侧缘或胸锁乳突肌前缘，后界为胸锁乳突肌后缘；主要指颈内静脉及锁骨下动脉交角处、颈总动脉外侧的淋巴结）。

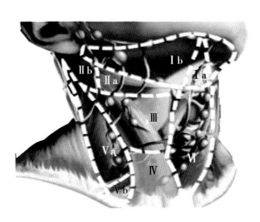

图4-5 颈部淋巴结Ⅳ区

（5）Ⅴ区：见图4-6，副神经淋巴结和颈横淋巴结（上界为胸锁乳突肌和斜方肌交界处，下界为锁骨，前界为胸锁乳突肌后缘，后界为斜方肌前缘）。以环状软骨下缘平面（即Ⅲ、Ⅳ区分界）分为上方的Ⅴa区（颈后三角区）和下方的Ⅴb区（锁骨上区）。

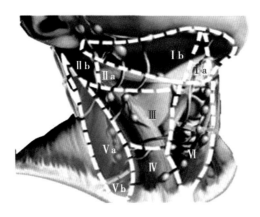

图4-6 颈部淋巴结Ⅴ区

（6）Ⅵ区：见图4-7，颈前淋巴结（上界为舌骨，下界为胸骨上窝。两侧界为颈总动脉内侧缘之内）。

（7）Ⅶ区：见图4-1，上纵隔淋巴结。附：颈部淋巴结分区声像图标志（图4-8）。

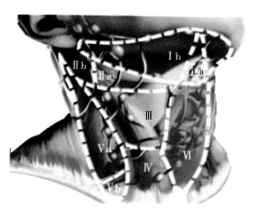

图 4-7　颈部淋巴结Ⅵ区

4

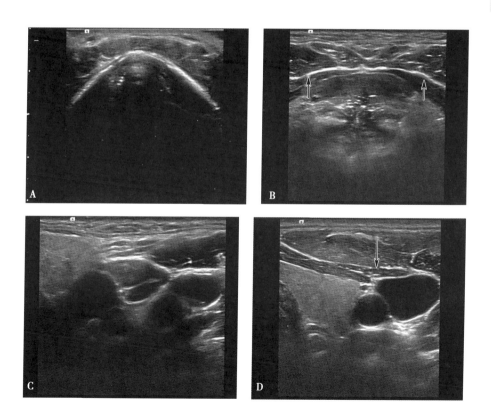

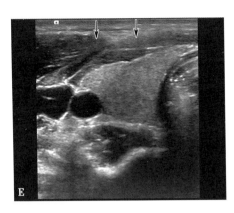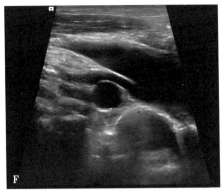

图 4-8 颈部淋巴结分区声像图标志

A. 图中弧形高回声为舌骨体声像图表现；B. 二腹肌前腹横断面（箭头处）超声声像图表现；C. 左侧颌下腺，颌下腺后缘界定Ⅰb区后界标志，同为Ⅱ区前界标志；D. 肩胛舌骨肌与颈内静脉交叉处横切面，箭头所指为肩胛舌骨肌；E. 颈前横断面，右侧箭头所指为胸锁乳突肌，左侧箭头所指为胸骨舌骨肌，二者在Ⅲ区中部水平处侧缘 – 侧缘重叠；F. 颈内静脉 – 锁骨下静脉夹角处声像图特征

3. 淋巴结声像图表现

（1）正常淋巴结声像：周围皮质呈低回声（淋巴小结构成）；中间淋巴结门呈强回声（由淋巴结动脉、静脉、脂肪及淋巴窦构成），个别Ⅲ区淋巴结或长径小于 0.4cm 的淋巴结淋巴门结构不可显示。淋巴结门可分 3 类：①宽阔型：淋巴结门呈椭圆形；②狭窄型：淋巴结门呈裂缝样改变；③缺少型：淋巴结门中心的高回声消失。

（2）不同区域颈部淋巴结的超声声像图特征：Ⅰ、Ⅱ、Ⅲ区淋巴结检出率高于其他区淋巴结；Ⅱ区淋巴结较其他区域淋巴结大，这可能与口腔反复炎症刺激引起的反应性增生有关；Ⅲ区淋巴结长 / 短径比值最大；各区淋巴结大都为对称性分布。

（3）异常淋巴结声像：颈部非特异性感染的淋巴结受累一般在同一解剖区域，特异性感染的淋巴结结核及恶性淋巴瘤多累及整个解剖区域及相邻解剖区域。颈部Ⅱ区淋巴结厚径一般小于 0.8cm，其他区小于 0.5cm。多发的淋巴结横径大于 1cm 时，应考虑淋巴瘤。

（4）淋巴结血供分型：为 4 型（图 4-9）：①Ⅰ型（淋巴门型或中央型）：血流信号从淋巴门血管主干放射状发出；或血流信号多分布在淋巴结中央处，呈规则或欠规则。②Ⅱ型（周围型）：血流信号位于淋巴结的周边，多呈环状包绕，有或无分支进入结内。③Ⅲ型（混合型）：同时显示上述 2 种血流类型。④Ⅳ型（无或少血流型）：淋巴结内无血流信号，或仅见零星点状血流信号，不能持续显示血流信号。

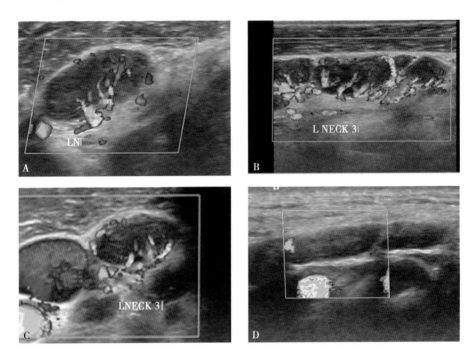

图 4-9　淋巴结血供分型
A.淋巴门型或中央型；B.周围型；C.混合型；D.无或少血流型

（5）良、恶性肿大淋巴结血供特点：两者内部血流信号丰富程度及分布不同。良性肿大淋巴结内血流多呈根枝状规则分布；而恶性淋巴结周边可见较丰富的血流信号，形状为条状弧形、半圆形或间断半圆形，呈环状包绕淋巴结，并随着淋巴结的增大，血流信号增多，故将血供分型中的 I 型作为良性淋巴结的诊断标准。淋巴结血流速度测量临床意义不大，RI、PI 值在淋巴结疾病鉴别诊断中有一定价值。正常淋巴结 PI<1.6，RI<0.8。

（四）报告内容与图像存储

1. 一般内容　姓名、性别、年龄、门诊或住院号、设备名称、体位标识（病灶位置、探头切面标识）。

2. 图像存储　至少记录 2 个以上有特征的不同方位的切面并记录淋巴结大小，并尽可能显示出淋巴结血供类型。

3. 报告描述　着重记录颈部淋巴结分区、大小、数量、形状、边缘、淋巴门、回声类型、钙化及血供情况。

4. 报告结论 报告结论应包括 3 个方面的内容：

（1）应明确淋巴结病变的分区。

（2）CLNI-RADS 风险评估分类。

（3）尽可能做出良恶性病变的推断，怀疑恶性者可建议活检。

（林汉宗　沈浩霖）

参考文献

［1］Fish SA，Langer JE，Mandel SJ.Sonographic imaging of thyroid nodules and cervical lymph nodes.Endocrinol Metab Clin North Am，2008，37（2）：401-417.

［2］Ryu KH，Lee KH，Ryu JH，et al.Cervical Lymph Node Imaging Reporting and Data System for ultrasound of cervical lymphadenopathy：a pilot study.AJR Am J Roentgenol，2016，206（6）：1286-1291.

4

第二节 颈部超声影像报告和数据系统

一、概述

临床上，颈部淋巴结肿大发病率高，常见于结核、淋巴瘤和恶性肿瘤转移等，良恶性的准确判断对于制订治疗计划以及评估患者的预后非常重要。超声对于颈部淋巴结的检出具有较高的敏感性。2016 年，根据并参照 BI-RADS 的做法，Ryu 等学者首度提出建立颈部淋巴结影像报告与数据系统（cervical lymph node imaging reporting and data system，CLNI-RADS），将颈部淋巴结进行分类诊断。CLNI-RADS 同样包括两个方面内容，首先是淋巴结超声表现的术语规范，用于描述病变的淋巴结，它包括从形态、边缘、回声类型、淋巴门情况、血供、钙化、是否坏死和有无融合等特征。CLNI-RADS 第二部分内容是淋巴结恶性风险的分层分类评估。Ryu 等将颈部淋巴结按照良恶性危险度分为 1~5 类进行评估。初步应用的结果令人满意，由于超声的高分辨力，正常人颈部均可探及淋巴结。因此，我们参照 BI-RADS，将 CLNI-RADS 分为 6 类。颈部正常淋巴结归为 CLNI-RADS 1 类，以此类推。

二、CLNI-RADS 分类术语及描述

1. 形状

（1）椭圆形或卵圆形：可包括 2~3 个大的波浪状起伏。

（2）圆形或球状。

（3）不规则形：即非圆形也非椭圆形（图 4-10）。

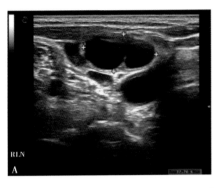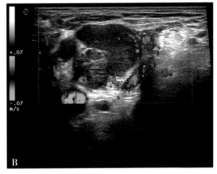

图 4-10　颈部淋巴结的形状

A. 颈部淋巴结增生，外形呈椭圆形；B. 肺腺鳞癌颈部淋巴结转移，外形呈不规则形

2. 边缘

（1）光整：边缘完整，淋巴结与颈部周围相邻组织间界限清晰；

（2）不光整：病变淋巴结具有以下特征之一及以上，称为不光整。分别为：边缘模糊不清、成角和小分叶。

1）模糊：病灶与其周围组织间没有明显的界限。

2）成角：边缘部分或全部成角，且通常为锐角。

3）小分叶：病灶表面出现短波状起伏而呈圆齿状（图 4-11）。

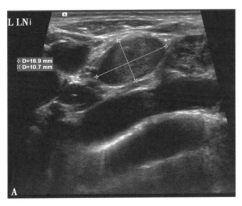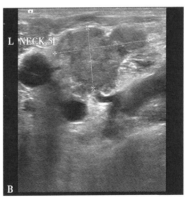

图 4-11　颈部病变淋巴结的边缘

A. 组织坏死性淋巴结炎，淋巴结边缘模糊；B. 甲状腺乳头状
癌转移，淋巴结边缘呈分叶状

3. 回声类型（与相邻肌层回声相对比）

（1）高回声：高于相邻肌层回声或等于纤维组织的回声。

（2）等回声：与相邻肌层回声相近。

（3）低回声：低于相邻肌层回声。

（4）无回声：没有内部回声（图4-12）。

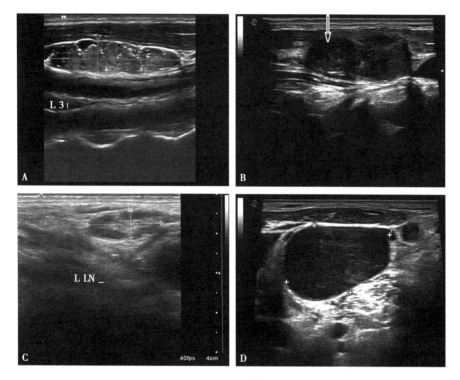

图4-12 回声类型

A.甲状腺乳头状癌转移，淋巴结呈高回声；B.甲状腺乳头状癌转移，部分淋巴结坏死，呈无回声（箭头）；C.颈部淋巴结增生，淋巴结呈等回声；D.淋巴瘤患者，颈部病变淋巴结呈低回声

4. **淋巴门结构** 淋巴结动脉、静脉、脂肪及淋巴窦构成的结构为淋巴门，呈强回声。分为以下2种情况：

（1）存在。

（2）消失（图4-13）。

5. **钙化** 淋巴结组织退行性变等可能导致钙化的形成，现尚未有统一的认识，超声下可分为以下2种情况：

（1）存在，可分为粗钙化、微小钙化。

（2）不存在（图4-14）。

6. **坏死** 淋巴结正常结构消失，细胞崩解坏死，可见于淋巴结结核、坏死性淋巴结炎等。分为以下2种情况：

（1）存在。

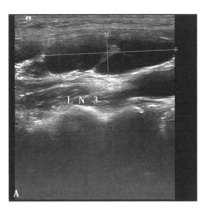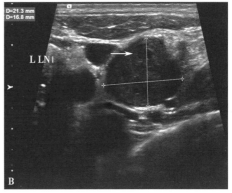

图 4-13 淋巴门结构

A.颈部淋巴结增生，淋巴门结构存在；B.组织坏死性淋巴结炎，淋巴门结构消失

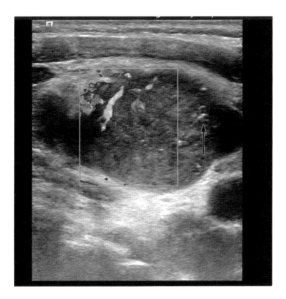

图 4-14 甲状腺乳头状癌转移，颈部病变淋巴结内微钙化（箭头）

（2）不存在。

淋巴结坏死包括液化坏死和凝固样坏死（图 4-15）。

7. 血供情况 淋巴结供血血管正常时由淋巴门进入结内呈树枝状分布。疾病状态下，血管的异常增生可呈不同模式血流分布。常见血供分布模式有以下 4 种：

（1）淋巴门型或中央型血供。

（2）周围型血供。

（3）混合型血供。

（4）无血供（图4-16）。

8. 融合

（1）存在，相邻淋巴结分界不清，融合成团。

（2）不存在（图4-17）。

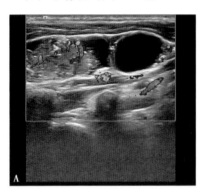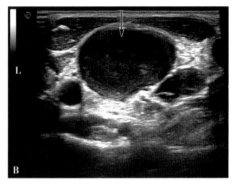

图4-15 淋巴结坏死

A.甲状腺乳头状癌淋巴结转移并液化坏死；B.结核病变的淋巴结内凝固样坏死

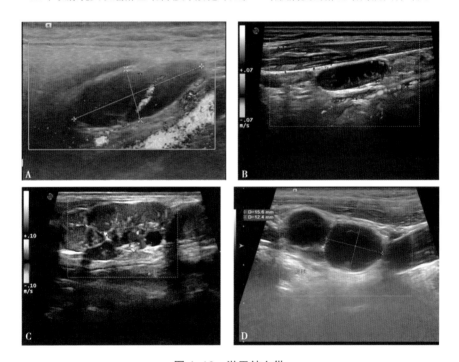

图4-16 淋巴结血供

A.颈部淋巴结增生，呈淋巴门型血供；B.甲状腺乳头状癌转移，淋巴结呈周围型血供；

C.甲状腺乳头状癌转移，淋巴结呈混合型血供；D.组织坏死性淋巴结炎，淋巴结无血供

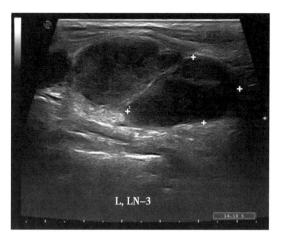

图 4-17　淋巴结结核，病变淋巴结互相融合

三、CLNI-RADS 超声风险分层评估

Ryu 等通过对 291 例患者病变淋巴结进行统计分析，并参照 BI-RADS 分类方法，提出以下淋巴结分类诊断：①1 类：可能良性，颈部肿大的淋巴结未见恶性特征，恶性可能性低于 3.3%；②2 类：低度可疑恶性，颈部肿大的淋巴结可见一个恶性征象，其恶性可能性约 10.9%；③3 类：中度可疑恶性，病变淋巴结有 2 个恶性特征，恶性可能性约 26.7%；④4 类：高度可疑恶性，具有 3 或 4 个恶性特征，51.8%~74.4% 的恶性可能性；⑤5 类：高度恶性可能，病变淋巴结具有 5 个或 5 个以上恶性征象，恶性可能性极大（90.6%~98.8%）。

如前所述，Ryu 等的分类与 BI-RADS 的分类不一致，未纳入正常的淋巴结。同时，大部分医院未掌握弹性成像也会造成 CLNI-RADS 在临床推广应用受限。因此，我们通过对 263 例患者病变淋巴结进行统计分析，并参照 BI-RADS 六分类方法，提出以下淋巴结分类诊断。

（一）1 类——颈部淋巴结阴性

颈部未见病变的淋巴结，但可见正常淋巴结。

（二）2 类——可能良性

颈部肿大的淋巴结未见恶性特征，恶性可能性 <2.0%。

（三）3 类——低度可疑恶性

颈部肿大的淋巴结可见一个恶性征象，恶性可能性 2.0%~5.0%。可建议随访观察。

（四）4 类——中度可疑恶性

病变淋巴结有 2~4 个恶性特征，恶性可能性 5.0%~90.0%。应建议活检，包括切除活检。

（五）5 类——高度可疑恶性

具有 5 个恶性特征，恶性可能性 >90%。应建议活检，包括切除活检。

（六）6 类——恶性

病变淋巴结经手术或活检病理检查证实为恶性。

（沈浩霖　吕国荣）

参考文献

［1］Ghafoori M，Azizian A，Pourrajabi Z，et al.Sonographic evaluation of cervical lymphadenopathy；Comparison of metastatic and reactive lymph nodes in patients with head and neck squamous cell carcinoma using gray scale and doppler techniques.Iran J Radiol，2015，12（3）：e11044.

［2］张文智，杨高怡，徐建平，等 . 超声造影后颈部淋巴结粗针与细针穿刺活检的结果比较 . 中华耳鼻咽喉头颈外科杂志，2013，51（10）：740-745.

［3］ACR BI-RADS® Committee.ACR BI-RADS® Breast Imaging Reporting and Data System：Breast Imaging Atlas，Mammography，Breast Ultrasound，Magnetic Resonance Imaging. American College of Radiology，2003.

［4］Ryu KH，Lee KH，Ryu JH，et al.Cervical Lymph Node Imaging Reporting and Data System for ultrasound of cervical lymphadenopathy：a pilot study.AJR Am J Roentgenol，2016，206（6）：1286-1291.

第三节　超声 CLNI-RADS 分类的客观评价指标体系

CLNI-RADS 分类评估的超声客观评价指标体系并未正式形成。Ryu 等为了减少主观因素对颈部淋巴结疾病的误判，首先对颈部肿大淋巴结进行恶性风险分层分类评估，按照良恶性危险度将颈部淋巴结分为 1~5 类。为了便于推广，我们参照 BI-RADS，修订 Ryu 的分类方法，构建 CLNI-RADS，将颈部淋巴结分为 6 类。

一、颈部淋巴结超声 CLNI-RADS 指标的意义

（一）形状

淋巴结形态可分为椭圆形、圆形或不规则形。通常良性淋巴结多呈椭圆形。恶性淋巴结多呈圆形或不规则形。圆形表示其呈膨胀性增大，可视为恶性征象。文献报道，淋巴结呈圆形其恶性危险比值比（odds radio，OR）为 2.734。

（二）边缘

对于多数肿瘤而言，肿块边缘不光整是恶性的超声征象之一。边缘不光整说明肿块内的细胞不均匀分布并向周围组织浸润。但淋巴结边缘不光整是否可以用来作为恶性依据尚有争议。我们的研究发现，边缘不光整是恶性淋巴结的独立危险预测因素，OR 为 3.5。

（三）淋巴门

淋巴门的存在是淋巴结结构正常的重要表现。研究表明，淋巴门消失也是恶性淋巴结的独立危险预测因素，OR 为 4.3。

（四）回声类型

有学者认为淋巴结内部呈高回声是恶性的特征。但淋巴结内部高回声在淋巴结良恶性鉴别中的作用尚未有多中心研究证据的支持。我们的研究表明，高回声并不是恶性的独立危险预测因素。

（五）钙化

淋巴结内钙化的形成机制尚无统一的认识，可能的因素有淋巴结内组织的退行性变、坏死或是细胞活性增加、分泌增加等。文献报道，病灶内钙化其恶性危险比值比为 7.657。我们的研究结果显示淋巴结内钙化的 OR 为 10.9。

（六）血供

淋巴门型血供表示病变淋巴结的淋巴门结构未被破坏，良性的可能性较大。多项研究表明，周围型或混合型血供表明淋巴结异常血管的形成，是恶性特征之一。我们的研究表明其是恶性淋巴结独立危险预测因素，OR 为 7.5。

（七）弹性

弹性是生物组织的一个重要特性，有助于疾病的诊断，具有重要的临床意义。弹性成像是近年发展的新技术，广泛应用于乳腺、甲状腺、肝脏、肾脏等组织器官良恶性肿瘤和纤维化程度的评估中。弹性测定对于鉴别淋巴结良恶性同样具有重要意义，弹性模量值越高，恶性可能性越大。

二、CLNI-RADS 超声客观评价指标的构建及应用

Ryu 等分析认为颈部淋巴结恶性征象主要包括：①外形呈圆形，长短比<2；②高弹性模量值；③高回声；④淋巴门结构消失；⑤淋巴结内探及钙化；⑥周围型血供或混合型血供，并进行如下分类定义。CLNI-RADS 1 类：没有恶性征象；CLNI-RADS 2 类：1 个恶性征象；CLNI-RADS 3 类：2 个恶性征象；CLNI-RADS 4 类：3 或 4 个恶性征象；CLNI-RADS 5 类：>4 个恶性征象。这个超声评价的指标体系构建的 CLNI-RADS 与 BI-RADS 分类存在较大差异。弹性成像技术并非所有基层医院均有配置，也使得该分类方法难以推广。

基于多位学者的结果及临床实践，我们总结分析了 263 例颈部肿大淋

巴结的声像图特征并与病理结果进行对照研究，纳入标准：①二维超声淋巴结长轴观测量短径增大（Ⅱ区 >0.8cm，其他分区 >0.5cm）；②患者经超声引导穿刺活检或手术取得病理结果。经过单因素分析和多因素 Logistic 回归分析筛选出如下恶性指标为淋巴结恶性病变独立预测因素：①外形呈圆形，长短比 <2.0；②边缘不光整（模糊、成角）；③淋巴门消失；④淋巴结内钙化灶；⑤周围型或混合型血供。以此构建颈部淋巴结超声客观评价指标体系，定义：探及颈部淋巴结，但无任何异常征象为 CLNI-RADS 1 类；颈部淋巴结肿大但无恶性指标为 CLNI-RADS 2 类（图 4-18）；颈部淋巴结出现 1 个恶性指标为 3 类（图 4-19）；颈部淋巴结 2~4 个恶性指标为 4 类（图 4-20）；颈部淋巴结 5 个恶性指标为 5 类；颈部淋巴结经手术或活检病理证实是恶性为 6 类。

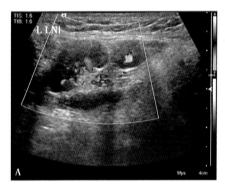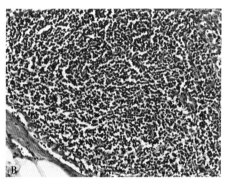

图 4-18　慢性咽炎患者合并右侧颈部Ⅰ区淋巴结肿大

A. 淋巴结大小：2.28cm × 0.94cm，长短比 >2.0，边缘规则，淋巴门存在，门型血供，未探及钙化。无恶性征象，CLNI-RADS 2 类。B. 穿刺活检病理结果为淋巴结反应性增生

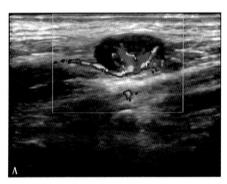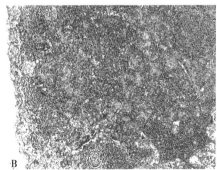

图 4-19　右侧颈部Ⅲ区淋巴结肿大

A. 淋巴结大小：1.5cm × 1.0cm，长短比 <2.0，边缘规则，淋巴门存在，门型血供，未探及钙化。1 个恶性征象，CLNI-RADS 3 类。B. 穿刺组织活检病理结果为淋巴结反应性增生

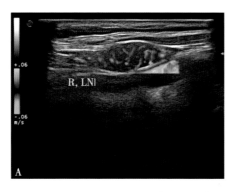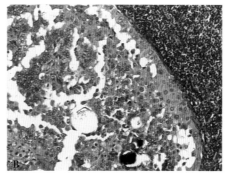

图 4-20　甲状腺乳头状癌患者合并右侧颈部Ⅲ区淋巴结肿大

A.淋巴结大小：1.8cm×0.8cm，长短比 >2.0，边缘规则，淋巴门消失，混合型血供，未探及钙化。2 个恶性征象，CLNI-RADS 4 类。B.手术切除组织病理结果为甲状腺癌淋巴结转移

4

　　Alam 评分是目前较为常用的淋巴结评分体系，主要指标为淋巴结短轴径、边缘、长短比、淋巴门和内部回声等（表 4-1）。总分 <7 分考虑良性，≥ 7 分考虑恶性。

表 4-1　Alam 淋巴结评分标准

分值	短轴径	边缘	长短比	淋巴门	内部回声
1	<0.8cm	规整	>2	存在	均匀
2	≥ 0.8cm	不规整	≤ 2	消失	不均匀

　　我们的研究表明，将 CLNI-RADS 2 类和 3 类归为良性病变，CLNI-RADS 4 类和 5 类归为恶性病变时，受试者工作曲线（receiver operating characteristic，ROC）的曲线下面积（area under curve，AUC）达 0.82，高于将 CLNI-RADS 1 类和 2 类归为良性病变（AUC=0.71），具备较高的诊断效能。与 Alam 淋巴结评分诊断系统比较，CLNI-RADS 具有更高的诊断特异度（71.7% vs.53.3%，$P<0.001$）和准确率（83.3% vs.74.9%，$P<0.001$）；同时，CLNI-RADS 具有很高的诊断敏感性，达 93.0%。综上所述，CLNI-RADS 在实践过程中操作简单、易行，值得推广。

（杨舒萍　吕国荣）

参考文献

[1] Ryu KH，Lee KH，Ryu JH，et al.Cervical Lymph Node Imaging Reporting and Data System for ultrasound of cervical lymphadenopathy：a pilot study.AJR Am J Roentgenol，2016，206

(6):1286–1291.

［2］ Golatta M,Martina MS,Harcosa A,et al.Normal breast tissue stiffness measured by a new ultrasound technique:virtual touch tissue imaging quantification(VTIQ).Eur J Radiol,2013, 82(11):676–679.

［3］ Cantisani V,Lodise P,Grazhdani H,et al.Ultrasound elastography in the evaluation of thyroid pathology:current status.Eur J Radiol,2014,83(3):420–428.

［4］ Gersak MM,Sorantin E,Windhaber J,et al.The influence of acute physical effort on liver stiffness estimation using Virtual Touch Quantification(VTQ):preliminary results.Med Ultrason,2016,18(2):151–156.

［5］ Choi YJ,Lee JH,Baek JH.Ultrasound elastography for evaluation of cervical lymph nodes. Ultrasonography,2015,34(3):157–164.

［6］ Alam F,Naito K,Horiguchi J,et al.Accuracy of sonographic elastography in the differential diagnosis of enlarged cervical lymph nodes:comparison with conventional B-mode sonography.AJR Am J Roentgenol,2008,191(2):604–610.

4

第四节 超声 CLNI-RADS 分类与弹性成像

一、概述

淋巴结是人体最重要的一种免疫性器官，呈豆形，淋巴结的一侧隆凸，连接数条输入淋巴管，另一侧凹陷，称为"门"，有输出淋巴管和神经、血管出进。正常人体浅表淋巴结很小，直径多在 0.5cm 以内，表面光滑、柔软，与周围组织无粘连，亦无压痛。

目前超声检查是诊断浅表淋巴结的首选方法，其检测敏感性及准确率高于 CT 与 MRA，超声检查颈部淋巴结主要应用常规二维灰阶及彩色多普勒超声，通过观察淋巴结的形态、边缘、回声类型、淋巴门情况、血供、钙化、是否坏死和有无融合等特征，对其性质进行综合评估。但是二维超声判断淋巴结良恶性具有比较明显的主观性，与诊断医师的个人经验有密切联系，加上良恶性淋巴结的二维声像图特征交叉重叠，常无法明确诊断，特别是在早期临床表现不明显的转移性淋巴结的诊断尤为困难。

Lyshchik 等在 2007 年首次将实时超声弹性成像技术应用于浅表淋巴结的良恶性诊断，Tourasse 等发现正常淋巴结和恶性淋巴结弹性硬度值不同，恶性淋巴结硬度值明显高于正常淋巴结。

超声弹性成像的出现可弥补传统超声的不足，恶性淋巴结弹性硬度较高，而良性淋巴结中弹性硬度较低，故弹性分级对于颈部淋巴结良恶性的鉴别诊断有一定临床价值。

二、超声弹性成像在颈部淋巴结中的应用

正常淋巴结往往皮质很薄，髓质所占比例大且髓质脂肪化明显，因而其弹性值较低。在病理情况下，病变组织弹性可发生变化，恶性组织的硬度较正常或良性组织增大，其主要原因是坚硬的肿瘤组织浸润皮质淋巴窦，并分裂增殖，逐渐侵犯髓质，呈浸润性生长，癌组织取代了整个淋巴结组织，而且恶性淋巴结本身的结构遭到破坏，出现大量的新生血管，甚至出现胶原化及钙化，致使质地坚硬（图 4-21，图 4-22）。

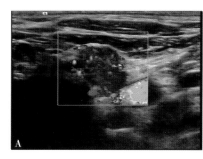
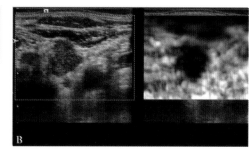

图 4-21　食管癌颈部淋巴结转移常规超声及 VTI 图
A. 食管癌颈部淋巴结转移 CDFI 图；B. 食管癌颈部淋巴结转移灰阶与 VTI 对比图

Fengjuan 等应用 VTI 鉴别良恶性淋巴结，其诊断的敏感性、特异性、准确性和 AUC 分别为 81.58%、95.65%、86.89% 和 0.904。但是，VTI 技术操作经验依赖性大，且不同颈部淋巴结肿大患者背景病变也不同，难以获得统一标准。

有学者应用 VTQ 对颈部淋巴结进行弹性实验，得出颈部良恶性淋巴结的 VTQ 平均值分别为（2.28±0.83）m/s、（6.61±1.63）m/s，差异有统计学意义（均 $P<0.05$）。但是，VTQ 检测颈部淋巴结仍存在局限性，部分感兴趣区域 SWV 值可显示为 X.XXm/s，推断其原因，可能是不均质的组织吸收了大量的超声能量所造成的，也可能是肿块硬度太高，超过 VTQ 测量剪切波速度阈值有关。再者，VTQ 的取样框偏大（0.5cm×0.5cm），低能量的剪切波常因信噪比太小导致 SWV 取值失败。此外，即使在同一淋巴结内，VTQ 测值也会因为位置而异，存在偏低或偏高的可能，不能直观反映病变整体硬度情况。

Kai Lun 等应用 VTIQ 技术检测淋巴结，结果表明转移性淋巴结的剪切波速度 Vmax 值明显高于良性淋巴结。另有研究针对 100 例颈部肿大淋巴结的研究显示：VTIQ 技术鉴别颈部淋巴结良恶性灵敏度 78.9%，特异性为 74.4%。VTIQ 技术是鉴别颈部良、恶性淋巴结的一种可行的定量成像方法。

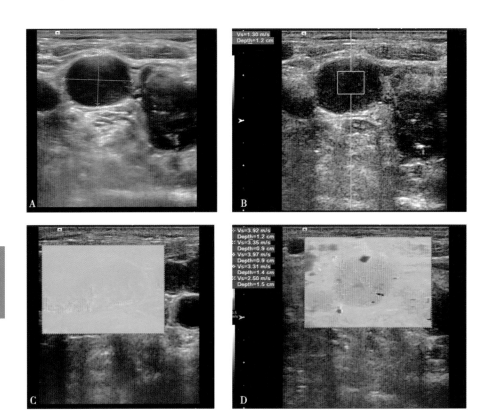

图 4-22　颈部肿大淋巴结

A. 二维图；B.VTQ 弹性图；C.VTIQ 弹性质量图；D.VTIQ 弹性图。同一肿大淋巴结，同一操作者测量，病理证实恶性转移性淋巴结，VTQ 弹性值无法测量，VTIQ SWV 均值 3.43m/s

三、US 联合弹性成像对淋巴结良恶性诊断的应用价值

超声弹性成像（ultrasonic elastography，UE）在颈部淋巴结鉴别诊断中的应用价值已有较多报道，但是关于 US 联合 UE 在诊断颈部淋巴结疾病的研究较少。我们的研究表明：US 联合 UE 对颈部肿大淋巴结具有较高的诊断价值。

（一）Alam 评分法联合弹性成像可提高颈部良恶性淋巴结的诊断性能

UE 硬度分级方法：UE 中以彩色编码代表不同组织的弹性应变大小，黄色代表组织的平均硬度，弹性硬度由小到大分别为粉红色（Ⅰ级）、紫色（Ⅱ级）、黄色（Ⅲ级）、绿色（Ⅳ级）和红色（Ⅴ级）。将此分级方法联合 Alam 等评分方法，称之为"调整 Alam 评分"。福建省漳州市医院采用"调整 Alam 评分"法针对 214 例患者浅表淋巴结（266 枚）的影像学资料进行研究，认为单独的 US 判定良恶性较困难，特别是评分为 6~8 分时，因此联合 UE 进行判断。若 UE ≥Ⅳ级，则增加 2 分，若 UE<Ⅳ级则减 2 分。结果提示，反应性增生淋巴结和淋巴瘤性淋巴结弹性分级以≤Ⅲ级为主，而恶性肿瘤转移性淋巴结的弹性分级以≥Ⅳ级为主。UE 和 US+UE 对反应性淋巴结与转移性淋巴结的良恶性判断准确度较高。US+UE 对恶性浅表淋巴结诊断的敏感度（90.1%）和准确度（86.1%）优于 US（敏感度 72.4%；准确度 68.1%）和 UE（敏感度 77.63%；准确度 72.56%），$P<0.05$。本研究认为 US+UE 可提高良恶性浅表淋巴结的诊断和鉴别诊断水平。

（二）超声弹性成像与穿刺活检

活检是诊断颈部淋巴结良恶性的金标准。虽然，二维超声引导下颈部淋巴结活检相对传统的盲穿安全性较高，但是常出现颈部淋巴结活检阳性点取材指示作用不佳、阳性率较低等情况。超声弹性成像技术鉴别乳腺、甲状腺良恶性病变已经较普及，但于颈部肿大淋巴结应用中还未被广泛接受。

结合弹性成像技术，找到淋巴结硬度最大点，并在超声引导下穿刺活检获取组织学病理结果，可以避免重要神经组织和血管的损伤，同时有利于提高穿刺的阳性率。综上，超声弹性成像可广泛应用于可疑恶性淋巴结的鉴别诊断。

（郑小云　沈浩霖）

参考文献

［1］Lyshchik A，Higasgi T，Asato R，et al.Cervical lymph node metastases：diagnosis at sonoelastography-initial experience.Radiology，2007，243（1）：258-267.

［2］Ryu KH，Lee KH，Ryu JH，et al.Cervical Lymph Node Imaging Reporting and Data System for ultrasound of cervical lymphadenopathy：a pilot study.AJR Am J Roentgenol，2016，206（6）：1286-1291.

［3］Alam F，Naito K，Horiguchi J，et al.Accuracy of sonographic elastography in the differential diagnosis of enlarged cervical lymph nodes：comparison with conventional B-mode sonography.AJR Am J Roentgenol，2008，191（2）：604-610.

［4］刘奇志，吴卫华，王雷，等．常规超声和超声弹性成像在颈部淋巴结良恶性鉴别诊断中的价值．中国临床医学，2016，2（23）：74-76.

［5］Choi YJ，Lee JH，Lim HK，et al.Quantitative sheer wave elastography in the evaluation of metastatic cervical lymph nodes.Ultrasound Med Biol，2013，39（6）：935-940.

［6］吴瑞明，杨舒萍，吕国荣，等．二维超声联合弹性成像在浅表淋巴结疾病诊断中的应用．中国医学影像学杂志，2017，25（2）：109-111.

［7］Tourasse C，Dénier JF，Awada A，et al.Elastography in the assessment of sentinel lymph nodes prior to dissection.Eur J Radiol，2012，（11）：3154-3159.

［8］Sigrist RMS，Liau J，Kaffas AE，et al.Ultrasound Elastography：review of techniques and clinical applications.Theranostcs，2017，7（5）：1303-1329.

［9］Teng DK，Wang H.Value of ultrasound elastography in assessment of enlarged cervical lymph nodes.Asian Pacific J Cancer Prev，2012，13（5）：2081-2085.

［10］Gupta A，Rahman K，Shahid M，et al.Sonographic assess-ment of cervical lymphadenopathy：role of high-resolution and color Doppler imaging.Head Neck，2011，33（3）：297-302.

［11］Zhang F，Zhao X，Ji X，et al.Du.Diagnostic value of acoustic radiation force impulse imaging for assessing superficial lymph nodes：A diagnostic accuracy study.Medicine（Baltimore），2017，96（43）：e8125.

［12］曹辉，周少萍.声脉冲辐射力成像在颈部淋巴结疾病中的应用研究.中国中西医结合影像学杂志，2016，14（4）：403-405.

［13］Cheng KL，Choi YJ，Shim WH，et al.Virtual touch tissue imaging quantification shear wave elastography：prospective assessment of cervical lymph nodes.Ultrasound Med Biol，2016，42（2）：378-386.

第五节　超声 CLNI-RADS 分类与声学造影

一、概述

颈部淋巴结肿大是许多疾病的共同体征，指以颅底、锁骨、斜方肌前缘分别为上、下及后界范围内的淋巴结。高频超声对颈部淋巴结的内部结构的分辨力高，在颈部淋巴结疾病诊断和鉴别诊断中有重要作用。MRI 增强成像因其具有分辨率高、可进行多方位平面扫描等功能，且不易被骨骼、牙齿等伪影所干扰，在颈部淋巴结疾病的诊断、分期、疗效评估及预后预测等方面发挥着重要作用，但受价格高昂、操作烦琐等因素的影响，在临床上未能广泛应用。二维及彩色多普勒超声是颈部淋巴结的常用检查方式。关于良恶性淋巴结的鉴别已有多种超声诊断指标，如形状、边界、内部回声、是否伴钙化、坏死或血流模式。一般认为，长短径（L/S）<2，边界不规则，淋巴门回声消失，混合型或周围型血流是恶性淋巴结的征象。但是，早期转移癌和淋巴瘤仅破坏淋巴结内部部分结构，仍可使淋巴结保持原有形态和淋巴门回声；部分良恶性淋巴结的二维和彩色多普勒超声声像图有不同程度的交叉；位于大血管旁或体积较小的病灶的血流显像易受干扰，上述这些因素都为颈部淋巴结病变的诊断和鉴别带来了困难，在 CLNI-RADS 分类中易于引起误判。因此必须寻找更有效的方法弥补二维超声和彩色多普勒超声检查的不足。

超声造影可实时显示造影剂的运动、分布，反映淋巴结内直径小于100μm 微循环灌注情况；但是，目前颈部淋巴结声学造影灌注模式尚未建立，不同组织学类型淋巴结病变的增强模式迥异，通过声学造影实时评价淋巴结的灌注细节，二维灰阶与声学造影双幅动态对比，客观地反映病变组织与正常组织间血流灌注的差异以及与颈部大血管血流灌注时间关系，使诊断敏感性、准确性和特异性得到提高。

二、超声造影方法

（一）适应证

1. 常规超声检查发现可疑恶性的颈部淋巴结的征象。
2. 原发恶性肿瘤临床怀疑颈部淋巴结转移者。
3. 无超声造影剂禁忌证。

（二）检查前准备

患者平卧位，在颈肩部垫枕头，充分暴露感兴趣淋巴结的部位。

（三）检查方法及条件

仪器及条件设置：采用具有声学造影功能的彩色多普勒超声诊断仪，选择 9~14MHz 线阵探头，机械指数（MI）0.1~0.2。调节增益，使淋巴结周围肌层或脂肪组织维持在可见水平。

三、超声造影分析方法

声学造影主要评价指标同样包括定量与定性分析，部分学者认为造影剂到达时间（AT）、达峰时间（TTP）、灌注增强模式及充盈缺损等情况能反映颈部淋巴结造影特性。目前，国内外学者认为尚无统一诊断标准，更多采用定性评价，并以灌注增强模式作为重要评价方法。淋巴结灌注增强模式分为四型。

1. **Ⅰ型（均匀增强型）** 整个淋巴结显著而均匀的增强（图 4-23）。

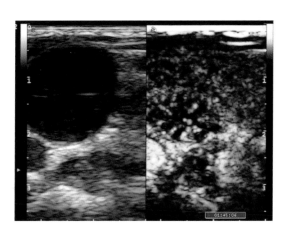

图 4-23 Ⅰ型（均匀增强型）声学造影增强模式
注射造影剂后表现为从中心向周围的离心性增强，整个淋巴结显著而均匀地增强

2. **Ⅱ型（淋巴门不均匀增强型）**　实质显著增强，灌注均匀，但在中央高回声淋巴门内见不规则形低或无灌注区（图4-24）。

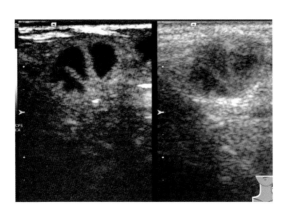

图4-24　Ⅱ型（淋巴门不均匀增强型）声学造影增强模式
注射造影剂后表现为从中心向周围的离心性增强，灌注均匀，可见不规则
形低或无灌注区

3. **Ⅲ型（实质不均匀增强型）**　显著增强的实质内有局灶性低或无灌注区（图4-25）。

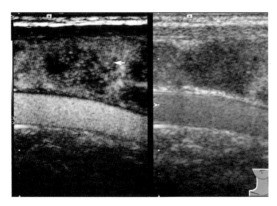

图4-25　Ⅲ型声学造影增强模式
注射造影剂后淋巴结周边皮质向心性不均匀增强，可见灌注缺损区

4. **Ⅳ型（微弱增强型）**　整个淋巴结微弱增强，灌注均匀或不均匀（图4-26）。

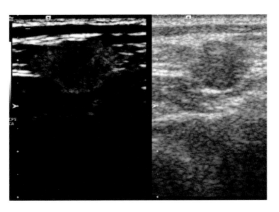

图 4-26　Ⅳ型（微弱增强型）声学造影增强模式
注射造影剂后整个淋巴结周边皮质向心性不均匀
微弱增强，可见灌注缺损区

四、良恶性淋巴结超声造影图像特征

将灌注增强模式为Ⅰ、Ⅱ型的淋巴结更多地判定为良性，良性淋巴结的血供主要由淋巴门进入，因此造影表现为从中心向周围的离心性增强，分布均匀；而表现为Ⅲ、Ⅳ型的淋巴结则更多地判定为恶性（图 4-27）。

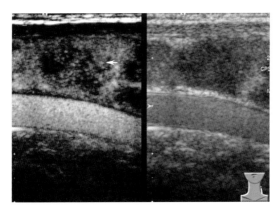

图 4-27　甲状腺乳头状癌左颈部淋巴结转移
注射造影剂后淋巴结周边皮质向心性不均匀增强，可见灌注缺损区，呈Ⅲ型声学
造影增强模式

研究显示，良性淋巴结的血流规则分布。多数良性淋巴结肿大由 1 支或2 支淋巴门动脉供血，淋巴门微动脉呈分支状分布至皮质，静脉在副皮质区后微静脉处逐级汇合，超声造影时在淋巴门开始加强。炎症时血管扩张，血

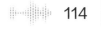

流增加，其集中于淋巴门，易于产生放射状分支。而恶性淋巴结血流信号粗细不均匀，多位于周边，走向紊乱，超声造影表现为不均匀的周边皮质先增强或紊乱增强。

五、注意事项

1. 常规观察指标包括淋巴结的位置、大小、边缘、内部回声、钙化、形状、淋巴门、淋巴结内血流分布情况。选取最大或最可疑淋巴结为目标淋巴结进行观察。

2. 启用超声造影模式，选定淋巴结最佳扫查位置或最大切面，焦点置于淋巴结探测水平，造影剂注射后开始计时，录像存储时间大于 3 分钟。如需再次造影检查，两次造影间隔时间大于 15 分钟。

3. 声学造影过程中为确保图像显示深度、焦点位置和 MI 恒定，要求患者平静呼吸、保持体位、避免移动和吞咽，以获取较准确的声学造影参数。

4. 由于受到超声检查分辨力的影响，对于有明确头颈部原发肿瘤且高度怀疑淋巴结较早期转移的数毫米的微转移灶应重点详细检查。

5. 造影时应动作轻柔，避免探头对淋巴结挤压而引起淋巴结灌注受阻。

六、淋巴结 CLNI-RADS 联合声学造影的应用价值

（一）CEUS 在淋巴结组织坏死病变中的应用

声学造影显示组织坏死的能力高于常规超声检查。淋巴结坏死的病理类型包括液性坏死、凝固性坏死（如碎屑样坏死、干酪样坏死、纤维素样坏死、梗死等）及肉芽肿样坏死，且各型坏死均可见于多种良恶性淋巴结疾病。有研究表明，CEUS 能较好地显示淋巴结内的坏死情况，提供更多的鉴别诊断信息。

颈部淋巴结声学造影局限性：①声学造影时采用低机械指数下检查，分辨力受限，对图像质量有一定影响。②至今声学造影在颈部淋巴结领域的研究报道相对较少，积累的经验有限，尚无统一的诊断规范，一些颈部淋巴结疾病如淋巴瘤无固定的造影模式，所以其诊断效能及诊断标准仍有待积累后进一步研究。

（二）CLNI-RADS 联合 CEUS 提高淋巴结疾病的诊断效能

声学造影可实时显示病灶内微血管及血流灌注信息，能为颈部良恶性淋巴结的鉴别诊断提供更多信息，有较高的诊断价值。彩色多普勒血流成像虽然可以显示淋巴结内血流信号，但对低速、低流量血流敏感性低，且易受

到角度、机器调节等众多因素的影响，超声造影可弥补这一不足之处，有助于良恶性淋巴结的鉴别。另外，对于淋巴结浸润者二维超声下淋巴结通常呈现边界清楚，而在造影声像图上则比较不清，因此，声学造影可能对淋巴结包膜外浸润的检出比常规超声更为敏感。大量研究表明，对于颈部肿大淋巴结而言，US 联合 CEUS 较单一使用 US 具有更高的诊断价值（表 4-2）。

表 4-2　常规超声及其联合声学造影在诊断颈部淋巴结性能的比较

作者	年份	检查方法	敏感性（%）	特异性（%）	准确率（%）
冀鸿涛	2011	常规超声	82.1	69.7	77.5
		联合超声造影	92.9	72.7	85.4
邢园园	2013	常规超声	76	80	78
		联合超声造影	92	95	93
周琳	2017	常规超声	80.0	74.2	77.1
		联合超声造影	94.3	87.1	91.7

随着造影技术的不断发展和临床研究的不断深入，更多地能反映疾病本质特征的方法不断被开辟，CLNI-RADS 联合声学造影必将在颈部淋巴结疾病的诊断、疗效评价等多方面发挥重要作用，为临床治疗及预后评估提供可靠依据。

（三）CEUS 靶向引导及前哨淋巴结活检的应用价值

淋巴结肿大的原因复杂，其病理组织学类型和生物学特征多样，导致淋巴结超声表现有交叉，复杂的声像图给诊断带来困难。此时，病理组织学信息对肿瘤患者的 TNM 分期以及治疗方案的制定至关重要。超声引导下经皮穿刺活检可实时监控穿刺活检针的针尖位置，准确避开大血管及重要脏器，安全性较高。声学造影靶向引导活检能弥补常规超声识别能力有限、穿刺取材不满意或所取标本区域不具针对性等缺点（如怀疑颈部淋巴结存在坏死区），从而提高诊断阳性率。需要特别指出的是，由于淋巴瘤的病理类型较复杂，超声引导下经皮穿刺活检所取样本组织较少，想要获得其病理组织学具体分型较困难，有假阴性，故主张对淋巴瘤病理诊断的最佳方法是手术切除活检。

淋巴结穿刺活检方法主要分为细针抽吸细胞学（FNAB）和粗针切割活检术（CNB）两种。前者是利用细针（0.09cm）穿刺吸取病灶中的细胞等成分并涂片送病理科。朱建元等报道普通线阵探头引导 FNAB 一次穿刺成功率为 93%，诊断良、恶性病变准确率分别为 96%、91%。FNAB 创伤小、并发症少、患者接受度较高、可重复操作，但是因为细针所取样本较少，不能反映病变类型的全貌，少数仍会出现假阴性。董宝玮认为粗针、细针在鉴别良恶性肿瘤方面无显著统计学差异。CNB 取材标本较大且完整，一次取材安全性更高，满足病理诊断，同时又利于进一步组织学分型，为临床提供更多参考，因此值得推广应用。曹兵生等认为不管是粗针还是细针，常规超声引导下穿刺取材满意率与病变的类型、穿刺技巧及穿刺部位的选择有较大关系。张文智等则认为虽然取材满意度与疾病有较大的关系，但是应用超声造影后颈部淋巴结穿刺活检较常规超声引导下穿刺活检更具有针对性。

头颈部肿瘤患者颈部淋巴结是否存在转移，直接决定术中淋巴结清扫术式。前哨淋巴结是指接受淋巴引流的第一站淋巴结。除少数跳跃转移外，一般肿瘤细胞随淋巴液沿淋巴引流路径转移，首先到达前哨淋巴结。其病理学特征可反映肿瘤细胞转移情况，前哨淋巴结活检可预测区域淋巴结状态，进而决定手术方式及范围，因而准确识别并定位前哨淋巴结十分关键。目前，前哨淋巴结检测活检采用的方法主要有染料法、核素法和联合法，其中染料法应用最为广泛。而声学造影在头颈部肿瘤前哨淋巴结检测及引导活检少有报道，这也是临床上的研究热点。

（四）监测治疗效果

通过声学造影对头颈部肿瘤颈部转移淋巴结治疗期间血流灌注信息的追踪检测，可以早期预测头颈部肿瘤疾病治疗的疗效，从而及时调整治疗方案，为下一步的治疗提供理论依据。

（赖振汉）

参考文献

[1] Poanta L，Serban O，Pascu I，et al.The place of CEUS in distinguishing benign from malignant cervical lymph nodes：a prospective study.Med Ultrason，2014，16（1）：7-14.

[2] 王辉，丁长青，郝苏荣，等 . 颈部淋巴结结核的 MRI 表现（附 26 例分析）. 中国 CT 和 MRI 杂志，2015，13（5）：19-22.

[3] 张海平 .MRI 增强扫描在判定鼻咽癌根治性放疗前后疗效中的应用价值 . 现代医用影像学，2017，26（3）：564-569.

[4] Weskott HP.Emerging roles for contrast-enhanced ultrasound.Clin Hemorheol Microcirc，2008，40（1）：51-71.

[5] 余后强，何晓玲，丁明跃，等 . 医学超声造影研究现状与进展 . 生命科学仪器，2017，15（4）：3-8.

[6] Slaisova R，Benda K，Jarkovsky J，et al.Contrast-enhanced ultrasonography compared to gray-scale and power doppler in the diagnosis of peripheral lymphadenopathy.Eur J Radiol，2013，82（4）：693-698.

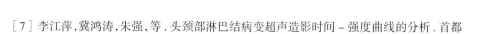

［7］李江萍,冀鸿涛,朱强,等.头颈部淋巴结病变超声造影时间 – 强度曲线的分析.首都 医科大学学报,2014,35(2):184–188.

［8］洪玉蓉,刘学明,张闻,等.超声造影定量分析在浅表淋巴结疾病鉴别诊断中的应 用.中国超声医学杂志,2007,22(3):212–214.

［9］徐栋,钱超,文姜锋,等.鼻咽癌颈部转移性淋巴结的超声造影特征及时间强度曲线分 析.中华超声影像学杂志,2009,18(6):510–513.

［10］冀鸿涛,朱强,荣雪余,等.超声造影在头颈部淋巴结良恶性病变鉴别诊断中的应 用.中华医学超声杂志(电子版),2011,8(7):1549–1557.

［11］Rubaltelli L,Khadivi Y,Tregnaghi A,et al.Evaluation of lymph node perfusion using continuous mode harmonic ultrasonography with a second-generation contrast agent.J Ultrasound Med,2004,23(6):829–836.

［12］邢园园,何秀丽,祁明徐,等.超声造影对颈部肿大淋巴结良恶性的鉴别诊断.解放 军医学院学报,2013,34(3):225–227.

［13］王金岩,乌日丽其,庞芳,等.超声弹性成像及超声造影在诊断浅表淋巴结性质中临 床价值.临床军医杂志,2017,45(5):469–473.

［14］张艺萍.常规超声和超声造影在浅表淋巴结良恶性鉴别诊断中的价值分析.现代诊 断与治疗,2016,27(24):4734–4736.

［15］洪玉蓉,刘学明.颈部转移性淋巴结的超声造影表现分析.中国超声医学杂志,2008, 24(6):520–552.

［16］朱梅刚,詹姆斯·黄.淋巴组织增生性病变良恶性鉴别诊断.广州:广东科学技术出 版社,2012 :162–178.

［17］王晓荣,张荣,宋涛,等.超声造影灌注缺损征象在可疑恶性颈部淋巴结中的应用价 值.中国超声医学杂志,2017,33(9):776–779.

［18］崔秋丽,尹珊珊,范智慧,等.颈部增大淋巴结超声造影灌注特点及时间 – 强度曲线 参数分析.中国超声医学杂志,2017,33(1):4–7.

［19］肖雁冰,赵敏,高毅,等.L–S 靶向超声造影微泡淋巴造影的实验研究.中国超声医 学杂志,2011,27(9):773–776.

［20］杨先,程文,孙一欣,等.高频超声鉴别良恶性浅表淋巴结的应用价值.中华医学超 声杂志,2011,8(10):2171–2178.

［21］彭晓琼,涂波,刘丽萍.常规超声联合超声造影对颈部淋巴结的定性诊断价值.重庆 医学,2016,45(9):1216–1219.

［22］Piscaglia F,Nolsøe C,Dietrich CF,et al.The EFSUMB guidelines and recommendations on the clinical practice of contrast enhanced ultrasound(CEUS):update 2011 on non-hepatic applications.Ultraschall Med,2012,33(1):33–59.

［23］黄星月,陈辽,李蓬,等.超声造影在颈部淋巴结鉴别诊断中的应用价值.中华超声 影像学杂志,2015,24(12):1051–1055.

［24］周琳.刘健.颈部肿大淋巴结的超声诊断.医学影像学杂志,2017,27(5):916–919.

［25］戴维德,王川予,吴明晓,等.超声引导下细针穿刺细胞检查联合细胞块免疫组织 化学在老年人浅表淋巴结病变诊断中的应用.中华老年医学杂志,2015,34(6): 656–658.

4

[26] Cox K, Sever A, Jone S, et al. Validation of a technique using microbubbles and contrast enhanced ultrasound (CEUS) to biopsy sentinel lymph nodes (SLN) in pre-operative breast cancer patients with a normal grey-scale axillary ultrasound. Eur J Surg Oncol, 2013, 39(7): 760-765.

[27] 张文智, 杨高怡, 孟君, 等. 超声造影在颈部淋巴结结核粗针穿刺活检中的应用价值. 中国超声医学杂志, 2015, 31(3): 211-213.

[28] 张更臣, 李俊来, 黎晓林, 等. 超声引导下经皮穿刺活检对颈部淋巴结病变的诊断价值. 中国超声医学杂志, 2014, 30(4): 295-298.

[29] 朱建元, 张超学, 李俊. 超声引导下颈部淋巴结细针穿刺细胞学检查的准确性. 中国超声诊断杂志, 2006, 7(5): 326-328.

[30] 董宝玮, 梁萍, 于晓玲, 等. 超声引导粗针与细针穿刺活检比较. 中华超声影像学杂志, 2000, 9(2): 71-73.

[31] 曹兵生, 张华, 梁建琴, 等. 超声引导下穿刺活检对颈部淋巴结病变的诊断价值. 临床超声医学杂志, 2010, 12(4): 268-270.

[32] 张文智, 杨高怡, 徐建, 等. 超声造影后颈部淋巴结粗针与细针穿刺活检的结果比较. 中国超声医学杂志, 2010, 12(4): 268-270.

[33] 吴干勋, 蔡丽, 胡俊兰, 等. 纳米碳在甲状腺癌行甲状腺全切加双侧中央区清扫中的作用. 中华医学杂志, 2015, 95(12): 912-916.

[34] Maniakas A, Forest V, Jozaghi Y, et al. Tumor classification in well-differentiated thyroid carcinoma and sentinel lymph node biopsy outcomes: a direct correlation. Thyroid, 2014, 24(4): 671-674.

[35] Kelemen PR, Van Hede AJ, Gidiano AE. Serainel lymphadenectomy in thyroid maligneoplasms. Arch Surg, 1998, 133: 288-292.

[36] 陈旭伟, 房辉, 付亚磊, 等. 纳米碳示踪前哨淋巴结在 cN0 分化型甲状腺癌术中的应用. 国际外科学杂志, 2016, 43(2): 88-91.

第五章

妇科超声影像报告和数据系统（GI-RADS）规范

妇科疾病种类繁多，附件肿块来源复杂，形态大小各异，超声尤其是经阴道超声是附件肿块影像检查的首选方法。掌握规范化、标准化的超声检查方法是正确判断附件肿块性质的基础。

第一节　附件肿块超声检查规范

一、附件肿块超声检查的适应证

附件肿块超声检查的适应证如下，但不仅限于此。

1. 临床上怀疑附件区病变，进一步评估临床和影像所见。
2. 卵巢卵泡大小的监测。
3. 介入操作的引导。
4. 治疗计划的制定。
5. 评价治疗效果。

二、附件肿块超声检查基本要求

（一）仪器的选择

选择彩色多普勒超声诊断仪，经腹部超声检查采用凸阵式探头，工作频率多为 2~3.5MHz。经阴道或经直肠检查采用腔内探头，工作频率多为 5~7.5MHz。

（二）超声检查方法

1. **经腹超声检查法**　附件肿物较大时宜采用经腹部检查。受检者检

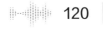
前需适度充盈膀胱，使膀胱底部达子宫底部或宫底上方 1~2cm 处。取平卧位，常规子宫超声检查后，于子宫两侧检查双侧附件区。扫查过程中根据病灶或感兴趣区域灵活移动探头，改变扫查方向与角度，充分利用探头加压和移动滑行连续扫查，必要时联合双合诊检查。

2. **经阴道超声检查法** 经阴道超声检查是最常用的妇科超声检查方法之一。受检者检查前需排空膀胱，取膀胱截石位，阴道探头顶端涂适量耦合剂，套上一次性乳胶避孕套，将探头置入阴道内，达阴道穹隆部。常规子宫检查后，扫查两侧附件区，观察双侧卵巢及周围附件区情况。卵巢位置变化较大，需转动探头进行多切面扫查。可利用探头推动或加压来观察肿物的软硬度、其与周围组织结构间的关系及相互移动性等。若卵巢或病灶位置较高，可联合采用腹壁加压的方法，使其更接近阴道探头，提高分辨力。

3. **经直肠超声检查法** 经直肠超声检查法多用于无性生活史女性的检查。受检者检查前需排空大小便。取左侧卧位或膀胱截石位，检查方法与经阴道超声检查相似。

（三）超声检查的程序

1. **检查的内容**

（1）卵巢：位置、大小、内部回声。

（2）附件肿块：单双侧、数目、位置、大小、形态、边界、内部及后方回声、血流情况及是否伴腹水等。

2. **卵巢的检查** 卵巢大小的测量应包括 3 个径线。以卵巢显示最大时的纵切面与横切面为标准切面，测量长、宽、厚 3 个互相垂直的最大径。正常卵巢体积在生育年龄最大，绝经后逐渐缩小。育龄女性卵巢正常参考值约为 4cm×3cm×1cm。观察卵巢的回声，注意是否有占位性病变。观察卵泡的数目和大小，卵泡监测时需测量优势卵泡的大小，测量也应包括 3 条径线。

正常卵巢内血流随卵巢不同功能期呈周期性改变，经阴道超声检查可较准确地评价卵巢血供情况。月经周期 1~7 天，双侧卵巢内血流较少；第 9 天开始优势卵泡发育，卵巢血流开始丰富；黄体形成后，黄体周围血管增生，囊壁上血管明显扩张，形成环绕黄体的低阻血流（图 5-1）。

3. **附件肿块的检查**

（1）位置：观察肿块与子宫及卵巢的关系，明确肿块来源。卵巢大部分位于髂血管附近，其病变位置也常位于此处。肿块较大时，其来源判断困难，应注意寻找有无正常卵巢，若能在双侧盆腔找到正常卵巢，即可排除病变来源于卵巢。

（2）大小：测量 3 个相互垂直的最大径线，以厘米（cm）为单位。

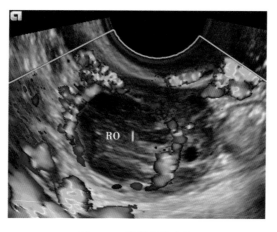

图 5-1　卵巢黄体血流

（3）分隔：测量分隔厚度时超声声束应垂直于分隔，在分隔最厚处（而不是交接处）测量。

（4）乳头状突起：在两个相互垂直的平面测量最大突起的基底宽度及突入囊腔高度（图 5-2），并记录其数量（1/2/3 或多个）及血流情况。

5

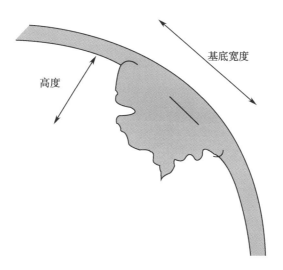

高度

基底宽度

图 5-2　乳头状突起的基底宽度及高度的测量示意图

（5）记录囊腔数量。

（6）实性：测量囊实性病变中最大的实性部分的 3 个相互垂直的最大径线；一些肿块的乳头状突起也是其最大的实性结构。

（7）腹水：在子宫正中矢状切面上测量腹腔积液最大深度。

（8）血流情况：彩色血流分为无血流、少量、中等及丰富4种程度。

（9）频谱分析：在获得至少3个连续波形后，测量血流时间平均最大流速（time-averaged maximum velocity，TAMXV）、收缩期峰值流速（peak systolic velocity，PSV）、搏动指数（pulsatility index，PI）、阻力指数（resistance index，RI）。如肿块兼有周围型和中央型血流，只分析中央型血流。对于有1条以上血管的肿块，则取最低的血流RI值。

4. 成像方式的选择　附件超声检查常规采用经腹或经阴道实时灰阶超声和彩色多普勒血流显像（color doppler flow imaging，CDFI）技术。有条件时，还可配合声学造影、三维成像、能量多普勒超声成像等检查技术，以利于良恶性病变的鉴别。

5. 附件检查范围　附件检查范围还应包括子宫直肠窝、髂血管旁淋巴结，必要时还应包括腹腔和胃肠道。

（四）图像的存储

1. 一般内容　姓名、性别、年龄、门诊或住院号、设备名称、体位标识（病灶位置、探头切面标识）。

2. 图像存储　异常时至少记录2个以上有特征的不同方位的切面并记录病灶大小，病灶径线测量应至少测量3次以上；正常时，可以仅存储卵巢最大纵切面及横切面的声像图。

3. 报告描述　根据国际卵巢肿瘤研究组（intenational ovarian tumor analysis，IOTA）分类术语及规范，具体描述附件肿块的超声声像特征。

4. 报告结论　报告结论应包括3个方面的内容：

（1）应明确病灶的位置、超声物理性质。

（2）GI-RADS恶性风险分层诊断。

（3）尽可能做出良恶性病变的推断。

（廖建梅　沈小玲　杨舒萍）

参考文献

［1］Timmerman D，Valentin L，Bourne TH，et al.Terms，definitions and measurements to describe the sonographic features of adnexal tumors：a consensus opinion from the International Ovarian Tumor Analysis（IOTA）Group.Ultrasound Obstet Gynecol，2000，16（5）：500-505.

［2］Alcázar JL，Royo P，Jurado M，et al.Triage for surgical management of ovarian tumors in asymptomatic women：assessment of an ultrasound-based scoring system.Ultrasound Obstet Gynecol，2008，32（2）：220-225.

［3］Wu Y，Peng H，Zhao X.Diagnostic performance of contrast-enhanced ultrasound for ovarian cancer：a meta-analysis.Ultrasound Med Biol，2015，41（4）：967-974.

［4］廖建梅，杨舒萍，陈顺姬，等.彩色多普勒超声引导下活检及造影在卵巢肿瘤诊断中的

应用 . 辽宁医学院学报，2014，35（4）：57-59.

[5] 吴淑芬，吕国荣，杨舒萍，等 . 三维造影增强能量多普勒超声在卵巢肿瘤诊断中的应用 . 中国医学影像技术，2016，32（12）：1904-1908.

第二节　妇科超声影像报告和数据系统

2000 年，国际卵巢肿瘤研究组（intenational ovarian tumor analysis，IOTA）通过使用标准化的术语和定义描述了附件病变的形态特征，并规定了各项指标的测量方法。2009 年，Amor 等将美国放射学会（American College of Radiology，ACR）颁布的乳腺影像报告数据系统（breast imaging-reporting and data system，BI-RADS）应用于妇科超声领域，提出了类似的报告系统，称为妇科影像报告数据系统（gynecologic imaging-reporting and data system，GI-RADS），旨在规范附件肿块的超声描述并对其恶性程度进行危险度分层。2011 年，Amor 等应用该报告系统进行国际多中心的前瞻性研究，证实其能有效地评估附件肿块的恶性风险，且有利于指导医师的临床决策。

一、超声 GI-RADS 分类术语及描述

（一）肿块

附件肿块分为两种。一种是肿块周边围绕部分正常的卵巢组织，这种情况下卵巢大小的测量应包括肿块在内，病变的范围仅限于肿块而不包括周围的卵巢组织；有时肿块周边未见正常的卵巢组织，那么肿块与卵巢的大小是一致的。另一种是肿块独立于卵巢之外，与卵巢有分界（如输卵管积水），这时应分别测量卵巢与肿块的大小。

（二）形态学特征

1. 囊壁

（1）薄壁：囊壁厚度 <0.3cm。

（2）厚壁：囊壁厚度 ≥ 0.3cm（图 5-3）。

2. 分隔

（1）薄分隔：分隔厚度 <0.3cm。

（2）厚分隔：分隔厚度 ≥ 0.3cm（图 5-4）。

3. 乳头状突起　定义为囊壁上高度 ≥ 0.3cm 的实性突起（图 5-5）。需要注意的是，皮样囊肿内的高回声和子宫内膜样囊肿的泥样沉积不属于乳头状突起。乳头状突起分为光滑和不规则两类。

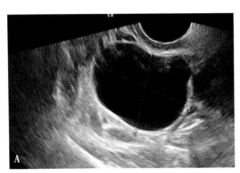
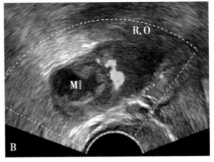

图 5-3 附件肿块的囊壁

A. 卵巢系膜囊肿的薄壁；B. 卵巢黄体的厚壁

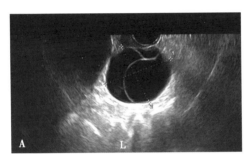
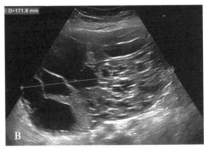

图 5-4 附件肿块的分隔带

A. 卵巢浆液性乳头状囊腺瘤薄分隔带；B. 卵巢交界性浆液性囊腺癌厚分隔带

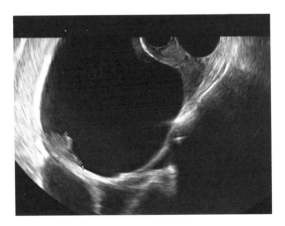

图 5-5 卵巢浆液性乳头状囊腺瘤的乳头状突起

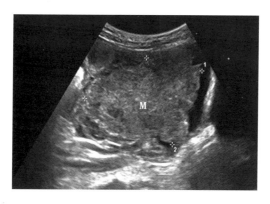

图5-6　卵巢浆液性癌实性肿块

4. **实性**　实性肿块或囊壁、分隔上超过 1cm×1cm 大小的实性部分（图5-6）。弥漫性的囊壁增厚、正常卵巢实质及规则的分隔不属于实性范畴。实性肿块也分为光滑和不规则两类。

5. **囊性内容物**

（1）无回声。

（2）低回声：如卵巢黏液性肿瘤的均质低回声。

（3）毛玻璃样改变：如卵巢巧克力囊肿内均质的弥散性回声。

（4）囊腔内线样结构或星形、蜘蛛网状回声：见于卵巢出血性囊肿。

（5）混合回声：常见于卵巢畸胎瘤（图5-7）。

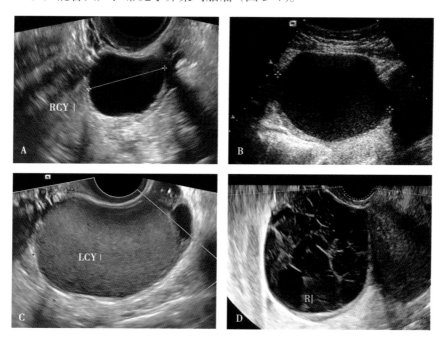

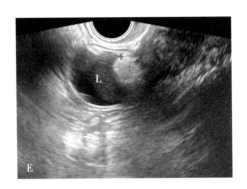

图 5-7 附件肿块的囊性内容物

A.卵巢囊肿无回声；B.卵巢黏液性囊腺瘤低回声；C.卵巢巧克力囊肿毛玻璃样改变；
D.卵巢出血性囊肿线样结构；E.卵巢畸胎瘤混合回声

6. 声影 组织结构后方回声失落的区域（图 5-8）。

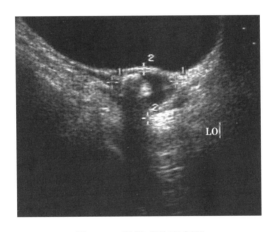

图 5-8 卵巢畸胎瘤声影

7. 腹水 为道格拉斯窝以外的腹腔游离液体（图 5-9）。

（三）血流特征

1. 血流分布

（1）周围型：血流分布在肿块囊壁或实性肿块周边。

（2）中央型：血流分布在分隔、乳头状突起、实性区域或实性肿瘤中央（图 5-10）。

2. 血流丰富程度

（1）1分：无血流。

（2）2分：少量血流。

（3）3分：中等量血流。

（4）4分：丰富血流（图5-11）。

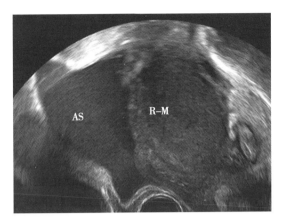

图5-9 盆腔粒细胞肉瘤合并腹水

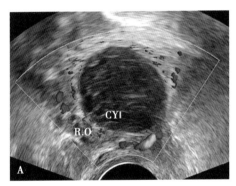
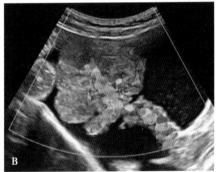

图5-10 附件肿块的血流分布

A.卵巢黄体囊肿周围型血流；B.卵巢浆液性癌中央型血流

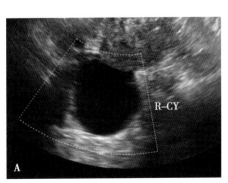
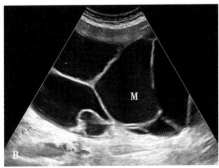

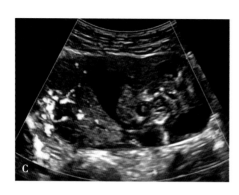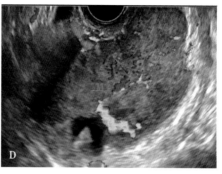

图 5-11 附件肿块的血流

A.卵巢囊肿无血流；B.卵巢浆液性乳头状囊腺瘤少量血流；C.部分未成熟性畸胎瘤血流中等；D.卵巢浆液性囊腺癌丰富血流

二、GI-RADS 超声风险分层评估及治疗措施

卵巢肿瘤超声风险分层评估见表 5-1。

表 5-1 附件肿块良恶性风险度分类

GI-RADS 分类	恶性可能性	描述
1 类	0%	确定良性
2 类	<1%	很可能良性
3 类	1%~4%	可能良性
4 类	5%~80%	可疑恶性
5 类	>80%	可能恶性

（一）1 类——确定良性

恶性可能性 0。双侧卵巢显示正常且未见明显附件区肿块。

（二）2 类——很可能良性

恶性可能性 <1%。随访至肿块消失。

（三）3 类——可能良性

恶性可能性 1%~4%。可随访，症状明显或随访进行性增大，应予手术切除。

（四）4 类——可疑恶性

恶性可能性 5%~80%。可行 CT、MR 和肿瘤相关标志物检测进一步确诊，必要时手术治疗。

（五）5 类——可能恶性

恶性可能性 >80％。可行 CT、MR 和肿瘤相关标志物检测进一步确诊，或手术治疗。

（沈小玲　杨舒萍　吕国荣）

参考文献

［1］Timmerman D，Valentin L，Bourne TH，et al.Terms，definitions and measurements to describe the sonographic features of adnexal tumors：a consensus opinion from the International Ovarian Tumor Analysis（IOTA）Group.Ultrasound Obstet Gynecol，2000，16（5）：500-505.

［2］Amor F，Vaccaro H，Alcázar JL，et al.Gynecologic imaging reporting and data system：a new proposal for classifying adnexal masses on the basis of sonographic findings.J Ultrasound Med，2009，28（3）：285-291.

［3］Amor F，Alcázar JL，Vaccaro H，et al.GI-RADS reporting system for ultrasound evaluation of adnexal masses in clinical practice：a prospective multicenter study.Ultrasound Obstet Gynecol，2011，38（4）：450-455.

［4］Alcázar JL，Royo P，Jurado M，et al.Triage for surgical management of ovarian tumors in asymptomatic women：assessment of an ultrasound-based scoring system.Ultrasound Obstet Gynecol，2008，32（2）：220-225.

5

第三节　超声 GI-RADS 分类的客观评价指标体系

附件肿块来源复杂，尤其是卵巢，组织成分非常复杂，肿瘤组织学类型也多，且有良性、交界性和恶性之分，是全身脏器中原发肿瘤类型最多的部位，因此病理诊断较困难。单用二维超声的形态学也难以正确诊断附件疾病，在二维超声基础上利用彩色多普勒技术检测附件肿块的血流分布、血流阻力等指标并进行综合分析，在区别附件肿块的良恶性方面有独特的诊断价值，有助于提高附件肿块术前早期诊断的正确性。因此，在这基础上先后有 Kurjak 提出彩色多普勒超声评分（color doppler ultrasonography scoring，CDUS）及国际卵巢肿瘤分析组织提出的 IOTA 卵巢肿瘤诊断简单法则作为诊断卵巢良恶性肿物的简易标准，有助于经验欠缺的超声医师诊断水平的提高。2009 年 Amor 等提出妇科影像报告与数据系统（gynecologic imaging reporting and data system，GI-RADS）可对附件肿物恶性程度进行危险度分层，更适合手术前准确分析附件肿块的良恶性，正确地指导临床对治疗方案的选择。2013 年国内陈秋月等率先研究并应用于临床，发现应用 GI-RADS 分类方法评价附件肿块的良恶性，其敏感度、特异度高，诊断效能好，所能判断的范围更广，适用范围大。2015 年 Vinagre 等及 2016 年 Zhang 等应用

GI-RADS 方法对大量临床病例进行系统分析研究，证实该分类方法不仅适用于附件良恶性肿块的诊断，所构建的超声客观指标较为全面，分类操作简单、易行，值得推广。

一、超声 GI-RADS 指标的意义

（一）形态学指标

1. **大小和形态** 二维超声观察附件肿物的大小、形态、内部结构是鉴别肿物性质的基础。附件肿块形态可分为规则形及不规则形。通常良性肿瘤多呈膨胀性生长，边界清楚，呈椭圆形、圆形，表示其呈均匀性非侵袭性生长，而恶性肿块的生长常影响周边结缔组织及脏器结构，导致肿块形态不规则，可初步视为恶性征象。文献报道，在附件肿块中边界不清、形态不规则的征象其阳性预测值为 62%~89.7%，而形态规则者的阴性预测值为 80%~84%。体积较大的附件肿物，其恶性程度增加，研究认为体积 <5cm 为良性肿瘤概率高，以 8cm 作为判断肿瘤良恶性的截断值不仅可获得较好的阳性预测值，且可以获得更精确的置信区间。

2. **囊壁** 附件肿物的囊壁厚度是鉴别良恶性的征象之一，壁厚以 0.3cm 为分界。多个研究显示，肿块囊壁薄且光滑其阴性预测值、阳性预测值分别为 80.4%~80.9%、36.4%~37.9%；肿块壁厚（>0.3cm）并不均匀者恶性程度较高，阳性预测值达 63.6%~65.8%。

3. **分隔** 部分附件囊性肿物内可探及高回声带分隔，研究证实，卵巢良性肿瘤常无分隔或分隔多为线条清晰细小的带状强回声或呈网状回声，而恶性肿瘤内多见不规则分隔，粗细不等带状高回声改变，不规则分隔其阳性预测值达 78.4%~78.9%。

4. **乳头状突起** 附件肿块种类繁多，病理结构复杂，部分恶性、交界性或早期恶性肿瘤在超声表现上为边界欠清晰的无回声区，不要轻易诊断为卵巢囊肿，要注意寻找有无乳头状突起。囊壁不光滑或有乳头状突起是卵巢恶性肿瘤超声重要征象之一，有文献显示囊壁上有乳突状突起阳性预测值达 79.1%~80.1%

5. **实性成分** 当卵巢囊腺癌组织病理学特征以囊性为主时，超声易误诊为卵巢囊肿。因此，诊断该类卵巢肿瘤时要注意细节上变化，关键在于仔细探查无回声包块内的实质性回声，并判别其类型。大多数卵巢上皮癌呈囊实混合性占位，部分为囊性或实性占位，这主要取决于液性或实性部分所占比例。文献报道，附件肿块内未见实性成分其阴性预测值为 80.4%，阳性预测值 19.6%；肿物内探及实性成分其阳性预测值为 67.3%，阴性预测值为 32.7%。测量时应注意弥漫性的囊壁增厚、正常卵巢实质及规则的分隔不属

于实性范畴。

6. **内部回声** 某些特殊的病理成分是形成特殊声像图的基础，如巧克力囊肿内均质的弥漫性絮状回声和畸胎瘤内的不规则混合回声，因此内部回声是评价肿块良恶性的指标之一。文献报道，均匀规则内部回声其阴性预测值和阳性预测值分别为 54.9%、13.6%；不规则非均质者其阴性预测值和阳性预测值分别 54.9%、84.6%。

7. **声影** 部分学者认为声影可作为卵巢肿瘤恶性之一，但目前尚有争议。由于恶性肿瘤组织本身结构较致密，排列较粗糙，蛋白质含量相对较高，超声波在通过恶性肿瘤组织时被大量吸收，产生后方回声衰减。局部组织愈紧密，对超声波的衰减作用愈明显。

8. **腹水** 腹水由表面种植或转移至腹膜的瘤细胞分泌，或者肿瘤细胞分解产物使腹膜受到化学刺激所致。腹水发生与肿瘤的恶性程度呈正相关。有部分病例超声未见腹水，但术中也能发现少量腹水。超声检查如能见到腹水，要考虑恶性肿瘤的可能性，研究证实盆腹腔存在腹水时其阳性预测值67.8%。

（二）血流指标

附件恶性肿瘤生长速度快，新生血管明显增多，走行迂曲，分支杂乱，甚至存在血管结构异常，如微动脉瘤、动静脉短路、血管湖等且大部分位于瘤体内部。而良性肿瘤生长较缓慢，新生血管较少，分布规则，走行平直，分支少，多数血供不丰富，血管的分布主要位于瘤体的周边。因此判断肿瘤内血管的数量与分布、走行与结构，可为附件肿块的早期诊断、早期治疗提供重要的临床参考信息。

文献报道，卵巢肿瘤按血流分布分为：①周围型：血流分布在肿块囊壁或实性肿块周边；②中央型：血流分布在分隔、乳头状突起、实性区域或实性肿瘤中央。按血流程度，人为主观分为无、少量、中等及丰富四种程度。可应用 CDFI 以观察肿块内部血管分布情况并测量血管阻力。这些瘤体的新生血管由于缺乏平滑肌组织，壁薄，彩色多普勒频谱中常表现低阻力。国内外众多学者提出采用 RI<0.5 或 PI<1.00 诊断卵巢恶性肿瘤可以提高真阳性率，降低假阳性率。

二、GI-RADS 超声客观评价指标的构建及应用

Amor 等借鉴乳腺良恶性肿瘤诊断的 BI-RADS 分类系统建立了妇科影像报告与数据分类系统 GI-RADS，对二维超声检查发现附件区肿块，通过观察其大小、囊壁厚、分隔厚、内部回声、实性、腹水，结合检查肿物血供情况和血流频谱的 RI 值，对恶性肿瘤恶性风险进行分层评估。

5

Amor 等总结附件肿块恶性征象主要包括：①大乳头状突起（突起高度
≥0.7cm）；②厚分隔；③实性部分占优势（>50％）；④中央型血流；⑤最
低 RI<0.5；⑥腹水。并进行如下定义：①1 类：确定良性，双侧卵巢显示正
常且未见明显附件区肿块；②2 类（图 5-12）：很可能良性，如卵巢卵泡囊
肿、黄体囊肿、出血性囊肿；③3 类（图 5-13）：可能良性，如单纯卵巢囊
肿、卵巢畸胎瘤、巧克力囊肿、卵巢冠囊肿、输卵管积水、带蒂肌瘤、盆腔
炎性肿块；④4 类（图 5-14）：可疑恶性，除外 2~3 类病变，且同时具有以
上 1~2 个恶性征象；⑤5 类（图 5-15）：恶性可能性大，肿块有 3 个及 3 个
以上恶性征象。

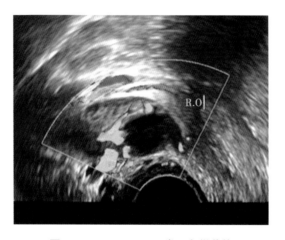

图 5-12　GI-RADS 2 类：卵巢黄体

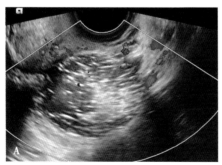
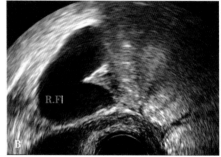

图 5-13　GI-RADS 3 类

A. 卵巢囊性畸胎瘤；B. 输卵管积水

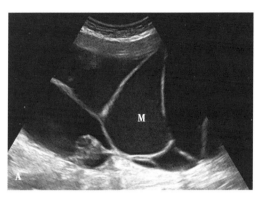
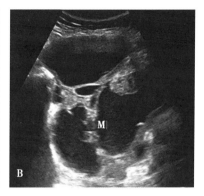

图 5-14　GI-RADS 4 类

A.卵巢浆液性囊腺瘤：大乳头状突起（1 个恶性征象）；B.卵巢黏液性
囊腺癌：厚分隔，大乳头状突起（2 个恶性征象）

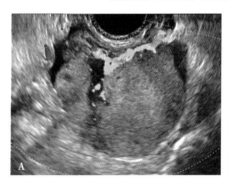
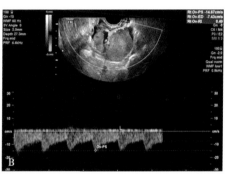

图 5-15　GI-RADS 5 类

A.卵巢转移瘤：实性部分 >50%，腹水；B.同一病例，
频谱分析呈低阻血流频谱（3 个恶性征象）

　　目前，基于上述 GI-RADS 超声客观评价指标体系意见相对统一。借鉴多位学者的结果及临床实践，2013 年陈秋月等分析 1449 例卵巢肿瘤的声像图特征并与手术的结果进行对照研究，采用 GI-RADS 对附件肿瘤进行分类，结果表明，GI-RADS 对良恶性附件肿块的诊断敏感性达 99.13%，特异性为 90.4%，阳性预测值为 99.9%，阴性预测值为 84.21%，较其他方法诊断敏感性、特异性高；研究还发现，GI-RADS 4 类良恶性病变比例相近，表明 GI-RADS 4 类不能笼统地分为良性或恶性病变，提示可将其分为 4a 和 4b 两个亚类以更好地评估恶性病变的风险性，如将一个恶性征象为 4a 类，将两个恶性征象归为 4b 类。

　　2016 年福建医科大学附属漳州市医院超声科运用 GI-RADS 分类对 513 例附件肿块患者进行分类，513 例患者中，超声诊断恶性肿块 131 例，其中 102

例病理诊断为恶性肿瘤或交界性肿瘤，29 例病理诊断为良性病变；超声诊断良性肿块 382 例，其中 8 例病理诊断为恶性肿瘤，374 例病理诊断为良性病变，计算得出超声 GI-RADS 分类对附件区肿块诊断的灵敏度、特异度、正确率、阳性预测值、阴性预测值分别为 90.7%、87.4%、85.4%、92.4%、91.9%，证明超声 GI-RADS 分级能够对附件区肿块进行准确地评估，对规范诊断与临床处理有较高的参考价值。福建医科大学附属第二医院对 GI-RADS 和 IOTA 简单法则进行对比研究，结论指出 IOTA 简单法则适用于初学者，且适合于全部附件肿块的评估，而 GI-RADS 的诊断性能要优于 IOTA 简单法则，且评估范围更加广泛。研究还进一步证实 GI-RADS 分类诊断卵巢肿瘤的性能要优于肿瘤恶性风险指数，可见 GI-RADS 有较为广阔的应用前景。

（杨琳　张伟娜　沈小玲）

参考文献

［1］Grigore M.Imaging of a serous borderline ovarian tumor.Ultrasound Obstet Gynecol,2013,41 (5):598-599.

［2］Kaijser J,Bourne T,Valentin L,et al.Improving strategies for diagnosing ovarian cancer:a summery of the International Ovarian Tumor Analysis(IOTA)studies.Ultrasound Obstet Gynecol, 2013,41:9-20.

［3］Amor F,Vaccaro H,Alcázar JL,et al.Gynecologic imaging reporting and data system:a new proposal for classifying adnexal masses on the basis of sonographic findings.J Ultrasound Med,2009,28(3):285-291.

［4］陈秋月，吕国荣.GI-RADS 分类在妇科附件肿块诊断中的应用.中国超声医学杂志，2013,29(6):527-530.

［5］Vinagre CR,Cunha TM.Ultrasound diagnosis of adnexal masses:International Ovary Tumor Analysis(IOTA)models versus Gynecologic Imaging Report And Data System(GI-RADS) classification.Acta Radiology Portuguesa,2015,10(1):27-31.

［6］Zhang T,Zhang S,Liu J,et al.Diagnostic performance of the Gynecology Imaging Reporting and Data System for malignant adnexal masses.Ultrasound Obstet Gynecol,2016,28(10): 243-248.

［7］Alcázar JL,Royo P,Jurado M,et al.Triage for surgical management of ovarian tumors in asymptomatic women:assessment of an ultrasound-based scoring system.Ultrasound Obstet Gynecol,2008,32(2):220-225.

［8］Menon U,Gentry-Maharaj A,Hallett R,et al.Sensitivity and specificity of multimodal and ultrasound screening for ovarian cancer,and stage distribution of detected cancers:results of the prevalence screen of the UK Collaborative Trial of Ovarian Cancer Screening(UKCTOCS). Lancet Oncol,2009,10(4):327-340.

［9］Geomini P,Kruitwagen R,Bremer GL,et al.The accuracy of risk scores in predicting ovarian malignancy.Obstet Gynecol,2009:113(2 Pt 1):384-394.

［10］Moretti A，Meija ZM，Ferraro F，et al.A preliminary comparison of the IOTA simple rules with the risk of malignancy index RMI-2 for the evaluation of adnexal masses within a Canadian tertiary care centre.Ultrasound Obstet Gynecol，2015，46（S1）：73.

［11］Van Calster B，Van Hoorde K，Valentin L，et al.Evaluating the risk of ovarian cancer before surgery using the ADNEX model to differentiate between benign，borderline，early and advanced stage invasive，and secondary metastatic tumours：prospective multicentre diagnostic study.BMJ，2014，349：g5920.

［12］Van Calster B，Timmerman D，Valentin L，et al.Triaging women with ovarian masses for surgery：observational diagnostic study to compare RCOG guidelines with an international ovarian tumour analysis（IOTA）group protocol.BJOG，2012，119：662-671.

［13］Qiao JJ，Yu J，Yu Z，et al.Contrast-Enhanced ultrasonography in differential diagnosis of benign and malignant ovarian tumors.PLOS ONE，2011，10（3）：12-15.

［14］Zhou HL，Xiang H，Duan L，et al.Application of combined two-dimensional and three-dimensional transvaginal contrast enhanced ultrasound in the diagnosis of endometrial carcinoma.Biomed Res Int，2015，2015：292743.

［15］陈秋月，吕国荣.超声国际卵巢肿瘤研究组简单法则与妇科影像报告与数据系统分类诊断卵巢肿瘤的比较.中国医学影像技术，2017，33（5）：740-742.

5

第四节　超声 GI-RADS 分类与声学造影

一、概述

常规经腹超声显像存在着局限性，在实时灰阶声像图上诸多附件病变和正常组织的声学特性单靠组织的回声表现无法分辨，在多普勒显像中也不易显示小血管及低速血流信号。经阴道二维超声是评估附件肿物的首选方法，不需经过腹部多层组织和较厚脂肪，声能吸收较少，图像明显清晰，但鉴别良恶性肿块的能力有限。近年来分子影像学的迅速发展，造影剂在超声成像方面的优势突显出来，成为超声新技术的研究热点。

1968 年 Gramiak 首先提出超声造影的概念，40 年来造影剂不断研发及改进，现已广泛应用于临床。造影剂的背向散射增强，使得传统的频谱、彩色及能量多普勒信号明显增强，位置深在的小血管得以显示并可进行血流速度测量。声学造影（contrast enhanced ultrasound，CEUS）可反映附件肿块血管分布的组织学特征，提供与 CT、MRI 媲美诊断信息。

目前，超声造影主要有二维超声造影（two-dimensional contrast enhanced ultrasound，2D-CEUS）、三维超声造影（three-dimensional contrast enhanced ultrasound，3D-CEUS）、三维造影增强能量多普勒（three-dimensional contrast-enhanced power Doppler，3D-CEPD），这些新技术的应用显著地提高超声诊断附件肿块的水平。

二、妇科超声造影方法

（一）方法和标准

1. 2D-CEUS　常规经阴道超声扫查附件区病灶，观察肿物的数目、大小、形态、边界、乳头状突起、分隔、血流分布、血流阻力指数、有无合并腹水及实性成分的比例等。选取病灶最佳切面，进入 CPS 成像模式，机械指数（MI）<0.16，采用 ZOG 塑料套管针（SonoVue 药盒内自带套管针），经肘正中静脉快速团注 4.8ml 造影剂后尾随 5ml 生理盐水冲洗，注射造影剂同时启动超声仪内置计时器，实时不间断地观察病灶内造影剂灌注情况及动态变化，观察时间 3~5 分钟。将增强过程动态图像存储于超声仪器硬盘内，利用 TIC（time-intensity curve）曲线进行分析（图 5-16）。

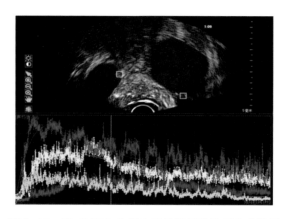

图 5-16　GI-RADS 分类 3 类的卵巢肿物 TIC 曲线图

选择 5ml 的感兴趣区域（红色为子宫；绿色、蓝色、黄色均为囊壁），则肿物的增强时间大于子宫肌层，达峰强度及消退时间均小于子宫肌层

2. 3D-CEUS　常规经阴道超声观察卵巢和肿块的位置，并对成像参数进行优化设置。探头对准肿块中心后，保持在一个稳定的位置不动，以 2D-CEUS 相同的剂量和方式注入造影剂，注射造影剂同时启动超声仪内置计时器，实时不间断地观察肿块内造影剂灌注情况及动态变化，观察时间为 3~5 分钟。从造影剂开始出现在肿块时，连续获取三维数据，直到造影剂开始退出为止。然后切换至静态三维超声造影模式，机械指数 0.08。确定感兴趣区域即取样容积，扇形扫查完成第一次取样。通过旋转和断层超声成像（TUI）从三个互相垂直的平面同时显示图像，得到肿块的立体结构及血管走行分布图像。3D-CEUS 参

照中国医师协会超声分会 2013 年版的《超声造影指南》推荐的观察指标：增强时间、增强水平、实性部分造影剂分布、血管走行特征。

3. 3D-CEPD　造影前，常规超声扫查病灶及周边组织后切换至 PD 模式，调节脉冲重复频率 0.9kHz，增益 0，低壁运动滤波 1kHz，选择 3D 功能采集图像。造影中以 TIC 曲线造影剂在肿块内的达峰时间作为采集时间。根据 2013 年版的超声造影指南，造影后采集时间为 2.5~3 分钟，显示肿块的立体结构及血管走行分布图像，离线使用 VOCAL 软件中的三维能量多普勒直方图进行分析（图 5-17）。

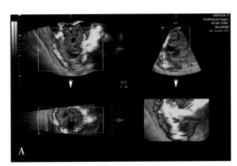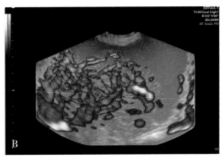

图 5-17　卵巢成年型颗粒细胞瘤 3D-CEPD 声像图
可清晰立体地显示肿瘤血管走行及分布

（二）注意事项

造影前应排除有禁忌证患者，如妊娠及哺乳期女性、严重心脏病患者、造影剂过敏患者。附件肿物最大经线 ≥ 9cm 或无性生活患者选择经腹部超声检查，其余均选择经阴道超声检查。操作前应签署造影检查知情同意书。

三、声学造影在诊断附件疾病中的应用价值

1. 2D-CEUS　当今应用于静脉的超声造影剂在体内的平均直径多在 2~5μm，远远大于 CT、MR 的血池造影剂，因此超声造影剂可更清晰地显示肿物内部的微小血管来判断该类实性回声内有无滋养血供及微血管分布情况，从而判断有无活性组织。另外，附件良恶性肿块血管形态及走行的不同是鉴别其良恶性的依据。CEUS 可动态地显示附件病灶及周边组织的血流造影剂显像增强过程，特别是对病灶内微小血管及恶性特征的滋养血管的低速血流的显示，通过对附件肿物微血管的走行分布及血流灌注状态进行有效显示，从而提供更为可靠、准确的信息。有学者对国内外 7 个研究、总共 375 个卵巢肿瘤进行 Meta 分析，证实经阴道 2D-CEUS 在鉴别卵巢良恶性方面具有很高的价值。

2. 3D-CEUS　3D-CEUS 是在二维超声造影的基础上，联合三维成

像技术对肿瘤血管形态进行显像，实现了从不同的层面来观察肿瘤的灌注情况，实现类似CT的三维断层扫查，从空间上立体、实时地显示卵巢肿瘤血管构象及微血管特征，已广泛应用于肝脏、乳腺及胰腺良恶性肿物的鉴别诊断。有研究将2D-CEUS与3D-CEUS在鉴别卵巢肿瘤的效果进行对比，认为3D-CEUS不仅可以很好地鉴别卵巢肿瘤，而且效能优于2D-CEUS（图5-18，图5-19）。

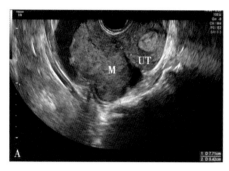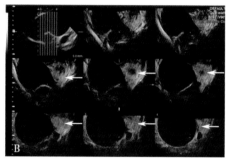

图5-18 卵巢子宫内膜样囊肿二维及3D-CEUS声像图

A. 右侧附件区囊实性肿块（实性成分>50%）；B. 3D-CEUS子宫（粗箭头）造影剂进入，而该实性成分始终无造影剂进入。M：肿物；UT：子宫

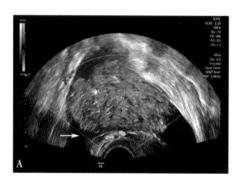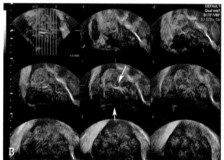

图5-19 卵巢浆液性囊腺癌二维及3D-CEUS声像图

A. 右侧附件区实性肿物，CDFI内部探及血流信号，同时合并腹水（粗箭头），考虑GI-RADS 5类；B. 3D-CEUS模式下实性成分可见造影剂呈不均匀增强及粗大、走行杂乱的血管（细箭头）

　　3. 3D-CEPD 三维能量多普勒（three-dimensional power Doppler，3D-PD）超声是三维与能量多普勒的结合，通过三维重建得到肿瘤的立体结构及血管走行分布，利用虚拟器官的计算机辅助分析系统进行定量研究。Mansour等对400例附件肿物的三维能量多普勒成像进行研究，结果显示3D-PD预测恶性肿瘤的灵敏度为75%，特异度86%；Huchon等在3D-PD的基础上，联

合 CEUS，即三维造影增强能量多普勒（3D-CEPD），对 99 例卵巢肿瘤患者进行研究，结果表明其诊断的灵敏度和特异度分别为 82％和 90％，比未结合造影剂的方法明显提高，故 Huchon 等认为造影剂微气泡可以显示 3D-PD 无法显示的微小、复杂、混合性血管。而 Kupesic 等用 3D-PD 和 3D-CEPD 两种方法检查 45 例卵巢肿瘤，通过对比观察肿瘤血管的数量和分布来鉴别诊断卵巢肿瘤的良恶性，两种方法的诊断准确率分别为 86.7％和 95.6％。由此可见，3D-CEPD 的检查方法能比 3D-PD 提供更准确的信息。吴淑芬等用三维能量多普勒直方图计算卵巢肿瘤造影前、造影中及造影后的三个血管参数：血管形成指数（VI）、血流指数（FI）、血管形成 - 血流指数（VFI），比较卵巢良性与恶性肿瘤血管参数的差异及血管参数在三个不同检查时段的差异，证明造影前、造影中、造影后 3D-PD 超声均能鉴别诊断卵巢肿瘤的良恶性，以血管参数 VI 最有诊断价值，其诊断效能造影中及造影后均明显高于造影前，即三维造影增强能量多普勒超声能更准确地评价卵巢良恶性肿瘤，可作为一种更有效的诊断卵巢恶性肿瘤的辅助检查方法。

4. GI-RADS 联合 3D-CEUS 评分系统　王霞丽等对 102 例卵巢肿物进行三维超声造影检查，利用 GI-RADS 超声分类提出的 6 个恶性指征以及 3D-CEUS 的 4 个指征（增强时间、增强水平、实性部分造影剂分布、血管走行特征）与病理结果或长期随访结果进行对照，进行单因素及多因素 Logistic 回归分析，结果表明，大乳头状突起（≥ 7mm）、有分隔 / 壁厚、中心性血流、血流阻力指数（RI）<0.50、合并腹水、实性病变（囊性部分 <50％）、增强时间、增强水平、实性部分造影剂分布及实性部分血管走行特征这 10 个征象均可用于良恶性肿瘤的鉴别（$P<0.05$），并均具有良好的诊断效能；多因素 Logistic 回归分析显示恶性卵巢肿瘤独立预测因子为大乳头状突起物（≥ 7mm）、有分隔 / 壁厚、中心性血流、合并腹水、实性病变（囊性部分 <50％）、增强水平、实性部分造影剂分布及实性部分血管走行特征，并以上述 8 个特征建立 GI-RADS 联合 3D-CEUS 评分系统评估的标准：①大乳头状突起≥ 7mm 为 1 分，<7mm 为 0 分；②有分隔 / 壁厚≥ 3mm 为 1 分，<3mm 为 0 分；③探及中心性血流 1 分，未探及 0 分；④有合并腹水 1 分，无 0 分；⑤实性病变（囊性部分 <50％）1 分，囊性成分≥ 50％ 0 分；⑥增强水平呈高增强 1 分，无 / 低 / 等增强 0 分；⑦实性部分造影剂分布不均匀 1 分，均匀 0 分；⑧血管走行特征密集 / 扭曲 / 杂乱 1 分，规则 0 分。最低分 0 分，最高分 8 分，评分≥ 4 分判为恶性。上述研究的 GI-RADS + 3D-CEUS 评分系统灵敏度、特异度、阳性预测值、阴性预测值及准确性均 >90％，AUC 为 0.961，具有良好的鉴别卵巢肿瘤良、恶性的诊断效能，而且 GI-RADS 联合 3D-CEUS 的诊断效能优于 GI-RADS 或 GI-RADS 联合

2D-CEUS（表 5-2）。此外，研究还进一步表明，GI-RADS 联合 3D-CEUS 评分系统与卵巢肿瘤的生物学行为（ER、PR、TP53、MVD）明显相关，并可反映卵巢肿物的血管化程度，这对治疗方案的选择具有一定的指导意义。

表 5-2 GI-RADS 联合声学造影诊断附件肿块

组别	例数	敏感度	特异度	阳性预测值	阴性预测值	诊断正确率
GI-RADS	50	94.4%	75%	68%	96.4%	82%
GI-RADS + 2D-CEUS	102	80%	88.5%	77.7%	89.4%	85.3%
GI-RADS + 3D-CEUS	102	94.3%	95.5%	91.7%	96.7%	92.7%
GI-RADS + 3D-CEPD	50	94.4%	93.7%	89.5%	94.8%	94%

注：数据来源于福建医科大学附属漳州市医院

（杨琳 廖建梅 沈小玲）

参考文献

［1］Qiao JJ，Yu J，Yu Z，et al.Contrast-Enhanced ultrasonography in differential diagnosis of benign and malignant ovarian tumors.PLOS ONE，2011，10（3）：12-15.

［2］Hu R，Xiang H，Mu Y，et al.Combination of 2-and 3-dimensional contrast-enhanced transvaginal sonography for diagnosis of small adnexal masses ovarian cancer.J Ultrasound Med，2014，33（11）：1889-1899.

［3］Mansour GM，El-Lamie IK，El-Sayed HM，et al.Adnexal mass vascularity assessed by 3-dimensional power Doppler：does it add to the risk of malignancy index in prediction of ovarian malignancy？：four hundred-case study.Int J Gynecol Cancer，2009，19（5）：867-872.

［4］Huchon C，Metzger U，Bats A，et al.Value of three-dimensional contrast-enhanced power Doppler ultrasound for characterizing adnexal masses.J Obstet Gynecol Res，2012，38（5）：832-840.

［5］Kupesic S，Kurjak A.Contrast-enhanced，three-dimensional power Doppler sonography for differentiation of adnexal masses.Obstet Gynecol，2000，96（3）：452-458.

［6］吴淑芬，吕国荣，杨舒萍，等.三维造影增强能量多普勒超声与 GI-RADS 在卵巢肿瘤鉴别诊断中的应用.中国医学影像技术，2016，12（5）：452-455.

［7］Amor F，Vaccaro H，Alcazar JL，et al.Gynecologic imaging reporting and data system-a new proposal for classifying adnexal masses on the basis of sonographic findings.Ultrasound Med，2009（28）：285-291.

［8］Amor F，Alcázar JL，Vaccaro H，et al.GI-RADS reporting system for ultrasound evaluation of adnexal masses in clinical practice：a prospective multicenter study.Ultrasound Obstet Gynecol，2011（38）：450-455.

［9］陈秋月，吕国荣.GI-RADS 分类在妇科附件肿块诊断中的应用.中国超声医学杂志，2013，29（6）：527-530.

第六章

肝脏超声影像报告和数据系统（LI-RADS）规范

肝脏是超声最常检查的器官之一，肝癌是严重危及人类生命的主要的致命性疾病之一。超声检查在肝脏影像学诊断中占有重要的地位，是筛查肝癌的主要手段，又是肝癌微创治疗的重要引导和监测方法。本章主要阐述肝脏超声检查规范和肝脏超声影像报告和数据系统（liver imaging reporting and data system，LI-RADS），介绍 LI-RADS 超声评价体系构建以及联合弹性成像和声学造影技术在肝脏疾病诊断中的应用。

第一节　肝脏超声检查规范

一、肝脏超声检查的适应证

肝脏超声检查的适应证包含常规超声检查和介入性诊疗适应证。

1. 右上腹不适，触及肿块。或影像学提示肿物性质不明等。

2. 肝脏外伤。

3. 肝弥漫性疾病，包括肝炎、肝硬化、脂肪肝、淤血肝等。

4. 肝血管疾病，门静脉高压、门静脉血栓、栓塞；巴德 – 吉亚利（Buddi–Chiari）综合征。

5. 肝移植术后监护。

6. 介入性超声诊断和处理，超声引导肝穿刺组织学和细胞学活检；肝脓肿、肝囊肿穿刺引流；肝癌酒精消融治疗，射频或微波热消融治疗等。

7. 术中超声检查。

二、肝脏超声检测的基本要求

（一）超声检查的仪器

采用高分辨力实时超声诊断仪。成年人首选凸阵或线阵式探头。扇扫和小凸阵探头对婴幼儿最为适宜，也可用于过分消瘦的成年人。根据被检者年龄、体型和被检器官的深度尽可能采用较高频率和适当聚焦的探头。成人一般用 3.5MHz。肥胖、超力体型者偶尔需用 2~3MHz，消瘦者、青少年用 3.5~5MHz，婴幼儿用 5~7.5MHz 探头。随时根据被检器官组织的深度，进行相应聚焦调节。调节"增益""TGC 时间增益补偿"等控制旋钮，使正常肝实质的回声无论在表浅部或深部尽可能均匀一致，仅出现中等水平的、均匀弥漫的点状回声，使肝静脉、下腔静脉的管腔和胆囊内基本上无回声。

CDFI 调节：①适当提高彩色增益，直至不出现背景噪音；②降低 PRF，以显示低速血流；③降低壁滤波；④聚焦靶目标并适当缩小彩色取样框；⑤灰阶超声增益适当降低。

（二）检查前准备

一般无需特殊准备。若同时需要检查胆道系统疾病尤其是胆囊的疾病，则被检者必须空腹至少 6~8 小时。检查前 1 天，清淡易消化饮食，避免高脂高糖饮食，以免产生肠道气体，影响检查。

（三）体位

先取仰卧位。为扩大观察范围，常需适当变动体位，嘱被检查者取左侧卧位 45°~90°。左侧卧位时显示胆道系统（肝总管、胆总管、胆囊）及右肝膈顶部病变十分有利，同时也使肝脏在肋间位置上与仰卧位检查时发生错位，有利于肝脏的全面扫查。

（四）扫查步骤

根据先易后难的顺序，首先从左肝开始扫查。步骤和方法如图 6-1。

扫查时应注意，不要忽略 4 个易漏诊区域：①左肝外侧叶；②肝脏下缘（尤其是肝大或内脏下垂时）；③右肝的右侧缘；④肝脏膈顶部。

1. 左肋缘下斜断扫查 嘱被检者缓慢地深呼吸，使探头由垂直方向朝被检者左肩作侧动扫查，以观察左肝全貌（图 6-1A）。如果饮水后半卧位，将探头由左肋缘下向左侧锁骨中线移动，显示左肝 - 胃底纵断图（图 6-2）。可见左肝大致呈三角形，边缘锐利。

2. 左正中旁纵断扫查 将探头继续向内滑行移动，直至与腹主动脉平行（图 6-1B），充分显示左肝及其膈面。方法是：①将探头沿矢状面朝被检者头部方向倾斜；②嘱被检者深吸气，直至出现肝脏膈面和心脏搏动的声像图（图 6-3）。

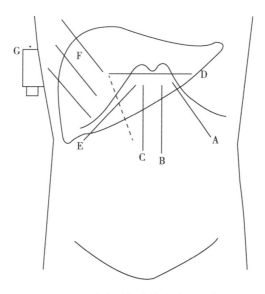

图 6-1　肝脏实时超声检查步骤和方法

A. 左肋缘下；B. 左正中旁；C. 右正中旁；D. 剑突下；E. 右肋缘下；F. 肋间斜断和沿门静脉长轴斜断（虚线）；G. 右肝冠状断。上腹部扫查 A~E 可连续缓慢滑动进行，同时配合深吸气运动（本图系根据张武方法补充修改）

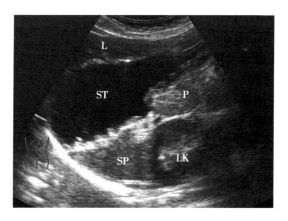

图 6-2　左侧锁骨中线纵断扫查（肝 - 胃底断面图）

L：左肝；ST：胃；SP：脾脏；LK：左肾；P：胰腺

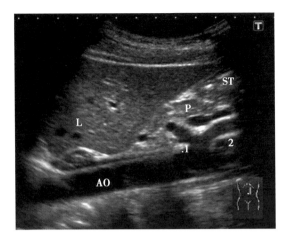

图 6-3　左肝 - 腹主动脉纵断声像图
AO：主动脉；1：腹腔干；2：肠系膜上动脉；P：胰体部；ST：胃；
L：肝脏（左外叶）

3. 右正中旁纵断扫查　探头自左正中旁线继续向右滑行移动，经正中线至右正中旁和下腔静脉平行（图 6-1C），显示肝脏尤其是尾状叶与下腔静脉、门静脉主干的关系（图 6-4）。

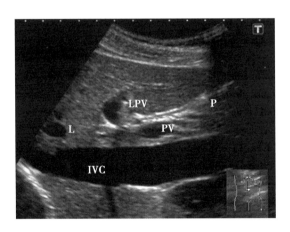

图 6-4　沿下腔静脉纵断面声像图
IVC：下腔静脉；PV：门静脉主干；P：胰头部；L：肝脏；LPV：门静脉左支矢状部

4. 剑突下横断侧动扫查　在剑突下将探头由纵断改为横断并侧动或滑行扫查，声束指向膈顶部（图 6-1D），获得系列的腹部横断面（图 6-5）。

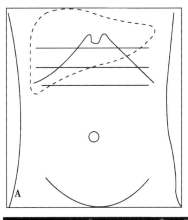
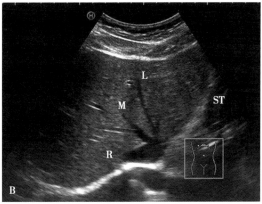
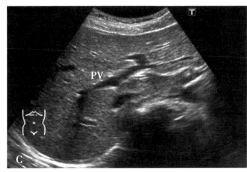
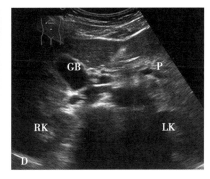

图 6-5　上腹部横断面示意（深吸气后屏气）

A. 上腹部横断面示意图；B. 高位肝脏横断扫查（声束向上倾斜指向第二肝门）；C. 通过第一肝门横断扫查；D. 通过肾门水平横断扫查。L：肝左静脉；M：肝中静脉；R：肝右静脉；PV：门静脉；GB：胆囊；ST：胃；LK/RK：左肾/右肾；P：胰腺

5. **右肋缘下斜断扫查**　将探头由垂直位朝向被检查者右肩即横膈方向缓慢扫查。在扫查过程中，同样嘱被检查者深吸气（图 6-1E）。所得图像与肝脏横断图有许多相似之处：①高位肝脏断面（图 6-6A）：向膈方向扫查，可显示第二肝门，即左、中、右肝静脉汇入下腔静脉和膈顶部的高位肝脏结构；②第一肝门断面（图 6-6B，图 6-6C）：显示肝脏及其门部结构，门静脉及其腹侧的胆管（左右肝管及其汇合处——肝总管近端），还可观察胆囊颈指向门静脉右支这一恒定的解剖学关系，由此平面向下，可进一步显示；③低位肝脏断面：相当于胰腺 - 肾脏水平（图 6-6D）。

6. **右肋间斜断肝脏扫查**　见图 6-1F。

（1）右第 6、7 肋间斜断面：重点观察右肝前叶肝实质及门静脉右干（右前叶静脉）及其上下段分支（图 6-7A）；进一步沿门静脉长轴进行右上腹斜断，可显示门静脉腹侧的肝外胆管，包括胆总管（图 6-7B）。

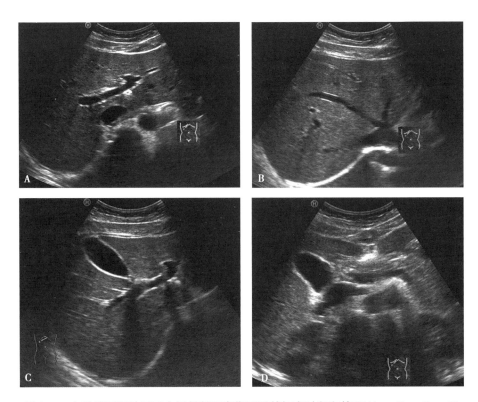

图 6-6 右肋缘下肝脏不同水平斜断面声像图及其扫查过程和技巧 (A → B → C → D)
A. 第一肝门斜断面；B. 高位第二肝门斜断面；C. 从 B 图斜断面继续向下倾斜，显示胆囊的冠状断面，其颈部指向门静脉右支；D. 低位肝脏斜断面，相当于胰腺 – 肾脏水平（与横断面图 6-5D 相似）

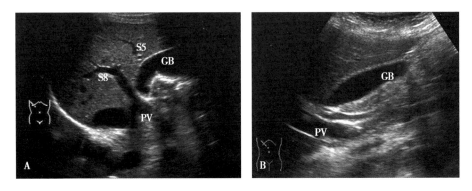

图 6-7 右第 7 肋间斜断面及右肋间沿门静脉长轴延伸至右上腹扫查
A. 右第 7 肋间斜断面：显示右肝前叶、门静脉的右前叶静脉及其分支（S5、S8），PV 为门静脉，GB 为胆囊；B. 正常肝门部声像图：显示门静脉及其腹侧肝外胆管，PV 为门静脉，GB 为胆囊

（2）右第 8、9 肋间斜断面：探头靠近腋前线向外下倾斜，也可转动探头（近冠状切面），显示肝右静脉长轴（图 6-8），观察其下方的右肝后叶（上下段 S7、S6）与右肾的关系；此断面也可能观察到肝右静脉上方的右肝前叶（指 S8、S5 两段）。

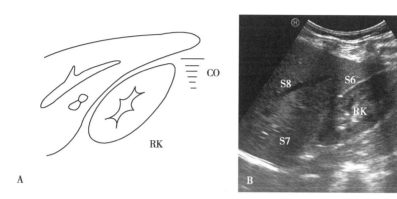

图 6-8　右第 8、9 肋间斜断面
RK：右肾；CO：结肠右曲

7. 肝脏冠状断面扫查　见图 6-1G，将探头放在右侧腋后线上，通过肋间补充观察右后叶膈顶部肝实质和肝内血管回声，注意膈肌形态、运动以及有无膈下或胸腔积液的表现；显示肝脏和右肾的关系——肝肾冠状断面（图 6-9）。

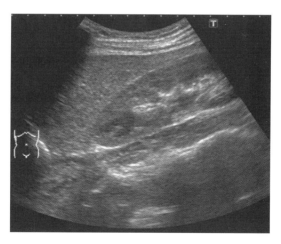

图 6-9　肝脏冠状断面声像图
L：肝脏；RK：右肾

8. 左侧卧位重复检查 嘱被检查者深吸气，并向左侧卧位 30°~90°，使肝脏与仰卧位发生位置上错位，重复上述的检查，并对重点关注区域进行侧动或旋转检查，以明确病变有无重复性。

三、正常声像图

（一）声像图特点及测量值
不同的肝脏断面，其声像图各异，总的特点如下。

1. 肝脏包膜整齐、光滑，呈细线样回声。右肝膈面呈弧形，回声较强。肝脏左叶和胆囊窝附近，肝脏的边缘锐利，右肝外下缘相对较钝。

2. 肝实质呈均匀的中等水平细点状回声。

3. 肝内血管（门静脉和肝静脉）呈自然的树状分布，其形态和走行符合解剖学断面特点；门静脉及其分支（位于汇管区）管壁回声清晰，故可以辨认。

4. 正常肝段内一般不易看到肝内胆管或仅隐约可见肝内胆管与门静脉分支伴行。在肝门部的门静脉腹侧，可见左右肝管和其汇合处肝总管以及沿门静脉长轴斜断面可见其腹侧伴行的肝外胆管长轴断面。

（二）正常肝脏超声测量
1. 右肝斜径 将探头置于右肋缘下平行于肝下缘并尽可能接近于肝边缘，然后转动探头使超声断面朝向右膈顶部的第二肝门区（肝右静脉汇入下腔静脉处），取肝脏膈面离探头较远而图像显示最清晰的部位停帧（图6-10）。扫查时须嘱被检者屏气，或吸气后屏气。

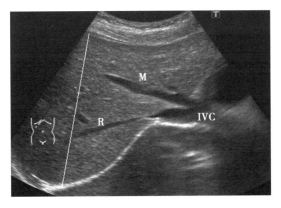

图 6-10 右肝斜径测量声像图
R：肝右静脉；M：肝中静脉；IVC：下腔静脉

2. 左肝长径和厚径 将探头置于腹正中线偏左相当于腹主动脉处，嘱被检者深吸气后屏气，在显示包括膈面在内的完整左肝纵断面上进行测量（图 6-11）。

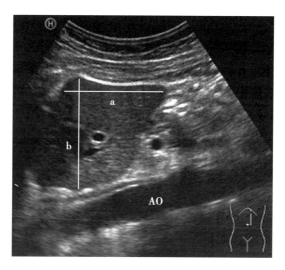

图 6-11　左肝长径和厚径测量声像图
a：左肝上下径；b：左肝前后径；AO：腹主动脉

（三）正常值

正常肝脏形态大小个人差异较大，其质地比较柔软，深呼吸运动和心脏搏动可使之变形，超声测量重复性较差。因此，肝脏径线超声测量正常值标准仅有参考意义（表 6-1，表 6-2）。

表 6-1　正常肝脏平均测值

		平均值 + 标准差（cm）	95%范围
腹正中线	前后径	5.8 ± 0.8	4.1~7.4
	上下径	6.2 ± 1.1	4.0~8.3
锁中线	上下径	10.7 ± 1.2	8.4~13.0
右肝	上下斜径	12.2 ± 1.1	10.0~14.3

表 6-2　正常门静脉、肝静脉测值（cm）

		平均值 + 标准差（cm）	95%范围
门静脉	主干	1.15 ± 0.13	0.9~1.40
	右支	0.86 ± 0.08	0.7~1.02
	左支	0.89 ± 0.09	0.7~1.07

续表

		平均值 + 标准差（cm）	95%范围
肝静脉	左支	0.87 ± 0.05	0.67~1.07
	中支	0.97 ± 0.04	0.88~1.06
	右支	0.96 ± 0.05	0.87~1.05

（四）分析的内容

包括有无弥漫性病变或局灶性病变，或者两者兼有之。确认弥漫性病变应注意分析肝脏的形态、大小、回声均匀程度和肝内血管的清晰情况。确认有局灶性病变必须满足：①两个互相垂直的断面，或两种体位皆可显示病变；②病变在不同时段检查有重复性。

对于局灶性病变分析的内容应包括形态、大小、内部回声、边界或是边缘情况，后壁或后方回声，周邻关系，占位效应，压缩性，频谱分析等。

（五）成像方式的选择

常规应用实时灰阶超声和 CDFI 进行检查。CDFI 检查包括对局灶性病变检测和门静脉、肝动脉血流动力学的检测。有条件时或有必要时，可联合弹性成像、声学造影、三维成像等检查技术，以利于良恶性病变的鉴别。

（六）检查应用

除了肝脏本身的检查范围外，必要时应扩大范围对右上腹和左上腹（包括脾）进行检查，全面了解肝脏的病变累及情况。

四、肝脏声像图的解剖分区及病变定位

（一）肝脏声像图的解剖学分区

1. 利用声像图上的解剖学标志，可以将肝脏分成左肝和右肝两部分，也称左半肝、右半肝。肝脏共分五个叶，即左外叶、左内叶、右前叶、右后叶和尾状叶。

2. 在超声扫查技术熟练的基础上，还可根据门静脉的肝段分支作为肝段中央的指向标志，以肝静脉等作为肝裂的分界标志，进一步识别肝段（表6-3）。

表 6-3　肝脏解剖学分区的重要声像图标志

标记物	位置	意义
胆囊窝与 IVC 连线	肝中裂	区分左半肝与右半肝
镰状韧带和肝圆韧带裂隙	左肝叶间裂	区分左外叶与左内叶
静脉韧带裂隙	尾状叶的左缘、前缘	区分尾状叶与左内叶

续表

标记物	位置	意义
肝中静脉	肝中裂	区分左半肝与右半肝
肝右静脉	右肝叶间裂	区分右前叶与右后叶
肝左静脉（主干）	左肝叶间裂	区分左外叶和左内叶
右门静脉前支	进入右肝前叶的段间（5、8）	指向右前叶中央
右门静脉后支	进入右肝后叶的段间（6、7）	指向右后叶中央
左门静脉水平段	尾状叶的腹侧	尾状叶与左内叶的分界
左门静脉矢状部	左肝叶间裂	左外叶与左内叶的分界

（二）国际通用的 Couinaud 肝脏分段

　　将肝脏分成 8 个段（segments），S1 尾状叶（段），S2 左外上段，S3 左外下段，S4 左内段，S5 右前下段，S6 右后下段，S7 右后上段，S8 右前上段（图 6-12，图 6-13）。

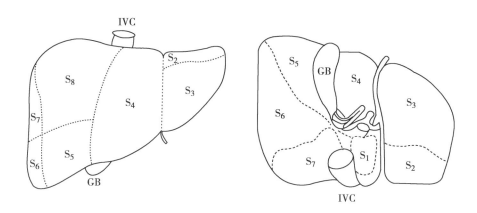

图 6-12　Couinaud 肝脏分段示意图

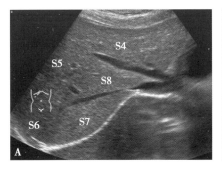
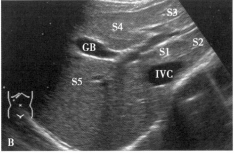

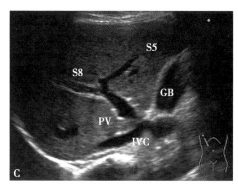
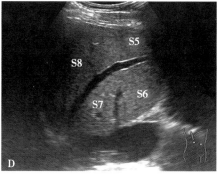

图 6-13　声像图显示肝段 S1~S8 及其方法

A. 右缘肋下第二肝门斜断面；B. 右肋缘下第一肝门斜断面；C. 右侧第 6、7 肋间斜断面；
D. 右侧第 8、9 肋间斜断面

（三）肝脏病变的定位

肝脏病变较大，可按左、右两半肝进行定位，中等大小病变可按肝的分叶进行定位，小的病变则应按照国际通用的 Couinaud 分段进行定位。

五、报告结论

肝脏超声报告的结论应包括以下几个方面的内容。

1. 肝脏大小、形态、位置改变，包括有无正常变异如肥大的尾状叶、Reidel 叶（右前叶舌状延长）等。

2. 应明确病灶的位置、物理性质。

3. LI-RADS 风险分层诊断。

4. 尽可能做出良恶性病变的推断。

（王霞丽　吕国荣）

参考文献

［1］Huiskens J, Olthof PB, van der Stok EP, et al. Does portal vein embolization prior to liver resection influence the oncological outcomes-A propensity score matched comparison. Eur J Surg Oncol, 2018, 44(1):108-114.

［2］Kobayashi T, Ebata T, Yokoyama Y, et al. Study on the segmentation of the right anterior sector of the liver. Surgery, 2017, 161(6):1536-1542.

［3］Juza RM, Pauli EM. Clinical and surgical anatomy of the liver: a review for clinicians. Clin Anat, 2014, 27(5):764-769.

第二节　肝脏超声影像报告和数据系统及指标体系构建

一、概述

2009 年 ACR 集合了肝病学家、外科医生、移植学家、病理学家、放射学家等相关专业医师，基于 HCC 的 CT 及 MRI 影像学特性，于 2011 年发布 LI-RADS，作为 CT/MRI 对 HCC 的风险评估系统，修订后的 2014 年版本也未涵盖超声相关内容。2015 年福建省超声医学工程学会协作组针对传统超声声像特点建立了超声肝脏影像报告和数据系统（liver imaging reporting and data system/ultrasound，LI-RADS/US）并申请软件著作权。2017 年 ACR 提出了 2017 版肝脏超声影像报告和数据系统（ultrasound liver imaging reporting and data system，LI-RADS/US）。

福建省超声医学工程学会协作组 LI-RADS/US 的提出，旨在标准化肝脏病变传统声像图征象的描述、诊断分类报告及超声造影分类，减少影像报告的多样性，增加超声影像与临床科室之间的沟通，有利于临床制订治疗方案、评估疗效和协作研究等。LI-RADS/US 主要分为两个部分，第一部分是肝脏良、恶性病变主要超声征象的内容和术语，包括了 6 条肝脏良性病变的主要超声征象和 10 条肝脏恶性病变的主要超声征象；第二部分是传统超声风险评估及诊治措施。

ACR 提出的 LI-RADS/US 则是按照总共四步的工作流程将高危肝细胞癌患者的肝脏肿物分成三类，依据目的来调整分类，并且对肝脏扫查的可视化程度进行评分。

肝脏超声造影与 LI-RADS 相关内容将在本章第三节详述。

二、LI-RADS/US 分类定义、风险分层评估及诊治措施

（一）LI-RADS/US 超声征象的定义

肝脏良性病变的主要超声征象包括：①典型含液性病变或囊肿：囊肿呈圆形或椭圆形，囊壁薄，轮廓光滑整齐，内部呈无回声（图 6-14），侧壁可出现"回声失落"；②后方回声增强：后方组织回声因囊液或病变透声良好（衰减系数较低）而明显强于同深度的周围组织（图 6-15）；③病变 CDFI 检测无血流；④压缩性好；⑤无明显占位效应（图 6-16）；⑥病变周边血管无挤压、绕行或直接穿入其内。

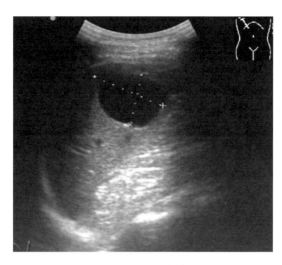

图 6-14　肝囊肿
游标所示典型含液性病变

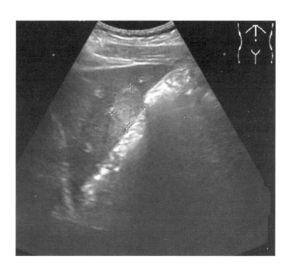

图 6-15　肝脏血管瘤
后方回声增强

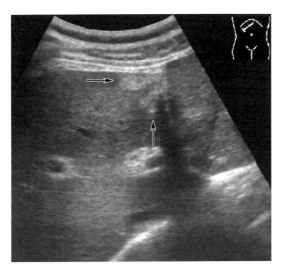

图 6-16　肝脏高脂分布
箭头所示片状偏高回声，无明显占位效应

6

　　肝脏恶性病变的主要超声征象包括：①形态不规则；②块中块、结中结：在母结节内的 1 处或 2~3 处有的小圆形结节（图 6-17）；③边界不清、模糊、微小分叶、成角或毛刺征；④占位效应：驼峰征、边缘角变形征（图 6-18）；⑤低回声晕：一般为病变压迫周围小血管所致，或肿瘤迅速增长挤压周围组织形成的假性包膜（图 6-19）；⑥边缘血管征：病变周边血管中断、绕行或者病变内可探及动脉血流频谱，即当病变邻近血管并增大时，可引起血管受压，形成的弧形压迹和移位（图 6-20），亦可被压中断，病灶内部的血流表现可呈点状、簇状、线状、分支状；⑦压缩性差（与周围器官或病变周围的肝脏组织相比）；⑧肝硬化背景：低回声肝结节 ≥ 1.0cm；⑨静脉、胆道栓或其他器官转移现象；⑩随访 3 个月肿瘤增大 ≥ 0.3cm。

　　（二）LI-RADS/US 风险分层评估及诊治措施

　　1. LR1　即肯定为良性病变。即根据超声征象可以明确诊断为良性病变。只有典型良性病变的声像图才可以诊断 LR1。

　　2. LR2　即可能为良性病变。即根据超声表现高度提示为良性病变；或 LR3 类病变随访 2 年稳定不变降为 LR2。本类多为常见的不典型肝脏良性病变。如果怀疑该病变不是良性，或有超声影像学表现提示为恶性病灶，则不应划分为 LR2。

　　LR1、LR2 良性病变主要包括囊肿（见图 6-14）、肝内脂肪堆积（见图 6-15）、肝脏血管瘤（见图 6-16）、脂肪肝低脂分布（图 6-21）、肝脏局灶性增生结节（图 6-22）、炎性假瘤、肝硬化结节、动静脉瘘或静脉畸形、脓肿（图 6-23）、血肿、手术瘢痕等。对于 LR1、LR2 可进行定期随访。

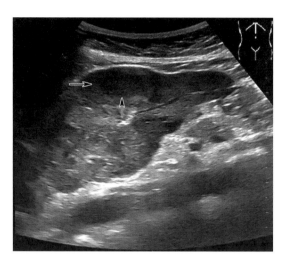

图 6-17　肝脏恶性肿瘤
结中结、块中块征象（箭头所示）

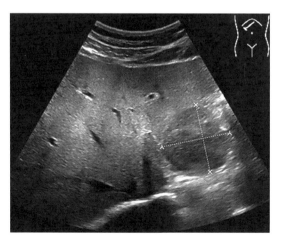

图 6-18　肝细胞癌驼峰征

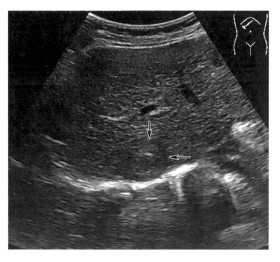

图 6-19　肝脏转移癌低回声晕（箭头所示）

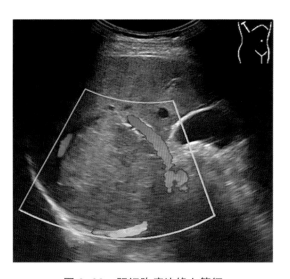

图 6-20　肝细胞癌边缘血管征

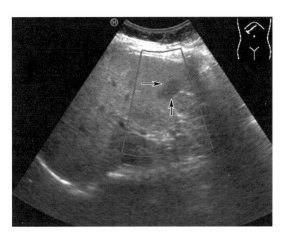

图 6-21　脂肪肝低脂分布
箭头所示脂肪肝中片状回声减低区

3. **LR3**　即可疑恶性病变。病灶既无主要的良性超声征象，亦无主要的恶性超声征象（图 6-22）；或者有不典型良性主要超声征象或不典型恶性主要超声征象，即似是而非无法确定。患恶性肿瘤风险 <5%。此外，诊断为 LR4、LR5 类的病变随访 2 年维持不变，应降为 LR3。对 LR3 类病变应该采取积极诊断措施，包括增强 CT/MRI、超声造影、肿瘤相关标志物检查等以明确诊断。

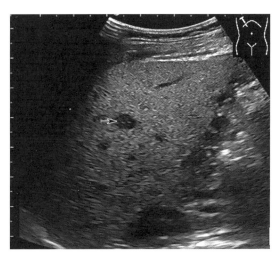

图 6-22　肝脏局灶性增生结节
箭头所示低回声结节无良性病变主要超声征象，亦无恶性
病变主要超声征象

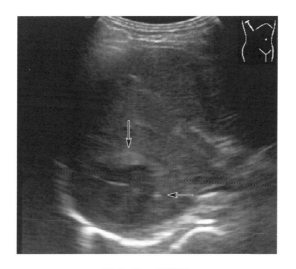

图 6-23　肝脓肿

箭头所示低回声周边一圈高回声，为炎症水肿带

4. LR4　可能为恶性病变。病灶超声影像出现主要的恶性征象；或者既有良性主要征象又有恶性主要征象，尤其是恶性主要征象多于良性主要征象，亦可定为 LR4。有 1 个主要超声恶性征象为 LR4a，有 2 个为 LR4b，有 3 个为 LR4c（图 6-24）。其患恶性肿瘤风险 5%~95%，对于此类病变必须采取积极诊断措施，包括活检。

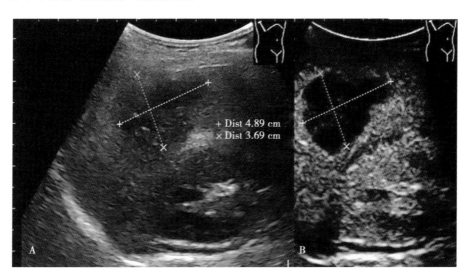

图 6-24　肝细胞癌声像图

A. 形态不规则、边界模糊、占位效应，符合 LR4c；B. 门静脉期迅速消退，典型 HCC 造影模式

5. LR5　几乎肯定为恶性病变或已经明确为恶性病变（图 6-25）。根据超声征象医师有把握确定病灶为恶性病灶时，其患恶性肿瘤风险 95% 以上。有 4 个或以上恶性病变主要征象为 LR5。经病理活检证实或经肿瘤相关标志物提示为恶性肿瘤，应为 LR5-M；经临床证实并进行过治疗为 LR5-T。

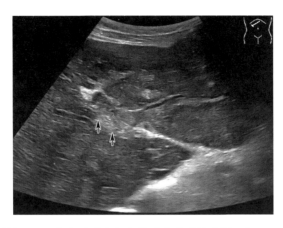

图 6-25　肝细胞癌侵犯门静脉左支（箭头所示）：LR5

当常规超声风险评估为 LR3/LR4 类时，应建议超声造影检查或其他影像学增强检查。行超声造影检查，典型 HCC 造影模式或其他肝恶性肿瘤典型造影模式，即升一类。肝局灶结节增生典型造影模式；肝脓肿或血管瘤为良性病变典型造影模式，即降一类；不典型造影模式时，分类不变。

（三）ACR 的 LI-RADS/US 分类定义、工作流程及分类管理

ACR 提出的 2017 年版的 LI-RADS/US 工作流程分四步进行。

第一步：肝细胞癌高危人群中肝脏的筛查和分类，将肝细胞癌高危患者的传统超声图像分为 US-1（阴性）、US-2（亚阈值区间）、US-3（阳性）三类。US-1（阴性）定义是未在肝脏发现肿物或者有且只有肯定良性的肿物。US-2（亚阈值区间）指发现了短期内需要超声监测的肝脏肿物，即肿物无法判断为肯定良性，且直径 <1cm 的肿物。US-3（阳性）指的是那些可能需要多时相对比增强成像的肿物，包含直径 >1cm 且无法判定为肯定良性的肿物，亦包含静脉内发现新生血栓。

第二步：指肝脏肿物分类的类别调整法则，即一个肝脏肿物在两个类别间无法判定时应如何判定。如果是为了超声筛查和监测的需要，要将敏感度最大化，选择一个较高的类别作为评判的依据。如果是为了进行诊断性的需要，如超声造影、增强 CT 和增强 MRI 检查，要将重点放在特异性上，所以要选择较低的类别。

第三步：超声扫查的可视化程度评分，即超声检查中在腹壁脂肪、腹腔气体等影响下，肝脏显示的完整程度，评分分为 A、B、C。A：指的是没有或者很小的显示限制，即使很小的限制，也对敏感度没什么重要的影响。例如肝脏回声均匀或不均匀的部分极小，几乎没有回声衰减和声影，可以显示整个肝脏。B：指的是中等程度的限制，可能会掩藏一些小病灶。例如肝脏回声中等程度的不均，有着中等程度的回声衰减和声影，一部分肝脏或者膈肌无法显示。C：指严重限制检查，严重降低了肝脏占位性病变的检出敏感性。例如肝脏回声非常不均，严重的回声衰减和声影，大于 50% 的肝脏或者膈肌无法显示。

第四步：如果最终仍无法确定超声分类和可视化程度评分，建议可重新行超声或其他检查来评估。

LI-RADS/US 分类管理包括 US-1（阴性）、US-2（亚阈值区间）、US-3（阳性）三类。US-1（阴性）建议在 6 个月内再次进行超声检查，US-2（亚阈值区间）建议 3~6 个月内再次进行超声检查，如果一个 US-2 的肝脏肿物在大于 2 年的时间的规律随访中没有增大，可以判断为良性并降为 US-1；US-3（阳性）需要进行多时相对比增强显像检查，包括 CEUS、CT 增强和 MRI 增强检查。

（四）两种方法的比较

比较 LI-RADS，福建超声工程学会制定的 LI-RADS/US 标准针对的是普通人群中的肝脏恶性肿瘤，而美国放射学院提出的系统则是针对肝细胞癌的高危人群中肝细胞癌的发生和进展。前者评价指标从 16 条二维超声图像特点出发判断占位的性质，而后者则是根据直径和检查者的判断进行分类，针对筛查和诊断两个不同的目的来调整分类，并且对扫查过程中肝脏的显示限制进行了评分。

三、LI-RADS/US 超声客观评价指标的构建及应用

基于研究和临床实践，回顾性分析 377 例患者共 429 个肝脏占位性病变的超声声像图表现，按照 LI-RADS/US 的定义，对形态、边界、占位效应、低回声晕、血供情况、压缩性、肝硬化背景、转移征象、块中块和结中结、随访 3 个月增大 0.3cm、内部回声等指标进行单因素和多因素 Logistic 回归分析，结论显示肝脏占位性病变的独立预测因子有：①形态不规则；②块中块、结中结；③边界不清、模糊，微小分叶、成角或毛刺征；④占位效应：驼峰征、边缘角变形征；⑤低回声晕；⑥边缘血管征、中断、绕行或者病变内为动脉血流频谱；⑦压缩性差；⑧肝硬化背景，低回声肝结节 ≥ 1.0cm；

⑨静脉、胆道栓或其他器官转移现象；⑩随访 3 个月肿瘤增大 ≥ 0.3cm。上述因子的 OR 值分别为 3.704、6.834、7.152、3.237、6.896、4.913、5.632、6.509、8.276、4.702。以上述恶性征象作为 LI-RADS 评价体系，将 LI-RADS 1~4a 类归为良性肿块，4b~5 类病变归为恶性肿块，其诊断敏感性 85.41%，特异性 95.80%，阳性预测值 85.41%，阴性预测值 95.80%，正确率 93.47%，ROC 曲线下面积为 0.906；将 LI-RADS 1~3 类归为良性肿块，4a~5 类归为恶性肿块，其诊断敏感性 91.67%，特异性 77.18%，阳性预测值 53.66%，阴性预测值 96.98%，正确率 80.41%，ROC 曲线下面积为 0.844。由于肝脏恶性肿瘤较为凶险，且发展迅猛，故建议设 LI-RADS 1~3 类为良性肿块、4a~5 类为恶性肿块较为适宜，可提高筛查的敏感性。我们的研究结果表明，LI-RADS/US 联合 CEUS 的诊断效能并不亚于增强 CT/MRI 的 LI-RADS 诊断效能（表 6-4）。

表 6-4 增强 CT/MRI 及 LI-RADS/US 诊断效能比较

	敏感性（%）	特异性（%）	阳性预测值（%）	阴性预测值（%）	正确率（%）	约登指数	ROC
增强 CT/MRI	92.2	89.2	85.5	94.3	90.4	81.5	0.959
LI-RADS/US	82.3	93.3	89.4	88.6	88.9	75.7	0.948

研究表明，按照福建省超声医学工程学会协作组建立的 LI-RADS/US 对肝脏占位性病变分类，其检查一致性较好，诊断肝恶性肿瘤敏感性、特异性也较高，对肝脏良恶性占位性病变的筛查和诊断有较好的临床应用价值，值得推广使用。但暂无 ACR 提出的 LI-RADS/US 相关应用报道。

（赖远芳　吕国荣）

参考文献

［1］Chernyak V，Fowler KJ，Kamaya A，et al.Liver Imaging Reporting and Data System（LI-RADS）Version 2018：Imaging of Hepatocellular Carcinoma in At-Risk Patients.Radiology，2018，289（3）：816-830.

［2］Elsayes KM，Kielar AZ，Elmohr MM，et al.White paper of the Society of Abdominal Radiology hepatocellular carcinoma diagnosis disease-focused panel on LI-RADS v2018 for CT and MRI.Abdom Radiol（NY），2018，43（10）：2625-2642..

［3］Morgan TA，Maturen KE，Dahiya N，et al.US LI-RADS：ultrasound liver imaging reporting and data system for screening and surveillance of hepatocellular carcinoma.Abdom Radiol（NY），2018，43（1）：41-55.

[4] Ling W,Wang M,Ma X,et al.The preliminary application of liver imaging reporting and data system（LI-RADS）with contrast-enhanced ultrasound（CEUS）on small hepatic nodules（≤2cm）.J Cancer,2018,9（16）:2946-2952.

第三节　超声 LI-RADS 分类与弹性成像

一、概述

弹性成像的理念于 20 世纪 90 年代提出。经过 20 多年不断实践和发展，现已成为临床检查中的一种新兴技术。临床实践证实它在乳腺、甲状腺、肝脏纤维化的诊断上具有广阔的应用前景。超声弹性成像技术可检测肿瘤的弹性差异，临床实践也证实弹性成像技术有助于鉴别肝脏局灶性病变的性质。

二、超声弹性成像在肝脏局灶性病变中的应用

目前，应用于临床的弹性技术主要包括的位移或应变成像（displacement or strain imaging）、剪切波成像（SWI）。肝脏局灶性病变弹性定量评价的主要有 VTQ 和 SSI 两种技术。TE 主要用于肝纤维化的评估。肝脏弹性成像技术用于评估肝纤维化程度具有较高的临床应用价值，但对于评估肝脏局灶性病变有争议。有一点可以肯定的是，若规范使用弹性成像技术，对于肝脏有复杂背景而二维超声表现不典型的局灶病变，肝脏弹性成像在鉴别良恶性上还是有重要意义的。

三、弹性成像在肝脏局灶性病变中检查注意事项

（一）ARFI 定量测量（pSWE）/VTQ

1. 判定标准的应用　ARFI 定量测量（pSWE）/VTQ 技术可获得肝脏局灶性病变硬度的定量参数（图 6-26）。研究证实，二维超声联合弹性成像技术明显提高了鉴别肝脏局灶性病变良恶性的诊断效能，但不同的研究诊断肝脏良恶性病变 SWV 的截值略有差异（表 6-5）。

表 6-5　VTQ 肝脏局灶性病变良恶性效能

	病灶数（个）	截点值（m/s）	敏感性（%）	特异性（%）	阳性预测值（%）	阴性预测值（%）
Cho	60	2.00	74	82	89	60
王氏	92	2.11	82.9	76.5	73.9	84.8

续表

	病灶数 （个）	截点值 （m/s）	敏感性 （%）	特异性 （%）	阳性预测值 （%）	阴性预测值 （%）
Guo LH	134	2.13	83.3	77.9	72.6	87
Tian SM	128	2.22	89.7	95	89.7	92.2

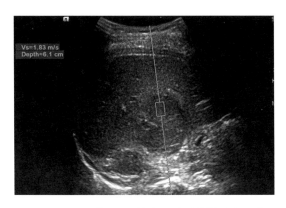

图 6-26　ARFI 的 VTQ 检查肝脏局灶性病变示意图

2. **操作注意事项**　二维超声检查获取病灶的部位、大小、边界、形态、内部回声、血流等信息。目标病灶选择原则：①距体表的深度应小于 8cm，具有较高的可重复性，以肝包膜下 2.0~6.5cm 处测值较为稳定；②受心脏血管博动及呼吸影响越小越好；③病灶应大于量化 ROI 取样框的大小。检查时将病灶放置在具有足够周围肝组织的屏幕中央，对图像设置进行优化，以获得高品质的图像。随后，嘱患者屏住呼吸，进入 ARFI 模式，启动 VTQ 操作界面，开始测量。量化 ROI 是一个尺寸固定为 1cm × 0.5cm 的取样框，应完全位于病变的实体部分，不包括任何血管或胆管结构，排除坏死、囊性或钙化部分等变性情况。激活 ARFI 测量，并在屏幕上显示 SWV 值（以 m/s 为单位）。多次重复测量之后，去掉最小值和最大值后取平均值，SWV 的范围是 0.5~5.00m/s。在排除可能的影响因素（如患者呼吸和操作者不适当的手势）显示为 "x.xx m/s"，表示不适用（NA）。

（二）SSI

1. **判定标准及应用**　SSI 通过测量肝局灶性病变的杨氏模量（E）来定量反映病灶的硬度（图 6-27）。杨氏模量值越低，病灶弹性越好，硬度低；反之，病灶硬度高。Gerber 等将 SSI 应用于肝局灶性病变的研究，上述研究包括 140 例肝局灶性病变，其中 106 例病灶成功获得杨氏模量值。良性病灶的 Emean 是 16.4kPa，恶性病灶的 Emean 是 36.0kPa。良性病灶的硬度明显低于恶性病灶（*P*<0.0001）。其中胆管细胞癌的 Emean（70.7kPa）明显高于肝细胞癌（44.8kPa）和转移癌（29.5kPa）。

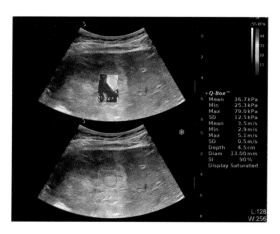

图 6-27　肝细胞性肝癌剪切波弹性成像检查示意图

2. 操作注意事项　首先采用二维超声整体观察病灶灰阶声像及内部多普勒血流信号情况，再对病灶进行评估。切换至 SWE 模式，在病灶最大纵切面或横切面上进行弹性评估，获得 Emax、Emin、Emean、Esd 及病灶组织与正常肝脏组织的对比值（Eratio）的测定。每个结节均进行 3 次以上测量并取其平均值。弹性定量值单位：kPa。

总之，肝脏弹性成像可以从一个新的角度来评价肝脏肿块的组织学特性，对于肝脏肿块良恶性的判断有一定的帮助。但是由于良恶性病灶的弹性系数之间存在一定的重叠，要结合临床、二维及彩色多普勒检查，必要时进行活检来确定病灶的良恶性。

（林汉宗　沈浩霖）

参考文献

［1］Afdhal NH，Bacon BR，Patel K，et al.Accuracy of fibroscan，compared with histology，in analysis of liver fibrosis in patients with hepatitis B or C：a United States multicenter study. Clin Gastroenterol Hepatol，2015，13（4）：772–779.e3.

［2］Castéra L，Vergniol J，Foucher J，et al.Prospective comparison of transient elastography，Fibrotest，APRI，and liver biopsy for the assessment of fibrosis in chronic hepatitis C.Gastroenterology，2005，128（2）：343–350.

［3］Ziol M，Handra-Luca A，Kettaneh A，et al.Noninvasive assessment of liver fibrosis by measurement of stiffness in patients with chronic hepatitis C.Hepatology，2005，41（1）：48–54.

［4］Guo LH，Wang SJ，Xu HX，et al.Differentiation of benign and malignant focal liver lesions：value of virtual touch tissue quantification of acoustic radiation force impulse elastography.Med Oncol，2015，32（3）：68-72.

［5］杨龙，袁建军，王绮，等.声触诊组织量化技术测量牛离体肝脏剪切波速度的影响因素.中国医学影像学杂志，2013，21（7）：494-496.

［6］Yamanaka N，Kaminuma C，Taketomi-Takahashi A，et al.Reliable measurement by virtual touch tissue quantification G with acoustic radiation force impulse imaging：phantom study.J Ultrasound Med，2012，31（8）：1239-1244.

［7］Sigrist RMS，Liau J，Kaffas AE，et al.Ultrasound elastography：review of techniques and clinical applications.Theranostics，2017，7（5）：1303-1329.

［8］Gerber L，Fitting D，Srikantharajah K，et al.Evaluation of 2D-shear wave elastography for characterisation of focal liver lesions.J Gastrointestin Liver Dis，2017，26（3）：283-290.

第四节　超声 LI-RADS 分类与声学造影

　　应用超声肝脏影像报告与数据系统（LI-RADS/US）对肝脏占位性病变进行分类，结果显示其误诊率仍较高，特别是对于分类为 LI-RADS 3/4 类的病变。超声造影作为超声领域的新技术，在肝脏病变方面的应用尤为成熟。大量研究表明，超声造影对肝脏占位性病变的诊断和鉴别诊断的敏感性以及特异性均较高，特别是在小肝癌的诊断中，其敏感性和特异性甚至高于 CT 和 MRI。

一、概述

　　超声造影作为一种血池显像技术，能够实时、动态地观察脏器或病灶内的微循环灌注情况，能够显示病灶内微血管的空间分布或者根据血流灌注时间上的差异对病灶良恶性进行鉴别诊断，这对于肝脏占位性病变的诊断和鉴别诊断有很好的应用价值。研究表明，新生血管的形成与肿瘤的生长和转移密切相关。对于病灶内较大的滋养血管，彩色多普勒超声可以显示，但对于肿瘤组织内流速较低的新生细小血管常难以显示。常规超声检查通过对病灶形态、回声、边界等情况进行评估来诊断，而超声造影则是通过显示肿瘤内的新生血管及其灌注模式来评判，CEUS 可清晰显示二维彩色多普勒超声无法检测的大量微小血管及低速血流及其微循环特征。

　　肝脏具有肝动脉和门静脉双重血供，结合其实质背景，肝脏成为造影增强很好的靶器官。肝脏特殊的血流灌注特点决定了肝脏在注入声学造影剂后的时相变化，根据病灶在动脉期、门静脉期和延迟期的变化特点可以鉴别肝脏占位性病变的良恶性。超声造影对于肝脏占位性病变良恶性的鉴别诊断已较成熟。研究表明，超声造影有助于克服常规超声定性准确率低的局限性，其诊断价值得到了临床医生的认可，诊断效能达到了增强CT及增强MR的水平。

美国放射学会于2014年4月召开首次会议，在2016年5月21日完成超声造影肝脏影像报告和数据系统（contrast-enhanced ultrasound liver imaging report and data system，CEUS LI-RADS）流程图。ACR肝脏影像报告和数据系统指导委员会于2016年6月24日正式批准。CEUS LI-RADS由来自世界各地的放射学家和肝病学家共同制定，是一个对肝细胞癌高风险患者行超声造影的标准化报告分析和分类系统。

二、ACR CEUS LI-RADS 分类、风险分层评估及诊断流程

（一）CEUS LI-RADS 风险分层评估

CEUS-LI-RADS 具体内容如下：

LR1：影像学特征诊断为明确良性的肝脏病灶或随访过程中明确发现病灶自行消失。如囊肿、典型血管瘤、明确的肝内脂肪堆积或低脂分布等。建议持续的常规检测。

LR2：影像学特征提示但未能明确为良性的肝脏病灶或结节。诊断标准为各期均为等强化（包括<1cm的明确结节或任意大小的不明确边界的实性结节）或者既往探查为LR-3，2年以上未增大；建议密切定期检查。

LR3：不满足其他LI-RADS分类标准的明确实性结节；诊断标准参照CEUS LI-RADS诊断流程图（图6-28），即建议根据结节的大小、稳定性及临床综合考虑其诊断和治疗决策。

LR4：根据影像学特征倾向考虑HCC，但明确诊断为HCC的证据不充分。

LR5：依据影像学特征明确诊断为HCC的实性结节。按照HCC治疗处理。LR-5V：静脉内明确增强软组织，不论是否探及实性肿块/结节。LR-M：具备1个或多个非HCC恶性肿瘤的影像学特征的实性结节。诊断标准为至少动脉期存在一定强化（不论形态特征和强化程度）的明确实性结节，且具备下述1项或2项：①相对肝脏，在造影剂注射后60秒内发生早期廓清；②廓清显著造成"凿孔样"外观，或者动脉期轮状强化伴随廓清（不论开始时间或程度）。此类结节常常需要活检。

（二）CEUS LI-RADS 诊断流程图

CEUS LI-RADS 诊断流程图如下（图6-28）。

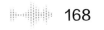

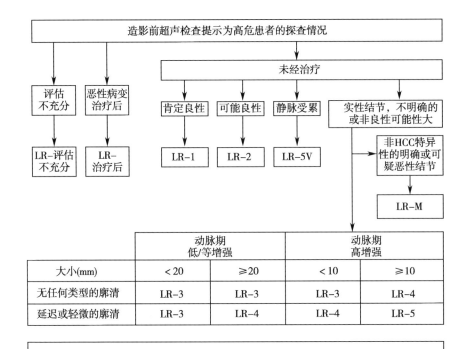

图 6-28　CEUS LI-RADS 诊断流程图

三、超声造影肝脏影像报告和数据系统的临床价值

（一）福建省超声医学工程学会 LI-RADS/US 联合 CEUS 的应用

福建省超声医学工程学会研究团队采用 LI-RADS/US 联合声学造影，对 LI-RADS/US 分类为 3 类 /4 类的 100 例病例（共 100 个肝脏占位性病变）行超声造影检查，根据造影模式对病灶再次进行分类，并与病理（穿刺活检 / 手术切除）结果对照，分析比较肝脏占位性病灶的造影模式特点及其诊断效能。

肝脏占位性病变良恶性的 CEUS 判定标准，参照中国医师协会超声分会 2013 年版的《超声造影指南》。

1. 肝脏恶性占位性病变一般表现为动脉期高增强，门静脉期或延迟期消退为低增强，即呈典型的"快进快出"造影模式；良性占位性病变一般表现为动脉期高或等增强，门静脉期或延迟期维持不变或变为等增强，或者三期均呈无增强。

2. 根据 LI-RADS/US 常规超声诊断为 LR3 或 LR4 类病变，造影表现：

①恶性肿瘤典型"快进快出"造影模式，应升一类（图6-29）；②肝脏血管瘤、局灶结节增生、脓肿、肝硬化再生结节等良性病变典型造影模式，应降一类（图6-30）；③造影模式不典型时仍为 LR3 或 LR4（图6-31）。

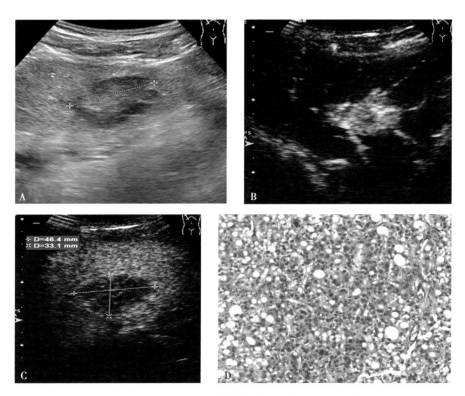

图6-29　LI-RADS 4c 类的超声造影表现及病理结果

A. 肝硬化患者，右肝前叶一低回声，界不清，形态欠规则，定为 LR-RADS 4c 类；B. 行超声造影检查，动脉期呈快进表现；C. 超声造影门静脉期呈快退表现，分类升一类，定为 LI-RADS 5 类；D. 患者行手术治疗，术后病理（×200，HE 染色）提示为肝细胞癌

　　研究结果显示，根据造影模式对病灶的分类结果进行调整，LI-RADS/US + CEUS 分类诊断敏感性 91.67%，特异性 93.75%，相较于常规超声，其诊断敏感性、特异性均明显提高（表6-6），与文献报道一致。与单纯应用 LI-RADS 相比，联合 CEUS 的优势在于：①恶性肿瘤新生细小血管走行复杂，流速较慢，往往存在动静脉瘘，超声造影作为一种纯血池显像，可以清楚显示肿瘤的整体灌注信息；②当恶性肿瘤形成明显假包膜时，二维超声可以明确判断肿瘤的边界及大小，当恶性肿瘤浸润周围组织时，二维超声测量的肿瘤大小往往比造影情况下测量的小，对于病灶的形态学特点和病灶的范围，超声造影能更真实地反映出来。

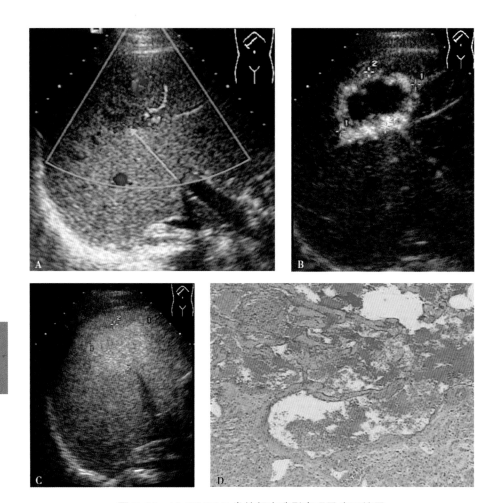

图 6-30 LI-RADS 3 类的超声造影表现及病理结果

A. 患者行二维超声检查时，右前叶探及一低回声，二维超声表现不典型，定为 LI-RADS 3 类；B. 行超声造影，动脉期病灶呈向心性增强；C. 门静脉期病灶表现为全瘤高增强，造影表现为典型快进慢出，分类降为 LI-RADS 2 类；D. 患者行穿刺活检，病理（×200，HE 染色）提示为血管瘤

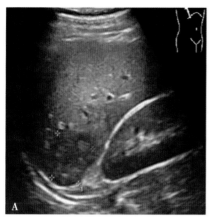
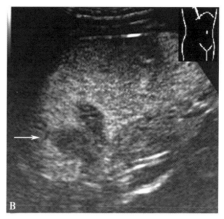
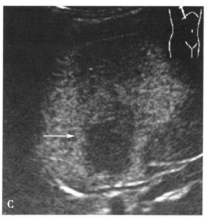

图 6-31　LI-RADS 3 类的超声造影表现

A. 患者体检时发现右后叶探及一低回声，超声表现不典型，定为 LI-RADS 3 类；B. 行超声造影，动脉期病灶周边呈快进表现，内部无造影剂填充；C. 门静脉期病灶周边部分消退为低增强，内部仍无造影剂填充，造影表现不典型，分类仍为 LI-RADS 3 类

表 6-6　LI-RADS/US 和 LI-RADS/US+CEUS 诊断性能的比较

诊断方法	敏感性	特异性	阳性预测值	阴性预测值	正确率
LI-RADS/US	80.56%	82.81%	72.5%	88.33%	82.00%
LI-RADS/US+CEUS	91.67%	93.75%	89.19%	95.24%	93.00%
χ^2	14.50	15.83	20.68	11.23	14.83
P	<0.001	<0.001	<0.001	<0.001	<0.001

6

结合超声造影的 LI-RADS 分类诊断性能明显提高，但是仍然存在一些假阳性及假阴性病例。由于影像对比增强存在各自的优势和特点，对于 LI-RADS 3/4 类的病灶，若超声检查包括 CEUS 鉴别良恶性有困难或分类有困难，结合增强 CT 或 MRI 仍属必要。

（二）ACR CEUS LI-RADS 的应用

　　Schellhaas 等回顾性分析了 50 例 HCC 患者超声造影图像资料，并按照 LI-RADS 分类标准（2014 年版）得出对 HCC 的诊断准确率为 93.5%，阳性预测值为 94.3%，然后将 CT/MRI LI-RADS 标准前瞻性应用于 50 例患者，HCC 的诊断准确率为 95.1%，阳性预测值为 94.3%，可见 CEUS LI-RADS 与 CT/MRI LI-RADS 的诊断效能相当。韩浩等对具有肝细胞癌高危因素的肝脏局灶性病变患 129 例（共 148 个病灶），行超声造影检查，按照 CEUS-LI-RADS 分类标准，以 LR-4、LR-5 类病灶均归为阳性，诊断 HCC 的特异性为 87.5%，阳性预测值为 92.5%，认为应用 LI-RADS 超声造影分类标准诊断 HCC 具有较高的敏感性和特异性，有利于诊断报告的规范化，有助于影像科医师与临床医师之间的沟通，对 HCC 具有较好的诊断效能，值得临床应用推广。

（赖远芳　陈海清　吕国荣）

参考文献

［1］Schellhaas B, Wildner D, Pfeifer L, et al. LI-RADS-CEUS-Proposal for a contrast-enhanced ultrasound algorithm for the diagnosis of hepatocellular carcinoma in high-risk populations. Ultraschall Med, 2016, 37（6）: 627-634.

［2］Terzi E, Iavarone M, Pompili M, et al. Contrast ultrasound LI-RADS LR-5 identifies hepatocellular carcinoma in cirrhosis in a multicenter restropective study of 1,006 nodules. J Hepatol, 2018, 68（3）: 485-492.

［3］王可, 孙少帅, 郭小超, 等. 肝脏影像报告及数据系统 2017 版（LI-RADS® v2017）解读. 中国医学影像技术, 2017, 33（10）: 1596-1600.

［4］Dietrich CF, Potthoff A, Helmberger T, et al. Contrast-enhanced ultrasound: Liver Imaging Reporting and Data System（CEUS LI-RADS）. Z Gastroenterol, 2018, 56（5）: 499-506.

第七章

肾脏囊性病变影像报告和数据系统（KI-RADS）规范

目前，大部分肾细胞癌的发现主要依靠影像学，只有10%的患者有典型的"腹痛、血尿、肿块"三联征。肾细胞癌的发病率呈逐年上升趋势，其中5%~7%为囊性，简单的囊肿比较容易诊断，但是复杂的囊肿诊断较困难。根据文献报道，有8%的单纯肾囊肿或肾肿瘤不符合严格诊断标准，因此1986年Bosniak博士首次引入肾脏囊性病变的分类方式对囊性肾癌进行分类，提高了诊断的准确性和可靠性。

第一节　肾脏超声检查规范

一、肾脏超声检查的适应证

肾超声检查的适应证如下，但不仅限于此。

1. 不明原因上腹部不适、疼痛或包块。
2. 长期慢性腰背部酸痛。
3. 不明原因血尿。
4. 尿常规异常显示由肾脏病变引起。
5. 了解肾脏大小、形态、位置。
6. 肾脏局灶性病变。
7. 肾脏弥漫性病变。

二、肾脏超声检测基本要求

（一）超声检查的仪器

选择彩色多普勒超声诊断仪，凸阵式或扇形相控阵探头。检查成人肾脏时，探头频率多用3.5MHz；检查小儿及婴幼儿肾脏时，可采用5~8MHz。

（二）超声检查方法

可采用侧卧位、平卧位和俯卧位，经腰侧部检查、经背部检查、经腹部检查，一般使用平移滑动及侧动扫查法。

（三）超声检查的程序

1. **检查的内容**　测量肾脏长径、宽径、厚径和肾脏实质或皮质厚度，通过与肝、脾回声比较，判定有无弥漫性肾脏病变，如有局灶性病变，应描述其特征，包括肿块位置、大小、数目、形态、边缘、内部及后方回声、钙化情况、相关特征如分隔、实性肿物的超声表现以及特殊情况。

2. **局灶性病变大小的测量**　应包括3个径线（长、宽、高），这有利于随访比较病灶变化。

3. **病变的位置**　可采用上极、中上极、中极、中下极、下极方式进行描述。

4. **成像方式的选择**　肾脏超声检查常规采用低频的实时灰阶超声，可采用CDFI技术测量肾脏各级动脉血流阻力。在肾冠状断面上：于肾窦内检测段动脉；于肾髓质与肾柱间检测叶间动脉；于皮质与髓质交界处检测弓状动脉；于皮质厚度的1/2处检测小叶间动脉。肾血流阻力指数正常值范围：段动脉0.63±0.04；叶间动脉0.59±0.02；弓状动脉0.54±0.03；小叶间动脉0.51±0.04（图7-1~图7-4）。

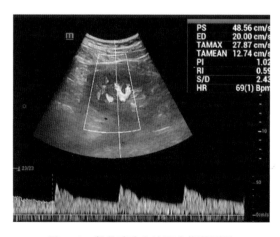

图7-1　肾段动脉血流阻力指数测量

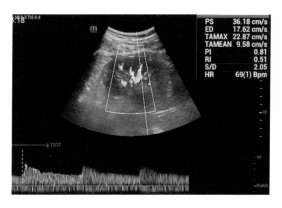

图 7-2　肾叶间动血流阻力指数测量

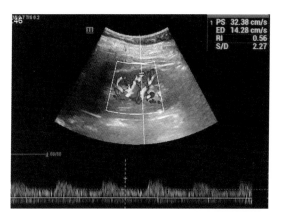

图 7-3　肾弓状动脉血流阻力指数测量

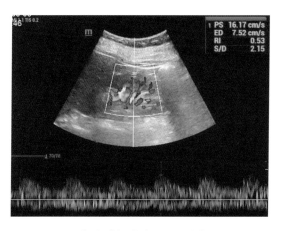

图 7-4　肾小叶间动脉血流阻力指数测量

　　有条件时，还可配合弹性成像（图 7-5）、声学造影、三维成像等检查技术，以利于良恶性病变的鉴别。

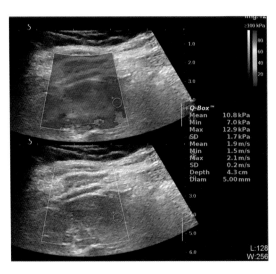

图 7-5　肾脏弹性成像

　　5. **肾脏检查范围**　除了肾脏本身的范围外，还应包括肾上腺、输尿管、膀胱、腹主动脉、下腔静脉、周围淋巴结等。肾脏肿瘤应特别注意肾静脉是否受侵形成血栓。

　　（四）图像的存储

　　1. **一般内容**　姓名、性别、年龄、门诊或住院号、设备名称、体位标识（肾脏方位、病灶位置、探头切面标识）。

　　2. **存储**　异常时至少记录 2 个以上有特征的不同方位的切面并记录病灶大小，病灶径线测量应至少测量 3 次以上。

　　3. **报告结论**　报告结论应包括 3 个方面的内容：

　　（1）应明确病灶的位置、物理性质。

　　（2）肾囊性病变应作 Bosniak 风险诊断分类。

　　（3）尽可能做出良恶性病变的推断。

（徐振宏　林国彬）

参考文献

[1] Warren KS, Mcfarlane J. The Bosniak classification of renal cystic masses. BJU Int, 2005, 95 (7): 939-942.

[2] Bosniak MA. The current radiological approach to renal cysts. Radiology, 1986, 158 (1): 1-10.

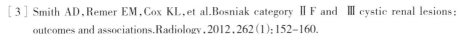

［3］Smith AD，Remer EM，Cox KL，et al.Bosniak category ⅡF and Ⅲ cystic renal lesions：outcomes and associations.Radiology，2012，262（1）：152-160.

［4］Sevcenco S，Spick C，Helbich TH，et al.Malignancy rates and diagnostic performance of the Bosniak classification for the diagnosis of cystic renal lesions in computed tomography-a systematic review and meta-analysis.Eur Radiol，2016，27（6）：2239-2247.

第二节　肾脏囊性病变超声影像报告和数据系统

一、概述

1986年，Bosniak博士首次根据CT影像的表现把肾脏囊性肿瘤分为4类，即Ⅰ类、Ⅱ类、Ⅲ类、Ⅳ类，称为Bosinak分类。1990年进行修订，提出ⅡF类（Bosniak Ⅱ follow），该类介于Ⅱ类和Ⅲ类之间，有助于避免良性囊肿被放在Ⅲ类而误判，从而减少不必要的手术。这种分类可以简单地把各种肾脏囊性病变分为5类，为每一类肾脏囊性病变的治疗，提供了适当的参考。Bosniak肾脏囊性病变分类不仅涉及CT诊断，近年来也增加了超声及MRI相关内容。

Bosniak分类主要包括规范化术语、诊断报告危险分层和防治应对措施等，它不仅成为一种质控手段，统一专业术语、标准诊断分类及检查程序，而且把肾脏囊性病变的各种影像（超声、CT、MRI）标准进行评估，使得临床科室和影像诊断科室有共同的标准，才能客观分析、交流患者的相关信息，并指导后续治疗的开展。

Bosniak分类超声影像数据和报告系统主要分为两个模块。其一是分类术语规范，用于描述肾脏囊性病变的超声表现。它包括6个方面内容：①大小；②钙化；③分隔数目；④囊壁厚度；⑤实性成分；⑥注射造影剂后增强情况。第二模块是风险分层超声评估及其防治措施。将肾脏囊性肿物疾病按照良恶性危险度分为Ⅰ～Ⅳ类进行评估。

二、Bosniak肾脏囊性肿物超声分类术语及描述

（一）囊肿的大小

随着肿物大小的增加，病变的恶性可能性并无相应增加。单纯囊肿（Ⅰ类）可大可小，但是小的囊性肿块也可能是恶性的。一般来说，小的囊性肿块更可能是良性的，大小可以用来确保一个小的囊性病变在没有其他特征的情况下是良性的，除有遗传性肾癌时（图7-6）。

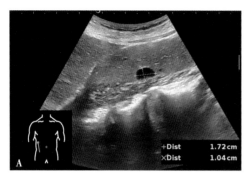
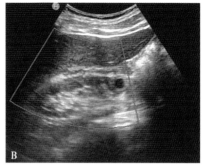

图 7-6　Ⅰ类肾囊肿

虽然不同大小，但是因囊壁薄，囊壁上未见钙化灶，没有分隔及实性
成分，故考虑Ⅰ类

（二）囊肿的钙化

囊肿钙化的大小与病变的恶性程度并不相关。良性肾脏囊性病变亦可
见不规则粗钙化，所以有钙化的肾脏囊性肿块不应简单诊断为Ⅲ类，更不能
随意诊断或为Ⅳ类，除非病变还具有其他恶性特征，如不规则增厚的间隔或
壁上探及实性成分（图 7-7）。

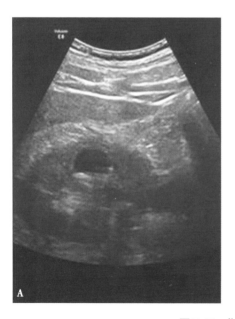
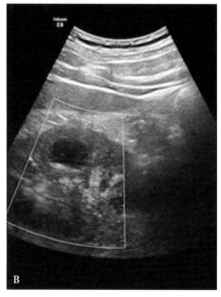

图 7-7　Ⅱ类肾囊肿

囊壁上显示明显的粗钙化灶，但是囊壁薄，没有分隔及实性成分，故考虑Ⅱ类

（三）分隔的数目

Ⅱ类及以上分类可见单发或多发分隔，类别越高，分隔数量越多，如Ⅱ F 类肿物比Ⅱ类有较多数量的分隔，但没有客观的区分标准（图 7-8）。

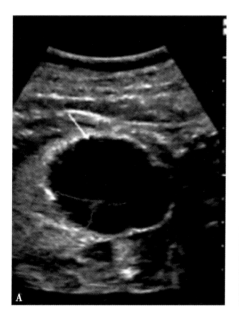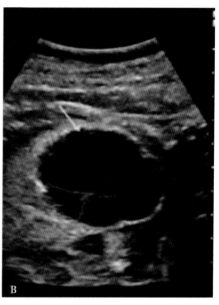

图 7-8　Ⅱ F 类肾囊肿

肾多发囊肿，囊肿内有分隔，在超声造影后，分隔不增强，故考虑Ⅱ F 类

（四）囊壁的厚度

一般来说，肾脏囊性病变Ⅱ F 类可见发丝样囊壁，Ⅲ类比Ⅱ F 类明显增厚，一般可 >0.1cm（图 7-9）。

（五）实性成分

在肾脏囊性病变的分类中，若有实性成分，则囊肿的影像学特征为Ⅳ类，其他类型都没有实性成分（图 7-10）。

（六）造影后增强情况

注射造影剂后，观察肾脏囊肿的壁或实性成分的增强模式，存在增强或明显的强化，则至少为Ⅲ类（图 7-11）。

Bosniak 博士及后来的学者是从以上 6 点（包括大小、钙化、囊壁分隔数目、囊壁厚度、实性成分、造影后增强情况）对肾脏囊性肿物进行分类及良恶性危险度分级（表 7-1）。

7

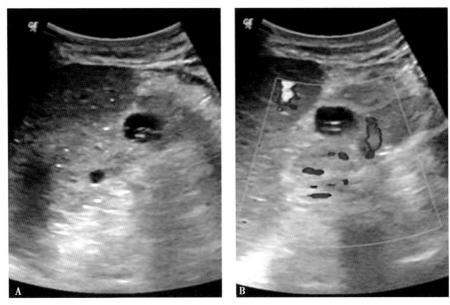

图 7-9 Ⅲ类肾囊肿

囊壁明显增厚 >0.1cm，但是没有实性成分，故考虑Ⅲ类，术后病理为囊性小肾癌

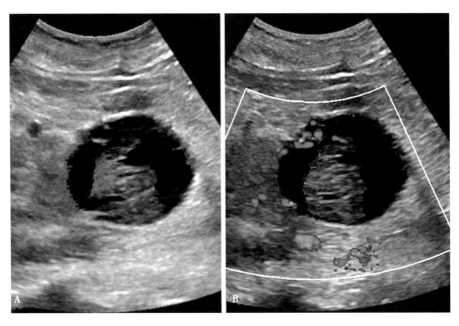

图 7-10 Ⅳ类肾囊肿

囊肿中显示低回声实性成分，故考虑Ⅳ类

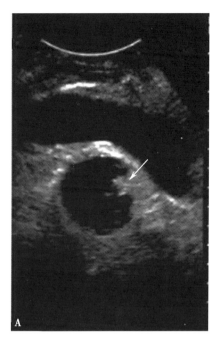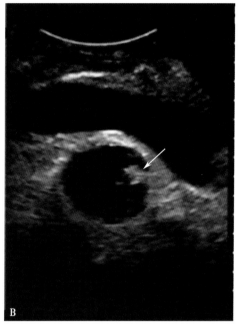

图 7-11 Ⅲ类囊性肾癌造影声像图

囊性肾癌囊壁上的实性成分在注射造影剂显影后，明显增强，提示恶性，至少Ⅲ类

表 7-1 肾脏囊性肿物 Bosniak 分类及良恶性危险度

Bosniak 分类	恶性可能性	描述	防治措施
Ⅰ类	0	良性单纯性囊肿	不需随诊
Ⅱ类	0	良性囊性	不需随诊
ⅡF 类	5%	不能确定	需要随诊
Ⅲ类	50%	良恶性难以确定	可能需要手术治疗
Ⅳ类	100%	恶性囊性病变	需要手术治疗

三、Bosniak 超声风险分层评估及防治措施

（一）Ⅰ类：良性单纯性囊肿

良性单纯性囊肿，其囊壁薄、光滑、边界清楚、没有钙化、呈无回声、囊液密度均匀，超声造影后囊壁、分隔及实性成分不强化，则为诊断明确的良性囊性病变，不需要手术和随诊（图 7-12）。

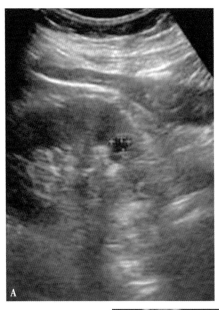
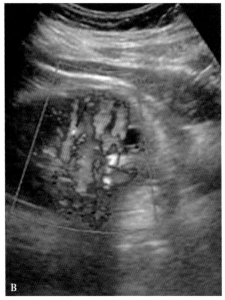
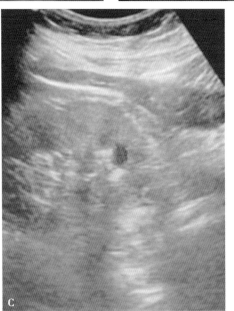

图 7-12　Ⅰ类肾囊肿

肾脏囊肿显示无回声，囊壁薄，没有分隔及钙化，也没有显示任何实性成分。在彩色多普勒模式下，囊肿没有明显的血流信号，在造影模式下，囊肿造影后无强化成分，故分为Ⅰ类

（二）Ⅱ类：良性囊肿

肿瘤大小一般 <3cm，分隔厚度 <0.1cm，有微小钙化，增强后囊壁、分隔及实性成分不增强，则为诊断较明确的良性囊性病变，不需要手术和随诊（图 7-13）。

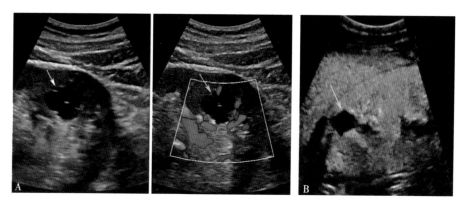

图 7-13　Ⅱ类肾囊肿

肾脏皮质囊肿（白色箭头），显示微小钙化。在彩色多普勒模式下，囊肿没有明显的血流信号（黄色箭头），超声造影后肾脏皮质囊肿不显示任何增强成分（黄色箭头）。囊肿无血流信号，可分为Ⅱ类

（三）ⅡF类：可能良性

囊肿有多个分隔，一般 >3cm，分隔厚度 >0.1cm，可有结节状粗大的钙化，增强后非连续性囊壁和分隔少量强化，需要定期随访复查。其恶性率约 5%（图 7-14）。

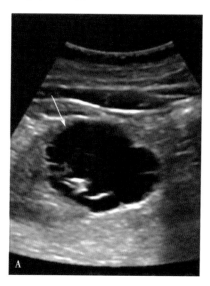
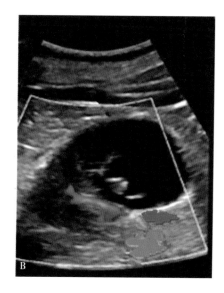

7

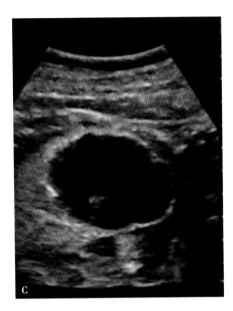

图 7-14　ⅡF 肾囊肿

一个不典型的肾脏囊肿，显示囊肿内有多个钙化及分隔。在彩色多普勒模式下，囊肿没有明显的血流信号。超声造影显示散在的囊内少数成分增强。囊肿随时间推移没有明显的对比增强

（四）Ⅲ类：可能恶性

囊肿存在规则或不规则囊壁和（或）分隔增厚，增强后可见多发强化。需要手术治疗。其恶性率约 50%（图 7-15）。

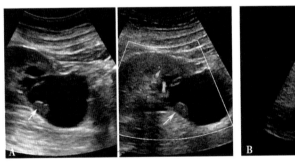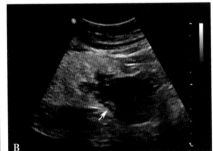

图 7-15　Ⅲ类肾囊肿

肾脏囊肿边缘显示不规则低回声成分（白色箭头），彩色多普勒模式（黄色箭头）未见明显的血流信号。超声造影显示囊肿边缘的实性成分增强（白色箭头）。术后病理证实是囊性细胞癌

（五）Ⅳ类：恶性囊肿

囊肿存在规则或不规则囊壁和（或）分隔增厚，分隔和壁上可见不规则钙化，增强后可见多个强化区域，实性成分可见不规则强化。恶性率约100%（图7-16）。

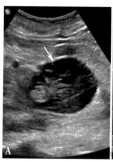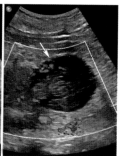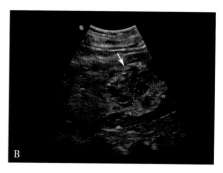

图7-16　Ⅳ类肾囊肿

不规则囊壁及分隔增厚，显示多发实性成分。超声造影显示囊性病变（白色箭头）明显增强。不增强部分，提示坏死等。术后病理囊性细胞癌

（徐振宏　林国彬）

参考文献

[1] Graumann O, Osther SS, Karstoft J, et al. Bosniak classification system: a prospective comparison of CT, contrast-enhanced US, and MR for categorizing complex renal cystic masses. Acta Radiol, 2016, 57(11): 1409-1417.

[2] Ferreira AM, Reis RB, Kajiwara PP, et al. MRI evaluation of complex renal cysts using the Bosniak classification: a comparison to CT. Abdom Radiol(NY), 2016, 41(10): 2011-2019.

[3] Israel GM, Bosniak MA. An update of the Bosniak renal cyst classification system. Urology, 2005, 66(3): 484-488.

[4] Rübenthaler J, Bogner F, Reiser M, et al. Contrast-Enhanced Ultrasound(CEUS)of the Kidneys by Using the Bosniak Classification. Ultraschall Med, 2016, 37(3): 234-251.

[5] Bosniak MA. The Bosniak renal cyst classification: 25 years later. Radiology, 2012, 262(3): 781-785.

第三节　超声 Bosniak 分类的影像客观指标体系构建与应用

国内外学者对 Bosniak 分类的 CT 客观评价指标体系大致形成统一意见。

肾脏囊性病变的影像学特征包括大小、钙化、分隔数目、囊壁厚度、实性成分、密度、注射造影剂后增强情况。下面介绍 Bosniak 分类评估的影像客观指标体系。

一、肾脏 Bosniak 分类的影像指标及其意义

（一）大小

肿物大小的影像学特征，主要是区分Ⅱ类和ⅡF类高密度囊肿。一般认为大于 3cm，诊断为ⅡF类。其他类别不受大小的影响，因为随着肿物大小的增加，病变的恶性程度并不相关。单纯囊肿（Ⅰ类）可大可小，甚至小的囊性肿块也可能是恶性（图 7-17）。

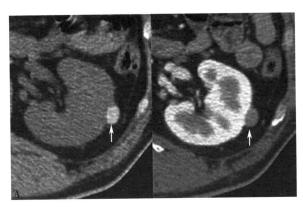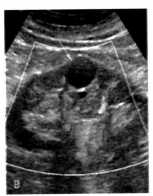

图 7-17　Ⅱ类肾囊肿

CT 断面上显示 1.5cm 外生性的囊性肿物，对比剂增强后，增强不明显。
故考虑为Ⅱ类

（二）钙化

最初认为病灶内厚的、结节状和不规则钙化可能是一种恶性的标志。然而，囊肿壁上的钙化，无论如何都不影响肿瘤的恶性程度。因此，钙化的数量及形态不应该成为区分良恶性的指标。目前认为钙化的影像学特征主要是用于区分Ⅰ、Ⅱ和ⅡF类肿物。Ⅰ类不包括钙化。Ⅱ类或ⅡF类可出现钙化。与Ⅱ类肿物相比，ⅡF类具有更大、更多或形态不规则的钙化。在诊断ⅡF类以上病变，若出现钙化，则钙化的大小和数量不会影响分类。这是因为钙化和肿块大小在ⅡF类以上的病变，不与恶性程度相关。即肾脏囊性肿块出现不规则增厚钙化，不应诊断为Ⅲ类或Ⅳ类，除非病变具有间隔或囊壁不规则增厚和实性成分增强。基于这些原因，钙化不影响ⅡF类以上分类的判定（图 7-18）。

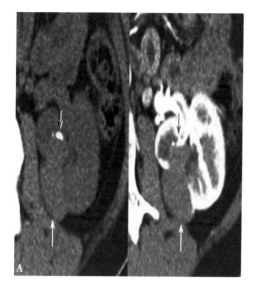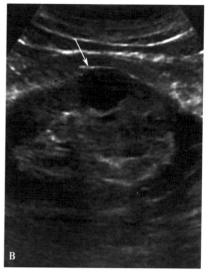

图 7-18　ⅡF 类肾囊肿

CT 横断面图像显示 3.5cm 大小密度均匀的肿瘤（白色箭头）。这种高密度的肾脏囊性肿块有一个结节性钙化灶（红色箭头），故考虑ⅡF 类

（三）分隔数目

分隔数目的影像学特征是区分Ⅰ类、Ⅱ类和ⅡF 类肿物。Ⅰ类没有分隔，Ⅱ类肿物可见少许分隔，ⅡF 类肿物可见有多个分隔。与Ⅱ类肿物相比，ⅡF 类拥有较多数量的分隔，但没有客观的区分标准。随分隔数目的增加，不会对ⅡF 以上类别病变产生影响（图 7-19）。

7

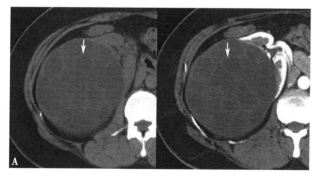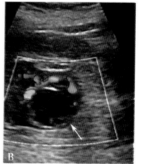

图 7-19　ⅡF 类肾囊肿

CT 横断面图像显示 11.8cm 大小的高密度囊性肿物、内可见多个光滑分隔及间隔（白色箭头），分隔的数量和厚度没有增强。故考虑ⅡF 类

（四）囊壁厚度

囊壁厚度的影像学特征可用于区分ⅡF类、Ⅲ类和Ⅳ类肿物。ⅡF类可见发丝样囊壁，Ⅲ类囊壁比Ⅱ类明显增厚，一般可>0.1cm。Ⅲ类和Ⅳ类都存在囊壁增厚，但是Ⅲ类仅仅是囊壁增厚，而没有实性成分，Ⅳ类囊壁则存在实性成分（图7-20）。

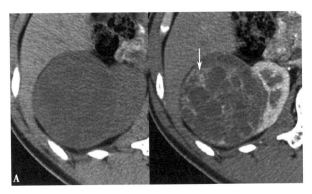
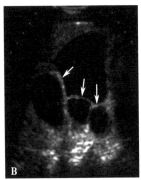

图7-20　Ⅲ类肾囊肿

CT横断面图像显示7.7cm大小的囊性包块，增厚的囊壁及不规则间隔存在增强（白色箭头）。故考虑Ⅲ类

（五）实性成分

实性成分的影像学特征只存在于Ⅳ类，其他类型都没有实性成分（图7-21）。

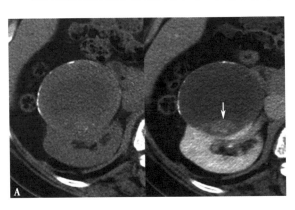
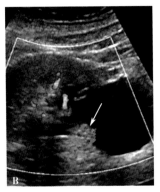

图7-21　Ⅳ类肾囊肿

CT横断面图像显示显示7.0cm大小的高密度囊性肿物，内存在增强的实性成分（白色箭头），故考虑Ⅳ类

（六）造影后增强情况

肿物造影后增强的影像学特征可用于区分ⅡF类和Ⅲ类或Ⅳ类肿物。在

CT 图像上，ⅡF 类肿物的壁或间隔增强可以观察得到，但不能测量。这些病变在 CT 平扫和增强图像之间的衰减差异小于 10（HU）。Ⅲ 类肿物的囊壁或分隔有可测量的增强，Ⅳ 类肿物包含增强实性成分。在 CT 平扫及增强图像上，能够显示明确增强的囊性肿块之间的衰减差异大于 20HU，10~20HU 是模棱两可的增强。注射造影剂后增强的存在，可确认为Ⅲ类、Ⅳ类，而不是ⅡF 类病变（图 7-22）。

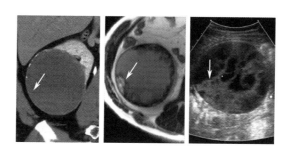

图 7-22　Ⅲ类肾囊肿

CT 横断面图像显示 9.5cm 大小的高密度囊性肿块，囊壁存在不规则增厚（白色箭头），故考虑Ⅲ类

二、肾脏囊性病变 Bosniak 分类客观影像评价指标的构建及应用

（一）Bosniak 分类在肾脏囊性病变的应用

1. 客观指标与分类构建　肾脏囊性病变 Bosniak 分类的影像学客观指标包括：肿块大小、钙化、分隔数目、囊壁厚度、实性成分、密度、注射造影剂后增强情况。不同的影像学的客观指标对 Bosniak 分类有不同的影响作用（表 7-2）。

表 7-2　不同影像学客观指标对 Bosniak 分类的影响作用

Bosniak 分类	大小	钙化	分隔数目	壁厚	实性成分	增强
Ⅰ 类	−	−	−	−	−	−
Ⅱ 类	+	+	+	+	−	+−
ⅡF 类	++	++	++	++	−−	+−
Ⅲ 类	−	−	+++	+++	+	++
Ⅳ 类	−	−	−	+++	++	+++

注：−：提示不影响 Bosniak 分类方法；+、++、+++：提示轻微的、中等的、强烈的影响 Bosniak 分类方法；+−：提示有明显增强，但不可测

2. 肾脏囊性肿物的影像分层诊断　肾脏囊性病变 Bosniak 分类良恶性病变的分层诊断包括五型，各型典型的影像学特征各不同（表 7-3）。

表 7-3　不同的 Bosniak 分类的影像学特征

Bosniak 分类	病变性质	影像学特征
Ⅰ型	良性单纯性囊肿	囊壁薄呈发线样，水样密度，无分隔、无钙化、无实性成分，无强化
Ⅱ型	良性囊肿	囊壁薄呈发线样和少数发线样分隔，壁和分隔可以感知但不能测量的强化，壁或分隔有细小或短段稍厚钙化，小于 3cm 均一高密度病变，边缘光整，无强化
ⅡF型	不能确定	囊内有多个发线样分隔，囊壁或分隔轻度光滑增厚和可以感知不能确切的强化，有粗厚或结节状钙化，无实性成分，大于 3cm 的高密度病变，无强化
Ⅲ型	良恶性难以确定	囊壁或分隔成光滑或不规则增厚，并有确切强化，但无实性成分
Ⅳ型	恶性囊性病变	除具Ⅲ型表现外，还有于囊壁或分隔相邻的强化软组织部分

（二）Bosniak 分类在肾脏囊性病变中的应用价值

Bosniak 分类系统在肾脏囊性病变的诊断和指导临床治疗方面发挥了重要作用，它为诊断肾囊性病变的良恶性提供了重要依据，同时也减少了一些不必要的临床干预。大量的研究表明，Bosniak 分类可以明显提高囊性肾癌诊断准确性。它已成为一种质控手段，明确了肾脏囊性病变影像学的描述及诊断依据，使得临床科室和影像诊断科室有共同的标准，规范临床对肾脏囊性病变的治疗，其临床应用价值已被越来越多的研究证实。

（徐振宏　林国彬）

参考文献

［1］ Park BK，Kim CK，Kim EY.Differentiation of Bosniak categories ⅡF and Ⅲ cystic masses：what radiologists should know.J Comput Assist Tomogr，2010，34（6）：847-854.

［2］ Weibl P，Klatte T，Waldert M，et al.Complex renal cystic masses：current standards and controversies.Int Urol Nephrol，2012，44（1）：13-18.

［3］ Graumann O，Osther SS，Osther PJ.Characterization of complex renal cysts：a critical evaluation of the Bosniak classification.Scand J Urol Nephrol，2011，45（2）：84-90.

［4］ Park BK，Kim B，Kim SH，et al.Assessment of cystic renal masses based on Bosniak classification：comparison of CT and contrast-enhanced US.Eur J Radiol，2017，61（2）：310-314.

［5］Quaia E, Bertolotto M, Cioffi V, et al.Comparison of contrast-enhanced sonography with unenhanced sonography and contrast-enhanced CT in the diagnosis of malignancy in complex cystic renal masses.AJR Am J Roentgenol, 2008, 191（4）:1239-1249.

［6］Ignee A, Straub B, Brix D, et al.The value of contrast enhanced ultrasound（CEUS）in the characterisation of patients with renal masses.Clin Hemorheol Microcirc, 2010, 46（4）:275-290.

［7］Zhou X, Yan F, Luo Y, et al.Characterization and diagnostic confidence of contrast-enhanced ultrasound for solid renal tumors.Ultrasound Med Biol, 2011, 37（6）:845-853.

［8］Houtzager S, Wijkstra H, de la Rosette JJ, et al.Evaluation of renal masses with contrast-enhanced ultrasound.Curr Urol Rep, 2013, 14（2）:116-123.

［9］曾红春, 姚兰辉, 王玉杰, 等.超声造影结合 Bosniak 标准在良恶性肾囊性病变鉴别诊断中的价值.中国医学影像学杂志, 2012, 20（7）:536-539.

7

第八章

超声影像报告和数据系统与穿刺活检

第一节 乳 腺

一、概况

乳腺癌是女性常见的恶性肿瘤之一。近年来，我国的乳腺癌发病率呈逐渐上升趋势，早期、正确地诊断乳腺癌，对于临床治疗方案的选择具有重要意义。目前尚没有一种或一组影像学检查能明确排除乳腺病灶的恶性可能，对于可疑病例，穿刺活检是确定恶性及癌前病变的有效方法。超声引导下乳腺肿物穿刺活检是一种创伤小、实用、准确、可靠的早期诊断方法。本文旨在规范超声引导下乳腺活检并提供相关信息，而不是法定的标准，在某些情况下甚至可有所超出，这取决于患者的需要和设备条件。应当认识在超声引导下完成介入操作没有惟一正确的方法。手法、探头的应用、仪器的类型和进行（介入）操作的医生的经验将会影响结局。

二、适应证

凡是临床诊疗所需，需要明确肿物的性质，都是超声引导下穿刺活检的适应证。具体包括以下几种情况（但并不仅限于此）。

（一）乳腺占位性病变

乳腺占位性病变（BI-RADS 4~5 类）超声征象包括为形态不规则、立卵形（纵横比 >1）、边缘不光整（模糊、成角、微分叶、毛刺）、内部回声不均匀、肿物内微小钙化灶、后方回声衰减、结构扭曲、导管扩张、腋窝淋巴结结构异常等；肿物内部及周边的血流可以明显增多，且走向杂乱无序，部分病灶有由周边穿入的特征性血流等表现。同时需注意有无乳腺癌高危因素，包括：第一次妊娠年龄 >30 岁或不孕患者；月经初潮年龄 <12 岁或绝经年龄 >55 岁；用雌激素控制更年期的妇女；乳腺癌家族史；对侧乳腺癌史；慢性乳腺病（导管上皮不典型增生、乳头状瘤病等）；肥胖或绝经后超重的妇女；胸部放射史等。

乳腺占位性病变（BI-RADS 3 类）超声征象包括边缘光整、椭圆形、呈水平方向生长（平行生长）等。它的恶性风险小于 2%，有研究证据表明，超声随访优于活检，因而推荐短期间隔随访检查。

（二）乳腺囊肿

乳腺囊肿可分为单纯囊肿、复杂囊肿、混合囊肿。

1. 单纯囊肿 其分类一般为 BI-RADS 2 类，可行治疗性穿刺。

2. 复杂囊肿 除具有单纯囊肿的征象（壁薄、无回声、后方回声增强等）以外，内无实性成分，囊肿间隔厚度 <0.05cm，内容物可表现为液平、碎屑样低回声，并随体位改变，其内无血流等。复杂囊肿分类为 BI-RADS 3 类，于 6 个月后复查，如体积增大 20%，应该进行抽吸细胞学检查。

3. 混合囊肿 包括含有液体与实体的囊肿。将混合囊肿分类为 BI-RADS 4 类，其恶变率较高，如短期内迅速发展，推荐行组织病理活检。

（三）乳腺炎

有下列情况之一，可行乳腺穿刺活检：

1. 乳腺呈橘皮样变，尤其是病变位于外上象限位置、有乳腺癌个人史或家族史、年龄 50 岁以上。

2. 超声检查显示有可疑淋巴结、皮肤增厚。

3. 临床诊断为脓肿，经治疗肿块和症状持续存在。

4. 乳腺炎抗生素治疗效果差。

（四）乳头溢液

当乳头溢液为水样液、浆液性液、血性液、暗棕色或黄色时，大部分病例为导管内乳头状瘤或导管内乳头状癌引起，穿刺活检是确诊乳头溢液病因最可靠的方法，尤其对早期微小病变、溢液细胞学检查阴性而临床又可疑时，更是如此。

（五）红斑性乳头病变

红斑性乳头病变原因可为：湿疹、佩吉特病和侵袭性乳头腺瘤。佩吉特病与原位导管癌或侵袭性癌密切相关。当红斑持续存在、湿疹症状经治疗后未见明显好转或怀疑佩吉特病，建议行穿刺活检。

8

（六）乳腺囊性增生病

乳腺囊性增生病在治疗观察过程中，肿块无明显消退，同时具有对侧乳腺癌史、乳腺癌家族史等高危因素，如肿块周围乳腺组织增生较明显，考虑活检。

（七）磁共振或钼靶等影像学检查高度怀疑乳腺恶性肿瘤

（八）前哨淋巴结的活检

乳腺癌前哨淋巴结活检可准确评估腋窝淋巴结病理学状态，对于腋窝淋巴结阴性的患者，可安全有效地替代腋窝淋巴结清扫术，从而显著降低手术的并发症，改善患者的生活质量。其适应证为：临床淋巴结阴性乳腺癌；可触及的肿大淋巴结或影像学可疑淋巴结但穿刺活检阴性；将进行全乳切除术的导管内癌患者。

（九）临床发现肿物，但性质不明

可扪及乳腺肿块，且超声提示相应部位有乳腺内占位性病变，需要行微创活检或微创切除以明确诊断。

（十）重复活检

最初活检结果不能明确，需再次穿刺明确；或怀疑疾病复发需再次穿刺。

三、禁忌证

超声引导下乳腺穿刺活检没有绝对的禁忌证。

相对禁忌证包括：①有明显出血倾向及凝血功能障碍的患者，需纠正后方可穿刺；②意识障碍不能配合的患者；③体质虚弱不耐受穿刺者；④怀疑乳房血管瘤患者；⑤穿刺部位感染，需处理后方可穿刺；⑥有乳腺假体的患者。

四、操作前准备

（一）超声探头、仪器选择

中心频率 7.0MHz 或更高频率的高频探头适用于乳腺介入操作的引导。一般采用彩色多普勒超声仪的实时线阵高频探头，探头频率为 7.5~10MHz，有条件可用到 10~15MHz。

（二）超声引导技术选择

有自由式和导向式两种，乳腺穿刺活检首选自由式超声引导技术。

（三）针具及活检装置选择

穿刺针的规格和类型的选择主要取决于临床穿刺的目的。最常用微创穿刺活检包括超声引导下细针穿刺抽吸细胞学（ultrasound-guided fine needle aspiration biopsy，US-FNAB）、超声引导下粗针穿刺组织学（ultrasound-guided core needle biopsy，US-CNB）、超声引导下真空辅助乳腺活检（ultrasound-guided vacuum-assisted breast biopsy，US-VABB）等方法。其中，US-FNAB 为细胞水平穿刺，US-CNB 和 US-VABB 为组织学穿刺。

（四）患者准备

术前查验血常规（包括血小板计数）、乙肝表面抗原、艾滋病毒抗体等。血常规如显示血小板计数低于 80×10^9/L 应警惕。乙肝表面抗原、艾滋病毒抗体阳性者应按照相应的隔离处理措施进行操作。细针吸取细胞学活检通常无需凝血功能检查，但若存在出血倾向、使用抗凝药或其他影响凝血功能的患者应全面检查凝血功能，并停用相关药物。

术前还要了解患者病史及其他影像学资料。合并糖尿病、高血压等慢性病者，因其存在潜在的感染、出血等风险，术前应请相应专科会诊，调整相关临床指标至安全范围，以保证穿刺的安全性及最大限度地减少并发症。

（五）术前谈话及其重点内容

术前谈话应包括：①对患者进行有关活检过程的解释，消除其顾虑，争取患者合作；②告知患者有关活检的优点、局限性（包括假阴性率和假阳性率）和发生并发症的风险及其预防措施，告知出现风险的备选方案，并签署知情同意书。

五、操作常规

（一）确认患者身份并审查穿刺活检的适应证和禁忌证

（二）病变的再评估

应该在（介入）操作之前对感兴趣区进行一次全面的超声检查，由有资质的医师再次进行评估，乳腺超声再次定位，并做相应标记。

（三）患者体位

操作时根据需要，以方便操作为前提，患者取仰卧或侧卧位。患侧手臂尽量上抬外展，充分暴露乳房。

（四）局部麻醉和消毒

宜用局部麻醉并应遵守无菌操作原则。US-VABB 选择局部麻醉时，可在病灶周围浸润；或直接注射在乳腺与胸大肌之间的间隙。麻醉范围应超过旋切刀顶部位置。

（五）进针径路选择

穿刺针尽量与胸壁平行，沿着声束平面进入病灶，避开重要组织及血管；尽量使用同一进针通道进行穿刺。为确保安全和有效，必须充分显示针

8

尖，做到不显示针尖不进行操作的原则。

（六）穿刺活检

1. 粗针组织学活检 在实时超声引导下，根据病灶大小及进针路径调整进针深度，穿刺针的穿刺方向尽量与探头长轴平行进入病灶，击发穿刺枪、迅速退针，用纱布按压止血，推出针槽内组织，放置入福尔马林固定液，视组织完整情况取材 1~3 条组织，送病理科检查（图 8-1，图 8-2）。

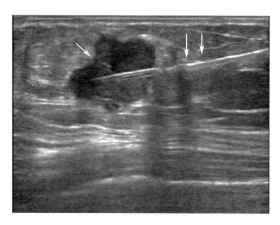

图 8-1 乳腺病灶粗针组织学活检
白色箭头所示为穿刺针，黄色箭头所示为病灶

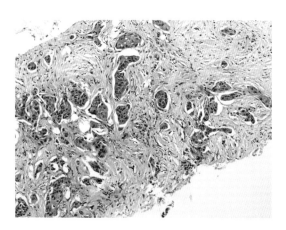

图 8-2 乳腺病灶粗针组织学活检病理
异型细胞巢团状浸润，核型不规则，核大深染，可见核分裂象（HE 染色，×100）

2. 细针细胞学活检 穿刺步骤与粗针组织学活检相同，保持负压进行反复提插抽吸，抽吸时可改变针道方向，尽量对结节多点取材，尤其是对恶性

可疑部位（如微小钙化区）重点取材。消除负压，拔出针头，用纱布按压止血。将针头内组织液推置载玻片上，用95％乙醇固定后送检（图8-3，图8-4）。

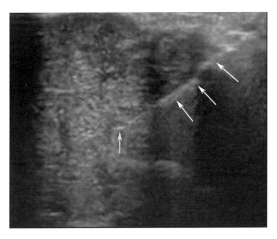

图8-3　乳腺病灶细针细胞学活检
白色箭头所示为穿刺针，黄色箭头所示为针尖位置

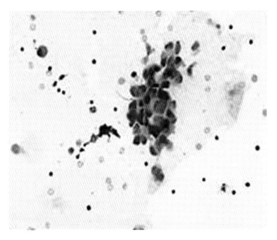

图8-4　乳腺病灶细针细胞学活检病理
异型细胞乳头状排列，核型不规则，核大深染（HE染色，×400）

　　3. 真空辅助乳腺活检　在实时超声引导下，将旋切刀的收集槽置于肿物下方，特别注意置入过程中收集槽应处于关闭状态，避免对皮肤以及周围组织产生损伤。确认定位无误后，调整收集槽处在取样或活检状态，选择操作手柄或脚踏控制板控制设备，对病灶进行旋切，直至在超声监控下完成既

定操作。切除操作结束时，超声复查确保病灶无残留。将残腔中的残留血抽吸干净，然后自乳腺表面压迫残腔 10~15 分钟，确认无活动性出血。最后在乳腺表面用纱球加压包扎，包扎时间应不少于 24 小时。切除标本送病理学检查（图 8-5，图 8-6）。

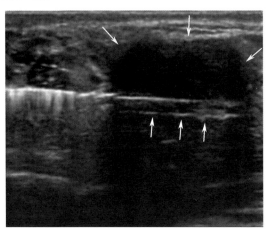

图 8-5 真空辅助乳腺活检

白色箭头所示为旋切刀切割槽区，黄色箭头所示为病灶，可见旋切刀位于病灶深面，切割槽区完全对准病灶

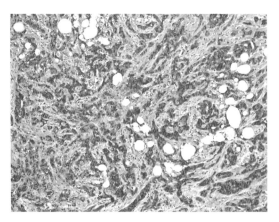

图 8-6 真空辅助乳腺活检病理

异型细胞巢团状、梁状浸润，核型不规则，核大深染（HE 染色，×40）

六、注意事项

消毒时应遵守无菌操作的原则，取材时应遵守代表性和多点取材的原

则，穿刺活检时应遵守确保安全和质量的原则，避开重要组织、血管，确保充分显示针尖。标本送检时应遵守"一针两用"的原则。超声引导细胞学活检还应注意：①强调多方向穿刺的重要性，至少要提插穿刺6次，以保证取得足够的标本；②涂片至少4张，2张涂片采用空气干燥固定，至少2张涂片采用95%乙醇湿固定，以供不同细胞学染色使用；③术后注意压迫止血。

七、并发症及预防措施

（一）气胸

应充分显示穿刺针针尖及病灶，遵守"无充分显示针尖不操作"的原则，根据病灶大小和位置调整进针路径及进针深度，避免误穿入肺内引起气胸。

（二）邻近组织损伤

全程可视化操作，可避开重要血管、神经及乳管等，以免损伤。

（三）出血

在实时超声引导下，要充分显示血管走行，注意避免穿刺到血管，对于凝血功能障碍的患者，应纠正凝血功能后方可穿刺，同时适当减少粗针穿刺次数。

（四）肿瘤针道转移

采用同轴引导针、减少穿刺次数等对减少肿瘤针道转移有一定帮助。

（五）感染

严格遵守无菌原则是预防感染最有效的途径。

（六）发热

若超过38.5℃时需对症处理，必要时进行血常规、血培养检查，有明确感染证据者需使用抗生素。

（七）疼痛

术后轻微疼痛，不予特殊处理；疼痛剧烈者，可用止痛药。

八、报告记录和管理

乳腺穿刺活检报告属于永久性记录，应当储存在一个可供检索的文档中。若条件许可，其他相应的影像学资料也要同时进行记录。报告应包括以下内容。

（一）图像标记

应包括患者姓名，住院号、编号或身份证号，检查日期，仪器名称，指明左侧或右侧乳腺及其位置，病变大小（用cm表示）及其他永久性资料

（包括操作者和医生姓名）。

（二）活检报告

应包括操作程序、指明左侧或右侧乳腺、描述结节的位置及其大小、局部麻醉的类型和用量、穿刺针的规格和装置类型、并发症及其治疗（如果有的话）、穿刺次数或所获得组织大小、声像图表现及其诊断结果。声像图上应记录活检的位置并给予保留（包括活检前、活检后）。

（三）质量控制和持续改进

乳腺的穿刺活检应进行质量控制，指标包括：①适应证选择合格率≥95％；②穿刺活检的假阴性率不超过20％；③与穿刺有关的特定的严重并发症零发生率；④穿刺成功率≥80％；⑤重复活检例数不超过20％。

如果达不到上述任何一个指标，应要求操作医师对整个操作过程进行回顾性分析，查找原因，总结经验，提出整改措施，进行质量监控和总结。

九、临床应用

（一）BI-RADS 对超声引导下穿刺活检的作用

BI-RADS 的建立有助于规范乳腺病变的超声诊断。在乳腺穿刺活检的指标作用方面，多数研究认为，BI-RADS 类别 4a、4b、4c 及 5 之间的穿刺结果阳性预测值（PPV）有明显差异；PPV 在类别 4b 与 4c 之间无显著差异；类别 4 的总 PPV 明显低于类别 5；伴有钙化的病例和（或）伴有腋下淋巴结肿大病例的 PPV 明显高于总体穿刺病例。因此认为依据 BI-RADS 评估标准选择穿刺活检的病例，可以减少盲目性。BI-RADS 分类 4b、4c 和 5 者应穿刺活检，尤其伴有钙化和淋巴结肿大者，更应该尽早穿刺活检明确病灶性质。对 BI-RADS 分类 3 者基本不需要穿刺活检，可以短期随访。BI-RADS 分类 4a 者 PPV 较低，如无前述乳腺癌高危因素，可以采取短期随访观察。

（二）活检方式的选择及意义

US-FNAB 对于可触及的肿块均适用，其局限性在于不能确定组织学类型，不能区分原位癌和浸润性癌，不能准确判断受体状态。所以，细针穿刺不能作为原发性乳腺癌病理诊断的依据，但是对一些特殊情况，如乳腺癌术后区域淋巴结转移，细针穿刺有一定的诊断价值。US-CNB 可以在术前取得较准确的病理诊断，文献报道其敏感性为 97.7％，特异性为 100％，与切除活检标本的组织学诊断符合率为 90％ ~96％。US-VABB 技术主要应用于钙化灶较集中的微小肿块，其操作方便迅速、定位准确、获取的组织量较多、诊断准确率高；一次进针，避免穿刺枪多次穿刺，减少了针道种植和上皮移位的可能性，并可在活检部位放置标记夹。但这种技术的缺点为费用较昂贵。

（苏淇琛　孙祯　吕国荣）

参考文献

[1] Touboul C, Laas E, Rafii A. Exploration of breast inflammation excluding pregnancy and breastfeeding: guidelines. J Gynecol Obstet Biol Reprod (Paris), 2015, 44 (10): 913-920.

[2] Boulanger L, Demetz J. How to explore breast skin lesion: guidelines. J Gynecol Obstet Biol Reprod (Paris), 2015, 44 (10): 921-926.

[3] Uzan C, Seror JY, Seror J. Management of a breast cystic syndrome: guidelines. J Gynecol Obstet Biol Reprod (Paris), 2015, 44 (10): 970-979.

[4] 步宏, 蔡莉, 常才, 等. 中国抗癌协会乳腺癌诊治指南与规范. 中国癌症杂志, 2015, 25 (9): 692-754.

[5] 钟嵘, 吕国荣, 沈浩霖, 等. 全自动乳腺容积扫描和常规超声对乳腺 BI-RADS 分类价值的比较. 中国超声医学杂志, 2016, 32 (2): 121-123.

[6] Varella MAS, Cruz JTD, Rauber A, et al. Role of BI-RADS ultrasonographic subcategories (4a-4c) in predicting breast cancer. Clin Breast Cancer, 2017.

[7] Chikarmane SA, Tai R, Meyer JE, et al. Prevalence and predictive value of BI-RADS 3, 4, and 5 lesions detected on breast MRI: correlation with study indication. Acad Radiol, 2017, 24 (4): 435-441.

[8] Patterson SK, Neal CH, Jeffries DO, et al. Outcomes of solid palpable masses assessed as BI-RADS 3 or 4A: a retrospective review. Breast Cancer Res Treat, 2014, 147 (2): 311-316.

[9] Sadigh G, Carlos RC, Neal CH, et al. Accuracy of quantitative ultrasound elastography for differentiation of malignant and benign breast abnormalities: a meta-analysis. Breast Cancer Res Treat, 2012, 134 (3): 923-931.

第二节　甲　状　腺

一、概况

甲状腺结节（thyroid nodule，TN）是临床常见疾病，4%~8% 的成年人触诊发现有甲状腺结节，超声检查中甲状腺结节的发生率为 10%~67%，其中 5%~10% 的结节为恶性，且发病率随年龄增长而增加。甲状腺良性结节和恶性结节治疗方案不同，鉴别结节的良恶性尚有一定的困难。因此，早期、正确地诊断 TN，对于临床治疗方案的选择具有重要意义。高频超声检查鉴别 TN 良恶性的准确性在 80% 左右，超声引导下穿刺活检可提高 TN 的鉴别诊断水平。目前，超声引导下甲状腺穿刺活检临床上分为 US-CNB 和 US-FNAB 检查。

本文旨在规范超声引导下甲状腺活检，不是法定的标准，在某些情况下可有所超出，这取决于患者的需要和设备条件。应当认识到遵守规范并不能保证准确的诊断或良好的结局。

二、适应证

凡是临床诊疗所需，需要明确 TN 的性质，都是超声引导下穿刺活检的适应证。具体包括以下几种情况（但并不仅限于此）。

（一）超声检查为可能良性类结节，有下列条件之一者

1. 囊性或囊性为主的 TN，有临床症状，如囊内出血压迫气管导致呼吸困难或因疼痛而需缓解症状，可行诊断性和治疗性穿刺。

2. 囊性为主的 TN，临床怀疑合并感染时，可行诊断性和治疗性穿刺。

3. 可能良性类囊性 TN，如海绵状囊性结节或具有胶质小体的结节，拟行局部介入治疗（无水乙醇化学消融、射频或激光热消融），术前需明确诊断或排除恶性 TN。

4. 可能良性类实性 TN，近期超声随访测量结节的 2 条径线增大皆超过 0.2cm 或体积增加 50%，需明确诊断。

（二）超声检查为可疑恶性类结节，有下列条件之一者

1. 直径 ≥ 0.5cm 的低回声结节，同时具有甲状腺癌高危因素。高危因素为甲状腺癌病史，包括一级亲属甲状腺癌史及家族性髓样癌史（FMTC）；儿童或青春期接触放射线史；多发内分泌腺瘤（MEN）；降钙素 >100pg/ml；PET 表现为 ^{18}F-FDG 浓聚；MEN2/FMFC 相关的 *RET* 原癌基因突变。

2. 甲状腺囊性病变表现不典型，尤其是偏心型的囊性为主的病变且实性成分内有血流，高度怀疑乳头状癌囊性病变，需抽吸活检明确诊断。

3. 此外，2015 年美国甲状腺协会（ATA）指南基于超声模式和 FNA 细胞学制定了甲状腺结节临床评估和管理法则，具体流程见图 8-7，其中结节恶性风险的超声模式（高度可疑恶性、中度可疑恶性、低度可疑恶性、极低度可疑恶性和良性结节）的恶性风险分别为 70%~90%、10%~20%、5%~10%、<3%、<1%（表 8-1）。高度、中度可疑恶性的结节穿刺最大直径 ≥ 1cm，低度可疑恶性的结节穿刺最大直径 ≥ 1.5cm，极低度可疑恶性的结节穿刺最大直径 ≥ 2cm，单纯的囊性结节不做 FNA。

4. 世界卫生组织（WHO）定义甲状腺微小乳头状癌（papillary thyroid microcarcinoma，PTMC）指肿瘤最大直径 ≤ 1cm 的甲状腺乳头状癌。国外指南认为 1cm 以下 PTMC 一般不推荐常规穿刺，因其多呈惰性且可能与患者年龄相关，除非发生以下情况之一：①甲状腺外侵犯；②颈部淋巴结转移；③远处转移。而 2016 年国内的《甲状腺微小乳头状癌诊断与治疗中国专家共识》建议直径 ≥ 0.5cm 的 PTMC 可考虑进行 FNAB。

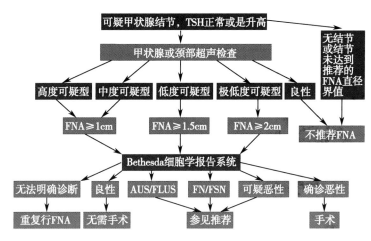

图 8-7 ATA 指南（2015 年）甲状腺结节临床评估和管理法则

TSH：促甲状腺素；AUS/FLUS：意义不明的滤泡性病变 / 不典型性病变；

FN/FSN：甲状腺滤泡肿瘤 / 可疑滤泡性肿瘤

表 8-1 利用甲状腺结节的超声征象预估其恶性风险值及推荐的 FNA 直径

超声模式	超声征象	恶性风险	FNA 直径的界值（最大直径）
高度可疑恶性	实性低回声结节或是含有低回声实性成分的混合回声结节合并以下一个或多个征象：结节边界不清晰及边缘不规则（浸润，呈分叶状或毛刺状），结节内部可见微小钙化灶，"高大于宽"，含有小突起状软组织成分的环形钙化，有 ETE 的证据	70% ~90%	推荐 FNA ≥ 1cm
中度可疑恶性	边缘光滑的低回声实性结节不伴有微小钙化灶、"高大于宽"、ETE	10% ~20%	推荐 FNA ≥ 1cm
低度可疑恶性	等回声或高回声结节或部分含有偏心性实性成分的部分囊性结节不伴有微小钙化灶、边缘不规则、ETE 及 "高大于宽" 等征象	5% ~10%	推荐 FNA ≥ 1.5cm
极低度可疑恶性	海绵状或是部分囊性结节不伴有上述描述高、中、低度恶性模式的超声征象	<3%	推荐 FNA ≥ 2cm 或是不建议 FNA 直接观察随访
良性	单纯囊性结节（无实性成分）	<1%	推荐 FNA ≥ 1cm

注：ETE：extrathyroidal extension，甲状腺以外区域的扩散

8

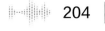

（三）结合甲状腺核素检查及甲状腺功能试验或其他检查，TN 需进一步明确诊断

1. 核素检查为冷结节，甲状腺功能正常或减低，给予左甲状腺素片抑制促甲状腺素（TSH）生成，3 个月后若结节增大，可行 FNAB 以明确诊断。

2. PET 检查高度怀疑恶性 TN，且超声检查又能显示，也可行 FNAB。

（四）甲状腺弥漫性实质病变，需要区分甲状腺炎症与低度恶性淋巴瘤

甲状腺弥漫性实质病变常需粗针组织切割活检，以确保诊断的准确性。

（五）重复活检

包括初次穿刺活检不能明确诊断，恶性结节术后可能残留或复发病灶的再活检等情况。研究表明，超声引导自动组织学活检（包括使用 18G 粗针）可以提高 TN 诊断的准确性。重复活检推荐使用细针组织活检，必要时也可使用 18G 粗针活检。良性结节随诊过程中，如果结节的直径增长 20%、在 2 个径线上的增长至少 >0.2cm 或超声发现异常的可疑恶性表现（结节边界不规则，中央血流丰富），则须再次行 US-FNAB。对于可疑恶性类结节，若初次活检结果提示无细胞学诊断意义或无决定性意义的滤泡病变或非典型增生，应推荐 6 个月内重复活检；若初次活检提示滤泡性肿瘤，应首选手术治疗，但亦可根据患者意愿选择重复活检。

（六）局部或介入治疗后疗效判定

甲状腺恶性肿瘤外部放射治疗、放射性同位素治疗、射频或激光消融等治疗后疗效观察时需活检者。

三、相对和绝对禁忌证

US-FNAB 没有绝对的禁忌证。

相对禁忌证包括：①超声检查无法显示病灶或是超声显示病变不清晰者；②穿刺部位感染，需处理后方可穿刺；③严重出血倾向，凝血机制有障碍者，需纠正后方可进行活检；④患者严重虚弱或意识不清无法配合活检操作；⑤极低度可疑恶性结节（例如"海绵征"）或单纯的囊性结节不做 US-FNAB。

四、穿刺前准备

（一）超声仪器、探头选择

必须使用高质量的彩色多普勒超声诊断仪。甲状腺穿刺活检首选高频线阵探头，通常使用 10MHz 或更高频探头。

（二）超声引导技术选择

有自由式和导向式两种，甲状腺穿刺活检首选自由式超声引导技术。

（三）针具及活检装置选择

穿刺针的规格和类型的选择主要取决于临床穿刺的目的。由于甲状腺或部分 TN 血流丰富，组织较脆，通常无正常组织或仅有很薄的正常组织包绕或覆盖，且甲状腺周围皆为重要的器官或结构。因此，甲状腺穿刺活检的穿刺针具的规格选择不同于乳腺穿刺活检。甲状腺穿刺活检术通常选择 22G 或更细的穿刺针，或采用 7 号针头进行针吸细胞学活检。也可选用细针切割活检针进行组织学或细胞学活检，但较少。经皮粗针穿刺行组织学活检，通常使用 18G 活检枪。研究表明，采用自动活检技术可以提高 TN 诊断的准确性，减少并发症。

（四）患者准备

术前查血常规、凝血功能、乙肝表面抗原、艾滋病毒抗体等。使用抗凝药或其他影响凝血功能的患者应全面停用相关药物。

（五）术前谈话及其重点内容

术前谈话应包括：①对患者进行有关活检过程的解释，消除其顾虑，争取患者合作；②告知患者有关活检的优点、局限性（包括假阴性率和假阳性率）和发生并发症的风险及其预防措施，告知出现风险的备选方案，并签署知情同意书。

五、操作常规

（一）确认身份

确认患者身份并审查穿刺活检的适应证和禁忌证。

（二）病变的再评估

术前应由有资质的医师对拟进行活检的 TN 再次进行评估。

（三）患者体位

操作时患者取仰卧位，肩部垫枕，颈部后伸。但老年人颈部后伸应有限度，以避免引起椎动脉血流障碍。

（四）局部麻醉和消毒

宜用局部麻醉并应遵守无菌操作原则。

（五）进针径路选择

甲状腺穿刺进针径路的选择既不同于深部脏器穿刺所采用的直接最短径路的原则，亦不同于乳腺穿刺所采用的穿刺针的穿刺方向尽可能与探头长轴平行的原则。TN 穿刺最好采用颈部横断面或斜横断面经峡部穿刺的进针径路，这样既有利于压迫止血，减少血肿形成，又可减少囊液或注射药物的

8

渗漏，同时减少伤及大血管、气管和喉返神经。利用高频超声引导，可以实现进针路线的连续可视化。为确保安全和有效，必须充分显示针尖，做到"不显示针尖不进行操作"的原则。

（六）穿刺活检

1. 细针细胞学活检 嘱患者屏气及停止吞咽，在实时超声引导下，将穿刺针沿探头一端的边缘刺入病灶，保持负压进行反复提插抽吸，抽吸时可改变针道方向，尽量多点取材，尤其是对恶性可疑部位（如微小钙化区）重点取材。亦可选择多点进行穿刺（图8-8）。消除负压，拔出针头，用纱布按压止血。

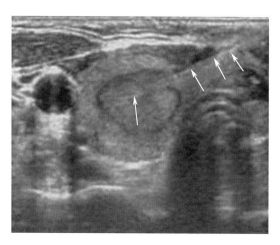

图8-8 甲状腺病灶细针细胞学活检
白色箭头所示为穿刺针，黄色箭头所示为针尖位置

2. 粗针组织学活检 在实时超声引导下，根据病灶大小及进针路径调整进针深度，穿刺针的穿刺方向尽量与探头长轴平行进入病灶，击发穿刺枪、迅速退针，用纱布按压止血，推出针槽内组织，放置入福尔马林固定液，视组织完整情况取1~3条组织，送病理检查（图8-9）。

（七）细胞学制片方法

拔针后，将针腔内组织液进行涂片，置入95%乙醇固定。液基细胞学制片（ThinPrep cytology test，TCT）：细针穿刺物直接注入液基细胞保存液中，针管在保存液中反复抽吸5次，清洗残留在针管中的细胞。第一次离心：600g 10分钟，弃上清液，置漩涡混合器上振荡30秒，加入5ml细胞保存液，用软吸管将标本混匀后转移至离心管内中；第二次离心：600g 10分钟，弃上清液，置漩涡混合器上振荡30秒；根据沉淀量，加入1~2ml缓冲液，漩涡振荡混匀。使用 LBP 液基细胞沉降式自动制片系统，每张涂片取 200μl 细胞混悬液制片，HE 染色。有研究证实，薄层液基细胞学涂片提高了传统细胞学涂片的阳性率，TCT 联合 US-FNAB 有较高的临床应用价值。分析优势在于：TCT 背景血细胞明显减少，更为干净；胶质减少且易呈现为浓染的水滴状而不是弥漫分布呈膜状；细胞核往往较小，但核的细节，特别是核膜、染色质和核仁更易观察（图 8-10）。

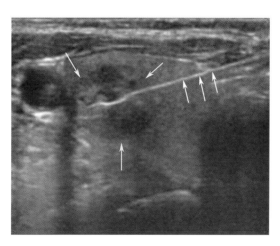

图 8-9　甲状腺病灶粗针细胞学活检
白色箭头所示为穿刺针，黄色箭头所示为病灶

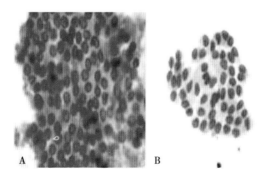

图 8-10　甲状腺乳头状癌两种涂片方式的对比（HE 染色，×600）
A. 传统细胞学涂片示细胞核呈椭圆形，毛玻璃样核，可见核沟与核内假包涵体；
B. TCT 涂片示背景血细胞明显减少，核皱缩，核型不规则，可见核沟

（八）术后压迫止血
进针点和针道应用手指充分按压直到止血，以防止颈部血肿形成。

六、注意事项

消毒时应遵守无菌操作的原则，取材时应遵守代表性和多点取材的原则，穿刺活检时应遵守确保安全和质量的原则，标本送检时应信守"一针两用"的原则。超声引导 TN 活检还应注意：①混合性结节行活检时，应先抽尽囊液，而后行活检，才能提高活检的准确性；②细胞学活检强调多方向穿刺的重要性，至少要提插穿刺 6 次，以保证取得足够的标本；③涂片至少 4 张，2 张涂片采用空气干燥固定，至少 2 张涂片采用 95% 乙醇湿固定，以供不同细胞学染色使用。

七、并发症及预防措施

甲状腺穿刺活检并发症发生率极低，偶尔可引起声带麻痹、迷走反应、颈部血肿、针道种植转移、损伤周围器官等。活检后呼吸困难和窒息是最危急的并发症，通常发生于活检后 48 小时内，如不及时发现和适当处理，则可危及生命。常见原因为活检部位出血及血肿压迫所致。必要时应立即清除血肿或手术止血，并根据处理后患者呼吸困难改善情况及程度决定是否做气管插管或气管切开。

八、报告记录和管理

甲状腺穿刺活检报告属于永久性记录，应当储存在一个可供检索的文档中。若条件许可，相应的甲状腺核素扫描或其他影像学资料也要同时进行记录。报告应包括以下内容。

（一）图像标记

应包括患者姓名，住院号、编号或身份证号，检查日期，仪器名称，指明左侧或右侧甲状腺及其位于上部、中部或下部，探头轴向，病变大小（用 cm 表示）及其他永久性资料（包括操作者和医生姓名）。

（二）活检报告

应包括操作程序、指明左侧或右侧甲状腺、描述结节的位置及其大小、局部麻醉的类型和用量、穿刺针的规格和装置类型（如弹射型自动活检装置）、并发症及其治疗（如果有的话）、穿刺次数或所获得组织大小、声像图表现及其诊断结果。声像图上应记录活检的位置并给予保留（包括活检前、活检后）。

（三）质量控制和持续改进

甲状腺结节的穿刺活检应进行质量控制，指标包括：①适应证选择合格率 ≥ 95%；②穿刺活检的假阴性率不超过 20%；③与穿刺有关的特定的严重并发症零发生率；④重复活检例数不超过 20%。

如果达不到上述任何一个指标，应要求操作医师对整个操作过程进行回顾性分析，查找原因，总结经验，提出整改措施，进行质量监控和总结。

九、临床应用

TI-RADS 分类的建立有助于规范甲状腺结节的超声诊断。Moon 等将穿刺结果为无诊断意义的 548 枚结节进行重复性 US-FNAB 检查，TI-RADS 3、4a、4b、4c 及 5 类结节的恶性风险分别为 0.8%、1.8%、6.1%、14.4% 及 31.0%，因此认为无或有一项可疑超声征象的无诊断意义结节进行超声随访即可，而具有两项及以上可疑超声征象的结节则需要进行重复性 US-FNAB 检查。US-FNAB 是术前评估甲状腺结节良恶性敏感度和特异度最高的方法，对于 US-FNAB 不能诊断的甲状腺结节，可考虑行 US-CNB 作为辅助检查方式。

（苏淇琛 孙祯）

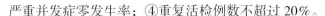

[1] 吕国荣,李新丰,王静意,等 . 甲状腺结节超声导向无水酒精注射治疗新方法 . 中华超声影像学杂志,1995,4(6):245-246.

[2] 苗立英,吕国荣,张武,等 . 介入性超声在甲状腺疾病诊断和治疗中的应用 . 中国超声医学杂志,2000,16(12):910-912.

[3] Haugen BR,Alexander EK,Bible KC,et al.2015 American Thyroid Association Management Guidelines for Adult Patients with Thyroid Nodules and Differentiated Thyroid Cancer:The American Thyroid Association Guidelines Task Force on Thyroid Nodules and Differentiated Thyroid Cancer.Thyroid,2016,26(1):1-133.

[4] 唐鹤文,张波,姜玉新,等 . 超声引导下甲状腺结节细针穿刺活检进展 . 中国实用外科杂志,2015,359(6):679-683.

[5] 中国抗癌协会甲状腺癌专业委员会(CATO). 甲状腺微小乳头状癌诊断与治疗中国专家共识(2016 版). 中国肿瘤临床,2016,43(10):405-411.

[6] Wei Y,Lu Y,Li C.Clinical application of ultrasound-guided thyroid fine needle aspiration biopsy and thinprep cytology test in aiagnosis of thyroid disease.Asian Pac J Cancer Prev,2016,17(10):4689-4692.

[7] 忻晓洁,孙成相,王晓庆,等 . 超声引导下细针穿刺活检对≤10mm TI-RADS 4a 类甲状腺结节的诊断价值 . 中华普通外科杂志,2016,31(8):673-676.

[8] Moon HJ,Kim EK,Yoon JH,et al.Malignancy risk stratification in thyroid nodules with nondiagnostic results at cytologic examination:combination of thyroid imaging reporting and data system and the Bethesda System.Radiology,2015,274(1):287-295.

第三节　浅表淋巴结

一、概况

淋巴结是人体重要的免疫器官和防御屏障，分布于身体各个部位，腋窝、腹股沟、颈部等位置浅表，易于发现。在癌症患者中浅表淋巴结转移有着较高的发生率。临床工作中，常需获得浅表淋巴结的病理诊断，从而明确肿大淋巴结的来源和性质，对确定肿瘤的分期及疾病复发有重要的价值。影像学检查方法（如超声、CT等）对淋巴结转移癌诊断的特异性，不能代替病理学诊断。临床医生常需对患者肿大淋巴结的性质和来源做出明确诊断，对于某些未能确定原发灶的病例，穿刺活检证实的转移性淋巴结，可以为确定原发肿瘤提供线索；而对于已知原发肿瘤的病例，穿刺活检证实的淋巴结转移，则有助于肿瘤的分级、分期、制定治疗计划及疗效评价。因此，明确淋巴结组织病理学诊断意义重大。超声引导穿刺活检技术作为介入超声的一个重要组成部分，已经成为良、恶性肿瘤鉴别诊断的重要方法之一，可实时监视针尖的位置和穿刺的全过程，是目前公认的非手术条件下获得明确组织病理学诊断的最佳方法，因其安全经济、准确率高、创伤性小为患者所接受。

二、适应证

1. 体格检查或影像学检查发现异常淋巴结。
2. 因临床诊断所需，为准确确定淋巴结肿大的病因和明确病变的良、恶性。

三、禁忌证

超声引导下浅表淋巴结穿刺活检的没有绝对的禁忌证。

相对禁忌证包括：①严重出血倾向；②患者极度虚弱或意识不清，无法配合活检；③穿刺部位明显感染，需处理后方可穿刺；④麻醉剂过敏者；⑤妊娠7个月后；⑥服用抗凝血药物者。

四、操作前准备

1. **超声仪器、探头选择**　高档彩色多普勒超声诊断仪，线阵探头及其专用穿刺引导架和导槽，探头频率7.0MHz以上。
2. **穿刺方法的选择**　有自由式和导向式两种。浅表淋巴结穿刺首选超声监控下的自由式引导。

3. **针具及活检装置的选择**　可选择手动活检，亦可选择自动活检。活检装置为自动弹射式活检穿刺枪，根据患者淋巴结情况，通常选用 16G 或 18G 甚至 14G 活检针。当要行进行免疫组化或其他特殊染色的病理检查时，可选粗针，以确保获取足够的组织。当淋巴结较小或为混合性或含液性病变时，可选择 7~9G 细针吸取细胞学活检。

4. **患者准备**　穿刺活检前需要检查患者血常规、凝血功能，糖尿病患者测量血糖，年老体弱、病情复杂的患者必要时检查心、肺、肝、肾功能，穿刺前 1 周停止服用抗凝药物，女性患者避开月经期。

5. **术前谈话及签署知情同意书**

五、操作规范

1. **确认患者身份并审查淋巴结穿刺活检的适应证和禁忌证**

2. **病变的再评估**　术前应由有资质的医师对准备活检的淋巴结进行再次评估，确认淋巴结位置。

3. **患者体位**　根据穿刺部位而定。颈部淋巴结活检取仰卧位，肩部垫枕，颈部适度后伸；腋窝 / 腹股沟区淋巴结活检亦多采用仰卧位，上肢 / 下肢轻度外展，充分暴露穿刺部位皮肤。在超声引导下观察穿刺部位淋巴结的大小、形态、边界、血流情况、与周围组织关系，避开神经、血管，选择穿刺点（图 8-11）。

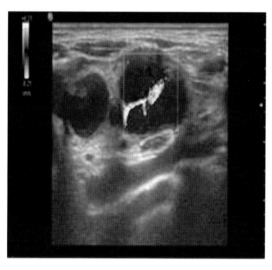

图 8-11　颈部肿大淋巴结彩色多普勒超声显示内部血流分布

4. **局部麻醉和消毒**　充分暴露穿刺活检部位，常规碘伏消毒、铺无菌巾，2%盐酸利多卡因局部麻醉，无菌探头套包裹探头，安装穿刺引导架及导槽。

5. **进针径路的选择**　彩色多普勒超声实时动态监视引导下，确定穿刺路径，使引导线正好通过取材部位。穿刺时应注意避开淋巴结的液化坏死区及血管、神经等重要结构，选择安全合适的进针入路，特别注意穿刺深度。尽可能选择最短的进针途径（图 8-12）。

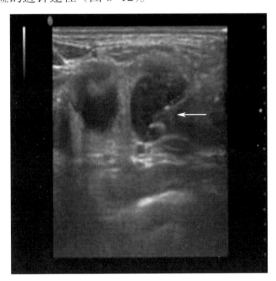

图 8-12　肿大淋巴结的穿刺活检
箭头所示为活检针

6. **穿刺方法**

（1）细胞学穿刺活检：超声引导下徒手直接经皮穿刺，活检针进入目标淋巴结内，拔出针芯，接上 10ml 注射器，施加负压，并在淋巴结内部抽吸 3 次以上，视取出组织情况，每例患者穿刺 2~3 次。吸取的内容物置均匀涂于玻片上，并用 95% 乙醇固定。为避免抽吸物被血液稀释影响病理检查，故当注射器前端"见红"时，应立即停止抽吸。

（2）手动及半自动穿刺活检：若采用手动配套式 Sure-Cut 活检针时，超声引导下穿刺针针尖进到淋巴结边缘时，提拉针栓后迅速将针推入淋巴结内，停顿 1~2 秒后旋转离断组织芯并退针。若采用传统手动 Tru-Cut 活检针时，将切割针推至淋巴结边缘固定针鞘，然后将带槽的针芯刺入，随即有病灶组织突入针槽中，继而固定针芯再推进针鞘，击发按钮，获取组织后退针并将组织置于 10% 福尔马林液中固定。

（3）自动组织学活检：在超声引导下将切割针插向淋巴结表面，击发并切取组织后迅速拔针，将槽式针内切割的组织置于10%福尔马林液中固定送病理检查。

（4）"一针两用"法：外径0.07~0.09cm细针吸取细胞的同时可吸出少许组织碎片，涂片时可将组织碎片仔细挑出，制成石蜡切片。

7. 术后压迫止血　穿刺活检后，再次彩色多普勒超声下观察穿刺部位有无出血，然后于穿刺部位消毒并贴无菌敷料，按压5分钟以上，并观察30分钟，如无异常情况患者即可离开。

六、注意事项

1. 穿刺前重点扫查病变区域，仔细观察目标淋巴结所在位置、大小、形态、边界、深度、内部回声、血流分布及其与周边邻近组织器官的关系。

2. 目标淋巴结的选择　通常选取纵横比（L/T）<2、皮质增厚、淋巴门偏心或消失、内有液化或钙化区、周围型血供或混合型血供的肿大淋巴结作为目标淋巴结。

3. 为了保证穿刺的安全性和取材的满意，穿刺应在超声监视下进行，穿刺针全程可视。固定好活动度较大的淋巴结。绷紧穿刺点皮肤，避开大血管，缓慢进针。穿刺动作要轻柔、准确。血管旁较小淋巴结可采用提前发射或手动取材，以保证穿刺的安全性。

4. 提高活检阳性率　取材部位的选择应尽量避开液化坏死区或脓肿区，尽可能选择边缘的实性区域。配用活检枪，不会引起组织挤压伪像，能够获取高质量的标本。另有文献报道，穿刺成功率与目标大小、距离有关。此外，淋巴结超声弹性成像和超声造影与穿刺活检相结合，有助于提高取材成功率和诊断准确率。

七、并发症及预防

超声引导下浅表淋巴结活检的并发症较少，常见的有穿刺部位短时间疼痛、少量出血，偶有大出血及迷走样反应、感染、损伤邻近器官等，局部肿瘤种植转移罕见。有效预防并发症可采取对局部进行压迫止血、抗感染等对症处理。选择避开邻近器官的穿刺路径、在满足病理条件情况下尽可能减少穿刺针数。同时，通过实时监测针尖位置与穿刺过程，也可避免损伤病变周围血管。

八、质量控制与管理

超声引导下浅表淋巴结活检应作为永久性医学文件记录保存。所有资料应包括：

1. 图像标记

（1）基本信息：患者姓名、床位号、住院号或身份证号、检查日期、检查仪器。

（2）定位：记录淋巴结位置或颈部分区、大小（包括单位记录 cm 或 mm）。

（3）存图：有体表标记的灰阶及彩色多普勒图，每次穿刺发射后均要存图。

（4）声像图上应记录活检的位置。

（5）操作医生姓名记录。

2. 活检报告 应包括以下内容。

（1）操作程序。

（2）淋巴结位置、大小。

（3）局部麻醉类型及用量。

（4）穿刺针规格和类型。

（5）穿刺次数、获得组织数量及大小。

（6）是否有并发症及相关处理记录。

3. 质量控制和持续改进

（1）记录病例总数。

（2）按活检类型分类。

（3）统计重复活检查例数并总结原因。

（4）质量控制指标：包括适应证合格率≥95%，假阳性率≤20%，重复活检率≤20%，成功率≥80%。

（郭海欣　庄伟）

参考文献

[1] 房立柱,董宝玮,梁萍,等.超声引导下浅表淋巴结穿刺活检在临床诊断中的应用价值.临床超声医学杂志,2014,27(9):45-47.

[2] 郭万学.超声医学.6版.北京:人民军医出版社,2012:253.

[3] Hands KE,Cervera A,Fowler LJ.Enlarged benign-appearing cervical lymph nodes by ultrasonography are associated with increasedlike lihood of cancer somewhere within the thyroid in patients undergoing thyroid nodule evaluation.Thyroid,2010,20(8):857-862.

[4] 许立龙,李世岩,徐海珊,等.高频超声引导下细针抽吸活检结合细针抽吸洗脱液甲状腺蛋白检测对甲状腺乳头状癌术后颈部淋巴结转移的诊断价值.中华超声影像学杂志,2014,23(8):679-682.

[5] Gani MS,Shafee AM,Soliman IT.Ultrasound guided percutaneous fine needle aspiration biopsy/automated needle core biopsy of abdominal lesions:effect on management and cost

effectiveness.Ann Afr Med,2011,10(2):133-138.

［6］Ghafoori M,Azizian A,Pourrajabi Z,et al.Sonographic Evaluation of cervical lymphadenopathy:Comparison of metastatic and reactive lymph nodes in patients with head and neck squamous cell carcinoma using gray scale and doppler techniques.Iran J Radiol, 2015,12(3):e11044.

［7］张文智,杨高怡,徐建平,等.超声造影后颈部淋巴结粗针与细针穿刺活检的结果比较.中华耳鼻咽喉头颈外科杂志,2013,51(10):740-745.

［8］Ryu KH,Lee KH,Ryu JH,et al.Cervical Lymph Node Imaging Reporting and Data System for ultrasound of cervical lymphadenopathy:a pilot study.AJR Am J Roentgenol,2016,206 (6):1286-1291.

［9］Bomeisljr PE Jr,Alam S,Wakelyjr PE Jr.Interinstitutional consultation infine needle aspiration cytopathology:a study of 742 cases.Cancer,2009,117(4):237-246.

［10］沈建红,刘广建,吕德明,等.超声引导下切割式与抽吸式颈部淋巴结粗针活检的比较.中国医学影像学杂志,2013,21(7):501-503.

第四节　肝　　脏

一、概况

肝脏穿刺活检（liver biopsy, LB）是肝脏疾病诊断、疾病程度评估以及疗效判定最重要的手段。由于高分辨力超声仪器及穿刺针具的改进,超声引导肝脏穿刺活检技术的有效性和安全性显著提高。超声引导肝脏穿刺活检主要分为 US-NCB 和 US-FNAB。目前普遍认为,在肝脏肿瘤的诊断水平方面, US-NCB 明显优于 US-FNAB;但也有研究表明,对于肝转移癌,两种方式联合应用诊断效能最高。

二、适应证

（一）肝脏弥漫性病变

1. 肝脏弥漫性病变需组织病理学诊断。

2. 慢性肝炎需判断肝纤维化程度。

3. 原因不明的黄疸且已排除肝外胆道梗阻,需要明确诊断。

4. 长期肝功能异常需病理诊断。

5. 肝移植后排斥反应或不明原因的肝功能损害,需要明确病因。

（二）肝脏局灶性病变

1. 各种影像学检查不能明确诊断的 LI-RADS 3/4 类肝脏局灶性病变。 LI-RADS 3/4 类结节时,可采取 HCC 诊断法则（图 8-13）进行诊断和分级。

8

必要时行 LB。该法则同样适用于判定评价肿瘤对治疗的反应。

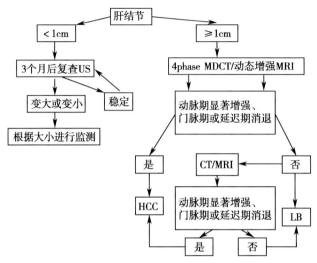

图 8-13 HCC 诊断法则

4 phase MDCT：4 阶多层螺旋 CT；LB：肝脏穿刺活检

2. CEUS-LI-RADS 分类 LR-M 类，即具备 1 个或多个非肝细胞癌（hepatocellular carcinoma，HCC）恶性肿瘤的影像学特征的明确实性结节。

3. 临床表现和检查结果不一致的肝内局灶性病变。

4. LI-RADS 5 类结节需要了解组织学类型、分级、肿瘤分子标记，帮助确定诊疗方案者。

5. 需要病理组织结果指导消融后续治疗或化疗的肝内局灶性病变。

6. 原发灶不明的肝内转移性病灶。

7. 手术未取活检或活检失败者。

三、禁忌证

1. 病灶位于肝脏表面、穿刺路径上没有正常肝组织的病变。

2. 肿瘤内血管丰富，或肿瘤组织邻近大血管，穿刺难以避开者为相对禁忌证。

3. 一般情况差，不能耐受穿刺或呼吸无法配合。

4. 凝血功能障碍、严重肝硬化及大量腹水不适宜行 LB 检查。

5. 胆系、膈肌周围或穿刺路径上腹壁感染等，穿刺后易发生继发感染。

6. 严重肝外阻塞性黄疸。

四、操作前准备

（一）超声仪器、探头及超声引导技术选择

所用仪器必须是高质量的彩色多普勒超声诊断仪。选用可供导向穿刺的探头或导向器，穿刺经验丰富者也可不用导向器。

（二）针具及活检装置选择

无菌活检装置包括活检枪及活检针等。肝活检通常采用 18G 自动活检针或 21G 手动抽吸活检针。

（三）药品准备

常规抢救药品、麻醉药物、抗过敏药物、止血药物等。还需准备承载标本的滤纸纸片和标本盒；无菌穿刺包和探头无菌隔离套。

（四）患者准备

1. 术前查验血常规、凝血功能、血型、乙肝表面抗原、艾滋病毒抗体等。必要时查心电图。对有明显出血倾向及凝血功能障碍的患者，应予术前对症或预防性处理。对乙肝表面抗原、艾滋病毒抗体阳性者，应按照相应的隔离处理措施进行操作。

2. 患者需禁饮食 6 小时以上。

3. 询问有无抗凝血药物使用史和过敏史。服用抗凝药物的患者，穿刺前停用抗凝药物（华法林停用 5 天以上，肝素停用 24 小时以上，抗血小板药物停用 1 周以上，其他药物停用时间按药物说明书或咨询药剂师）。

4. 症状较重的咳喘患者应在症状缓解后再行穿刺。

5. 术前还要了解患者病史及其他影像学资料。合并糖尿病、高血压等慢性病者，因其存在潜在的感染、出血等风险，术前应请相应专科会诊，调整相关临床指标至安全范围，以保证穿刺的安全性及最大限度地减少并发症。

（五）术前谈话及其重点内容

术前谈话应包括：①向患者说明穿刺的目的、过程，取得患者配合；②告知患者 LB 注意事项、活检的优点、局限性（包括假阴性率和假阳性率）和发生并发症的风险及其预防措施，告知出现风险的备选方案，并签署知情同意书。

五、操作规范

（一）确认身份

确认身份并审查穿刺活检的适应证和禁忌证。

（二）患者体位及病变的再评估

患者一般取仰卧位，术前应由有资质的医师扫查整个肝区，对拟进行

8

活检的部位再次进行评估（若为局灶病变则核实其 LI-RADS 分类）。同时，评估穿刺部位有无大血管或是扩张胆管等。

（三）进针径路选择

穿刺路径的选择：①避开较大的血管、肠管、胆管、胆囊、膈肌、肺脏等重要器官。②选择最短路径。一般取左侧卧位，腋前线第 8 肋间和腋中线第 9 肋间为穿刺点。对于肝脏局灶性病变，利用超声划分病灶所处的区域，再根据病灶位置来选择穿刺的部位（图 8-14），可减少气胸及医源性穿孔的发生率。同时注意穿刺针应尽量经过 1cm 以上的正常肝组织。

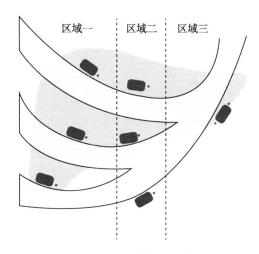

图 8-14　不同病灶区域穿刺针进针部位及探头位置

（四）局部麻醉和消毒

宜用局部麻醉并应遵守无菌操作原则。

（五）穿刺活检

嘱患者屏气，在实时超声引导下，若为肝脏弥漫性病变，应观察到穿刺针到达肝内至少 1cm（肝硬化背景至少 1.5cm）触发扳机；若为肝脏局灶性病变，则在观察到穿刺针到达病灶边缘时触发扳机，实时观察穿刺针弹射过程，迅速退针，可选取不同区域进行 2~3 次穿刺取材，避免在同一位置反复穿刺（图 8-15）。观察针槽内组织的颜色、质地和长度，大致判断所取组织是否满意，根据临床检查需求，标本进行相应的处理，常规病理检查需要把标本和纸片放入 95％ 乙醇溶液或 10％ 甲醛溶液固定；如果需做基因等特殊检查，标本不需固定，直接用新鲜标本送检。

如果标本小于 1cm（局灶性病变）或 1.5cm（弥漫性病变）以及掺杂坏死物质，则应重复取材。取材次数通常不超过 3 次。

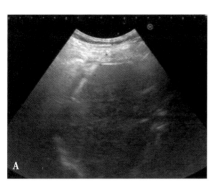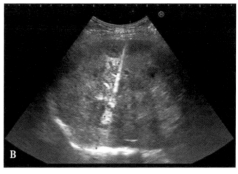

图 8-15　超声引导穿刺

A.肝脏弥漫性病变（肝硬化）超声引导穿刺声像图；B.转移性肝癌（胰腺来源）
超声引导穿刺声像图

（六）术后压迫止血

穿刺后适当压迫穿刺部位，穿刺部位覆盖无菌纱布或止血贴，用腹带压迫。观察生命体征 2 小时以上，超声确认穿刺部位肝脏无出血后可用轮椅或是平车送回病房。嘱患者平卧 4 小时以上。

（七）超声造影引导穿刺活检

适用于肝脏局灶性病变。方法：①详细记录病灶的超声造影灌注模式，并进行 CEUS-LI-RADS 分类；确认病灶周边血管分布情况，再次调整或确定穿刺部位。②切换到常规超声模式，对已确定的穿刺区域取材，若超声仪器同时配备实时双幅模式，则应在超声造影实时引导下对异常增强或造影剂消退区域进行取材。

（八）弹性成像与穿刺活检

以往，弹性成像主要用于肝脏纤维化的诊断，主要方式有 TE、ARFI 以及 SWE，其中 SWE 评估肝脏硬度的结果比 TE、ARFI 更为可靠。多项研究认为，SWE 可以检测显著纤维化，且当 SWE 诊断显著纤维化时，无须再行 LB。现今 SWE 亦可用于肝脏局灶性良、恶性病变的鉴别诊断。

（九）移植肝的穿刺活检

移植肝的穿刺活检方法与自体肝活检相似。相较于肝功能试验或非侵入性标记物检查，移植肝的穿刺活检可提供关于移植物功能的更重要的组织学资料，同时对移植肝的治疗方案产生重大影响，特别是在免疫抑制和抗病毒治疗方面。

（十）报告记录和管理

穿刺活检报告属于永久性记录，应当储存在一个可供检索的文档中。报告应包括以下内容：

8

1. **图像标记**　应包括患者姓名，住院号、编号或身份证号，检查日期，仪器名称，指明探头轴向，病变大小（用 cm 表示），位置及其他永久性资料（包括操作者和医生姓名）。

2. **活检报告**　应包括操作程序，指明肝组织回声、血供情况，肝脏局灶性病变应描述结节的位置及其大小、局部麻醉的类型和用量、穿刺针的规格和装置类型、穿刺过程（包括引导方法、穿刺针规格、进针次数、取出组织长度数量及大体病理表现、标本的保存和处理方式）。术后 15~20 分钟后超声检查有无术后出血。记录并发症及其治疗（如果有的话）。术后压迫止血 15 分钟，卧床休息 4~8 分钟、少量进食保持伤口干燥 3 天，禁止剧烈运动 1 周。告知可能并发症，如有异常，及时随诊。署名应包括医师签名、操作日期和时间、记录者姓名等。

六、注意事项

1. 严格掌握适应证与禁忌证。
2. 穿刺前检查活检装置和引导器的配套情况。
3. 注意穿刺进针方向与引导线有无误差。
4. 穿刺前先让患者进行屏气练习，避免在穿刺中发生咳嗽或运动。
5. 使用自动活检枪时必须注意射程内的组织结构，并要留有余地。
6. 肿块较大时，应选择其周边部分取材，每次取材应在病变的不同部位。
7. 穿刺过程中，要确保穿刺针在扫查平面内，才能监视到穿刺针。从开始进针就应该观察到针尖，如果观察不到就不应继续进针。调整穿刺针角度时不能在肝表面进行，应将穿刺针退到皮下，重新调整方向准确定位，以避免划破肝被膜而引起出血。

七、并发症及预防

（一）局部疼痛

轻微的疼痛可不处理或是对症处理。术前详细向患者解释穿刺步骤，可缓解其紧张情绪，减少疼痛的发生。麻醉不充分会因疼痛引起肌肉痉挛或靶目标移动，严重影响引导精度，因此应充分的浸润麻醉直达肝包膜。

（二）出血

出血是最常见的并发症，但严重出血者少见。若出现穿刺针道出血，术者可将少量止血药物经针鞘注入组织切割部位，或及时在超声造影下射频消融出血针道。大量出血者应及早请相关科室会诊，必要时外科止血。

（三）感染

主要是介入性器械细菌污染。探头及穿刺针等要严格消毒。穿刺过程应遵循无菌原则，通常可以避免。确诊感染者及早给予敏感抗生素治疗。

（四）邻近脏器损伤

主要是气胸及医源性肠管结构损伤。

（五）动静脉瘘

罕见，多发生于肝内，较大的动静脉瘘需要进行介入治疗。

（六）肝脏肿瘤穿刺后针道种植

选择最短的穿刺距离、较少的穿刺次数，可减少针道种植转移。对于可切除的肿瘤，应将穿刺针路径设置于手术可切除的肝段内。

八、质量控制与管理

肝脏穿刺活检的质量控制，目前尚无统一的指标。回顾文献并进行总结，归纳为以下两点：①从诊断水平讲，长度 ≥ 1.5cm 的 LB 标本对于慢性肝脏疾病的准确诊断是必要的，原则上应分析 6~8 个完整汇管区以助于提高诊断的准确性。并发症的发生率取决于穿刺技术和患者两方面因素。②从技术因素方面，要求对操作人员的经验进行具体限定，有研究表明每年穿刺活检超过 100 例的医疗机构并发症发生明显减少，同时要求取材次数通常不超过 3 次。

（王霞丽　吕国荣）

参考文献

［1］Riaz Z，Wright M.Advances in clinical hepatology and what the hepatologist expects from a liver biopsy result.Diagnostic Histopathology，2014，20（3）：95–101.

［2］Caliskan KC，Cakmakci E，Celebi I，et al.The importance of experience in percutaneous liver biopsies guided with ultrasonography：a lesion–focused approach.Acad Radiol，2012，19（2）：257–259.

［3］Poterucha JJ，Gunneson TJ.Liver biopsy and paracentesis.Wiley，2010，9（4）：80–86.

［4］中国医师协会超声医师分会编写组 . 中国介入超声临床应用指南 . 北京：人民军医出版社，2017：17–26.

［5］Sebagh M，Samuel D，Antonini TM，et al.Twenty–year protocol liver biopsies：invasive but useful for the management of liver recipients.J Hepatol，2012，56（4）：840–847.

［6］Amarapurkar D，Amarapurkar A.Indications of liver biopsy in the era of noninvasive assessment of liver fibrosis.J Clin Exp Hepatol，2015，5（4）：314–319.

［7］Jain V，Dixit R，Chowdhury V，et al.Can acoustic radiation force impulse elastography be a substitute for liver biopsy in predicting liver fibrosis？ Clin Radiol，2016，71（9）：869–875.

［8］Christian PS.Percutaneous liver biopsy.Clin Hepatol，2010，43（3）：463–472.

8

第五节 肾　　脏

一、概况

随着临床介入超声技术的快速发展，超声引导肾穿刺活检因其直观、定位准确，已在临床广泛应用。在肾脏疾病的临床诊断、指导治疗和判断预后等方面肾穿刺活检病理检查具有十分重要的临床意义。

二、适应证

1. 肾炎的鉴别诊断和分型。
2. 累及肾脏的全身免疫性疾病（如系统性红斑狼疮）等的鉴别诊断。
3. 肾衰竭原因不明。
4. 高血压伴肾功能损害原因不明。
5. 肾实性占位性病变。
6. 肾肿瘤无法切除但需获得病理诊断。
7. 怀疑肾转移癌而原发灶不明。
8. 肾移植后肾功能不全原因不明。

三、禁忌证

1. 凝血功能障碍。
2. 肾萎缩。
3. 上尿路感染未得到控制。
4. 大量腹腔积液。
5. 患者极度虚弱或意识不清，无法配合。
6. 麻醉剂过敏。

四、操作前准备

1. **超声仪器、探头选择**　高清彩色多普勒超声诊断仪，凸阵探头及其专用穿刺引导架和导槽，探头频率 2.5~5MHz。

2. **术前常规超声检查**　确定进针位置、进针角度及深度，制定穿刺路径。

3. **针具及活检装置的选择**　活检装置为自动弹射式活检穿刺枪，选用 16G 或 18G 活检针。手动活检选用 Cru-cut 活检针，型号 16G、18G。随着肾自动枪穿刺活检术的开展，肾手动活检已少用，目前常用于小儿肾活检。

4. **患者准备**　穿刺活检前需要检查患者血常规、凝血功能，糖尿病患者测量血糖，年老体弱、病情复杂的患者必要时检查心、肺、肝、肾功能，穿刺前 1 周停止服用抗凝药物，女性患者避开月经期。

5. **术前谈话及签署知情同意书**

五、操作规范

1. 确认患者身份并审查肾穿刺活检的适应证和禁忌证。

2. **病变的再评估**　术前应由有资质的医师对准备活检的肾脏进行再次评估，再次确认穿刺路径。

3. **患者体位**　患者取俯卧位，充分暴露穿刺部位皮肤，腹部垫一硬枕。再次行超声确认穿刺点。

4. **局部麻醉和消毒**　充分暴露穿刺部位，常规碘伏消毒、铺无菌巾，2%盐酸利多卡因局部麻醉，无菌探头套包裹探头，安装穿刺引导架及导槽。

5. **进针径路的选择**　彩色多普勒超声实时动态监视引导下，确定穿刺路径，穿刺针沿引导线方向进入至肾包膜表面，打开自动弹射装置的发射保险，嘱患者屏气后弹射，完成组织切割后，快速退针（图 8-16）。打开切割槽，取出完整组织条放入 5% NaCl 溶液内。重复上述方法，进行第二次取材。

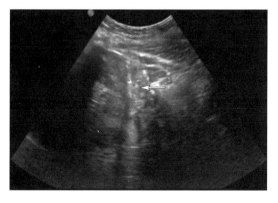

图 8-16　肾穿刺活检示意图
箭头所示为活检针

6. 术后，局部按压 5 分钟以止血，于穿刺部位消毒并贴无菌敷料，平卧 6~8 小时。

8

7. 术后密切观察血压、脉搏，留尿标本并送检观察有无肉眼血尿或镜下血尿至恢复术前水平。

六、注意事项

1. 肾活检优先选右肾，术前正确选择穿刺点，穿刺点的选择应避开大血管，穿针避免进入肾窦，通常选择肾下部实质较厚处，主要是由于该处无肾窦回声，同时皮质相对较厚，所以可提高肾小球结构的获取。根据个体差异选择进针的方向和角度，有报道斜角进针取材佳，不易损伤肾髓质，减少出血的机会。

2. 穿刺过程中应持续显示肾包膜强回声轮廓，尽可能显示肾脏最大切面，确保声速方向与肾长轴方向垂直，避免部分容积效应造成的偏差。

3. 穿刺针尖到达肾包膜前嘱患者屏气，以免划伤肾包膜导致肾周血肿。

4. 第二次活检时，穿刺路径应避开前次路径，以确保取材质量。

七、并发症及预防

1. 血尿　肾穿最常见的并发症之一，是穿刺肾组织所致，可持续数小时至 48 小时不等，多为一过性，无需特殊治疗。

2. 感染　少见。应严格无菌操作，酌情给予抗生素治疗。

3. 出血

（1）穿刺点出血：穿刺结束后应对穿刺点予压迫止血，腹带扎紧固定，平车送至病床。

（2）肾周血肿：多由于穿刺针划破肾包膜所致，与操作者熟练程度及患者穿刺过程中的配合不佳相关。抗凝药物停用时间不充足亦可导致。多无需特殊治疗，1 周或数周可自行吸收。若血肿持续加剧，内科保守治疗无效可行声学造影下注射凝血剂或射频凝固出血点。

4. 动静脉瘘　大多数无临床症状者可自愈，少部分可出现症状加剧，长期肉眼血尿者可行动脉栓塞。

肾穿刺过程中尽量减少穿刺次数，穿刺完毕应绝对卧床休息 24 小时，并监测血压、脉搏等基础生命体征。1 周内避免激烈运动，可以有效减少并发症的发生。同时精确定位引导是提高成功率、减少并发症最重要的一环。

八、质量控制与管理

超声引导下肾活检应作为永久性医学文件记录保存。所有资料应包括：

1. 图像标记

（1）基本信息：患者姓名、床位号、住院号或身份证号、检查日期、检查仪器。

（2）定位：记录肾穿刺部位。

（3）存图：有体表标记的灰阶及彩色多普勒图，每次穿刺发射前后均要存图。

（4）声像图上应记录活检的位置。

（5）操作医生姓名记录。

2. 活检报告 应包括以下内容。

（1）操作程序。

（2）穿刺部位。

（3）局部麻醉类型及用量。

（4）穿刺针规格和类型。

（5）穿刺次数、获得组织数量及大小。

（6）是否有并发症及相关处理记录。

3. 质量控制和持续改进

（1）记录病例总数。

（2）按活检类型分类。

（3）统计重复活检查例数并总结原因。

（4）质量控制指标：包括适应证合格率≥95%，成功率≥80%。

（郭海欣　庄伟）

参考文献

［1］周盛,齐青,何婉媛,等.超声造影定量分析在移植肾急性排异中的应用研究.中华超声影像学杂志,2014,23(7):605-608.

［2］张华,梁伟翔,余江秀,等.超声造影定量分析对移植肾排斥反应的诊断价值.中国医学影像学杂志,2014,22(9):678-680,685.

［3］李伯义,吕国荣,陈锦海,等.超声引导下经皮肾自动枪穿刺活检的临床应用.中国医学影像学杂志,2003,11(1):38-40.

［4］王雁德,刘树军,刘淑香,等.急性肾损伤患者肾穿刺活检临床病理特点.中国实验诊断学,2014,18(4):645-647.

［5］宋玉林,朱丽华,陈帅.超声引导下肾自动活检术并发症的回顾性分析及术者规范化操作的探讨.中华临床医师杂志(电子版),2013,7(4):1790-1791.

［6］Ham YR,Moon KR,Bae HJ,et al.A case of urine leakage:an unusual complication after renal biopsy.Chonnam Med J,2011,47(3):181-184.

第九章

介入超声的临床应用

第一节　超声引导乳腺旋切术

一、概况

与其他大多数国家一样，乳腺癌是中国女性发病率最高的癌症，每年中国乳腺癌新发数量和死亡数量分别占全世界的 12.2% 和 9.6%。但是与高收入国家不同的是：中国国人的乳腺癌发病年龄更早，晚期乳腺癌患者更多。乳腺癌早诊断早治疗可以把危害降到最低，提高患者的生活质量。

随着超声技术的发展，超声检查已成为乳腺癌早期诊断中一种重要的检查方法。但是病理组织学诊断仍是乳腺癌诊断的金标准，目前乳腺癌的病理学诊断包括细针穿刺抽吸细胞学检查（FNA）、空芯针穿刺活检（CNB）、真空辅助旋切术（VAB）和传统的手术活检。与前两种方法相比较，真空辅助旋切术具有定位准确、切除病灶完全、标本量较多、损伤少、出血少、恢复快的优点，且术后乳房外形改变不显著、皮肤瘢痕不明显，美容效果好，因此受到广大患者的欢迎。目前，VAB 技术已经广泛应用于临床，是目前最先进的微创活检系统，可以对乳腺可疑病灶进行重复切割，以获取足量的乳腺组织学标本，为乳腺癌发现和诊断提供更多更好的方法，同时也为良性肿瘤的微创切除提供了技术基础。

二、适应证

乳腺旋切术（真空辅助乳腺微创旋切术）的适应证和禁忌证与传统的外科手术并无原则上的区别，只是由于手术操作技术的不同而受到一定的限制

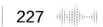

而已。一般而言，旋切术的适应证比传统的手术更加严格，禁忌证的范围则大些。

1. 超声检查为可能良性类结节且直径在 0.5~3.0cm 的乳房良性实性或囊实性肿块的切除（包括非可触性实性肿块的切除）。

2. 超声检查有恶性可疑的乳腺实性或囊实性肿块的诊断性活检，尤其适用于一些部位较深而肿块又较小的患者。

三、禁忌证

1. 患者有凝血机制障碍。
2. 术区难以行加压包扎的部位的肿块。
3. 乳腺内各种类型的血管瘤。
4. <0.5cm 的肿块。

四、操作前准备

1. **术中用品**　垫子、无菌手套、换药包、碘伏、麻醉用品（利多卡因、5ml 及 10ml 空针各 1 支、盐水）、肾上腺素 1 支、洞巾、尖刀片、心内穿刺针、纱布、绷带或胸带。

2. 超声诊断仪采用高频探头，探头频率为 5~12MHz；由经过训练的超声科医师和乳腺外科医师配合进行操作。术前在超声引导下将乳房肿块标记定位。

3. **针具选择**　根据手术目的和肿块大小选用粗细不同的型号，切除直径 ≤ 1cm 的肿块可以用 11G 探针，也可以用 8G 探针，切除直径 >1cm 的肿块适合选用 8G 探针；若系活检，不管肿块大小均用 14G 探针。

4. **患者准备**　术前应行超声检查以及实验室检查，如血常规、凝血功能、输血前全套检查等。了解其他病史，并对其进行手术风险评估，以确定有无手术禁忌证。

5. 将垫子垫于患侧背下，探头表面涂以常用的超声耦合剂并用无菌探头套包裹超声探头。

6. 仪器安装、启动。

五、操作规范

1. **探测病灶**　患者取仰卧位，患侧可稍抬高 15°。常规消毒术区皮肤，铺巾，应用彩色超声多普勒观察肿块内部及周边血流分布，确定进针部位和方向，避免损伤血管。为减少术后瘢痕对外观的影响，一般在腋前线或乳房下皱襞处进针，对多发性肿块，尽可能选择兼顾多部位肿块的进针部位，必要时可取多个切口。

2. **麻醉** 用注射器将0.5%的利多卡因注射手术切口周围及至病灶浅表，后换上心内穿刺针深部浸润麻醉至乳腺后间隙。

3. **穿刺旋切** 在预定穿刺点用尖头刀切开皮肤0.5cm，取合适穿刺角度，将旋切刀刺入（与皮肤切口方向一致），超声引导下确定旋切刀至乳腺病灶深面，切割槽区完全对准病灶，随后进行抽吸旋切，旋切刀可作扇形旋转，以进行多次、多处旋切，必要时调整旋切槽的方向。在旋切过程中和推出旋切刀前可用真空抽吸清除局部积血，用超声探测确定无肿块残留后终止旋切。对多发病灶则分次逐一切除（图9-1~图9-3）。

4. **术后** 将切口用可吸收线缝合，用纱布将病灶及针道局部压迫15分钟。为减少术后出血的概率，可用绷带加压包扎48~72小时。

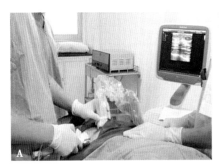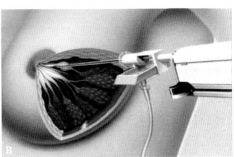

图 9-1 乳腺旋切术操作模式图

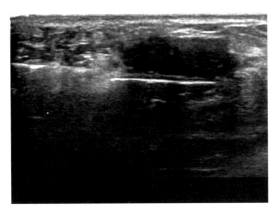

图 9-2 超声引导下乳腺旋切术

超声引导下确定旋切刀至乳腺病灶深面，切割槽区完全对准病灶

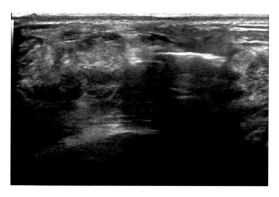

图 9-3　超声引导下乳腺旋切术
抽吸旋切后，超声探测确定无肿块残留后终止旋切

六、注意事项

1. 旋切刀进针时应注意与皮肤切口方向一致，避免呈"＋"字以保证美观。

2. 进针时一定要掌握好力度，尽量避免探针与胸壁垂直。

3. 切除组织按先后顺序排列，帮助识别肿块是否被完全切除。送快速冰冻病理切片检查，如为恶性肿瘤，则行进一步治疗。

4. 术后应用超声探测确定无肿块残留及血肿形成；若为钙化灶，则行标本钼靶摄片，以证实钙化灶已经被切除。

七、并发症及预防

1. **局部血肿及皮肤瘀斑**　预防措施如下：①术中彩超引导下穿刺时保持刀头直立位，避开皮肤层血管和重要的血管分支；②可以在局麻药利多卡因中加入少量肾上腺素以收缩局部血管；③术中若出血较多，应立即停止手术，局部按压，待出血停止后再继续手术；④术中尽量抽尽残腔内积血，退针后继续挤压创腔和针道以排出积血；⑤术后局部压迫 10~15 分钟，再用弹力绷带局部加压包扎 48 小时；⑥术后 1 周内不要口服抗凝药物或活血化瘀的中药，术后 2 周内避免做上肢剧烈运动。

2. **术中无组织切取**　术中无组织吸出时，首先要根据超声声像图调整芯针及芯槽的位置，调整后若仍无组织吸出，应再次检查真空抽吸装置的密闭性及通畅性。此外，适当固定肿块于某一位置，对于手术顺利进行及减少术中出血有较大帮助。

八、质量控制与管理

乳腺旋切术应由专人进行质量控制和监管，手术达到的指标包括：

1. 适应证选择合格率超过 95%。

2. 穿刺活检的成功率 >80%。

3. 与穿刺有关的严重并发症发生率为 0。

如果上述指标无法达到，操作的医师应进行回顾性总结分析，寻找原因，加以改进，提出整改措施。

九、临床应用

超声引导下乳腺旋切术问世初期仅用于乳腺病灶的活检，后逐渐用于乳腺肿物的微创治疗。旋切术能够准确切除乳腺良性病灶，文献报道旋切术切除乳房可疑病灶的准确率高达 97.3%，敏感性为 94.7%，特异性为 100%，阴性预测值为 94.6%，阳性预测值为 100%。对于多发病灶，因其仅通过一个穿刺口即可切除多个肿块，微创优势更为明显。对于诊断早期乳腺癌，旋切术也具有重要价值。但超声引导下乳腺旋切术对于直径 ≤ 3cm 的病灶切除效果较好，>3cm 的病灶，传统开放手术仍是最佳选择。且因为旋切术费用较高，也在一定程度上限制了使用。

（徐晚虹）

参考文献

[1] 白夏楠,姜永冬,刘通,等.单核苷酸多态性与中国东北汉族绝经前妇女乳腺癌风险关系.中国癌症杂志,2014,24(9):669-675.

[2] 乳腺癌预防——新方法和缺失政策.中国计划生育学杂志,2013,21(10):689.

[3] 中华医学会影像技术分会.乳腺影像检查技术专家共识.中华放射学杂志,2016,50(8):561-565.

[4] 王知力,万文博,刘晓俊.超声引导下微创旋切治疗在乳腺导管内乳头状瘤的应用.中国超声医学杂志,2011,27(10):900-902.

[5] 李俊来,张勇峰,王知力,等.彩色多普勒超声在乳腺微创旋切治疗中的应用价值.中国超声医学杂志,2012,28(3):213-216.

[6] Eller A,Janka R,Lux M,et al.Stereotactic vacuum-assisted breast biopsy(VABB)—a patients'survey.Anticancer Res,2014,34(7):3831-3837.

[7] Parker SH,Klaus AJ,Mcwey PJ,et al.Sonographically guided directional vacuum-assisted breast biopsy using a handheld device.AJR Am J Roentgenol,2001,177(2):405-408.

[8] 李宏江.超声引导下麦默通乳腺微创手术的治疗规范.中国普外基础与临床杂志,2012,19(9):926-929.

[9] 李征毅,刘瑾琨,张家庭,等.超声引导麦默通微创治疗非哺乳期乳腺炎.中国超声医学杂志,2011,27(10):894-896.

[10] 王建东,李席如,马冰,等.Mammotome 真空辅助旋切系统在多发性乳腺肿块微创切除术中的应用.中华乳腺病杂志(电子版),2008,2(4):22-24.

[11] Order BM,Schaefer PJ,Peters G,et al.Evaluation of two different vacuum-assisted breast

biopsy systems；Mammotome® system 11G/8G vs.ATEC® system 12G/9G.Acta Radiol，2013，54（2）：137-143.

［12］Meloni GB，Dessole S，Becchere MP，et al.Ultrasound-guided mammotome vacuum biopsy for the diagnosis of impalpable breast lesions.Ultrasound Obstet Gynecol，2001，18（5）：520-524.

［13］Fine RE，Boyd BA，Whitworth PW，et al.Percutaneous removal of benign breast masses using a vacuum-assisted hand-held device with ultrasound guidance.Am J Surg，2002，184（4）：332-336.

第二节　超声引导甲状腺射频消融术

一、概述

甲状腺结节是常见病、多发病，绝大部分无需采取外科手术治疗。当结节明显增大时，不仅影响美观，而且还可能压迫周围器官，需要临床干预。传统手术创伤大，术后甲状腺功能低下及颈部遗留下瘢痕常不被患者所接受。射频消融（radiofrequency ablation，RFA）作为一种临床微创治疗技术，目前已广泛用于多种器官实体性肿瘤的治疗。国内外的一些研究表明，RFA治疗甲状腺良性结节具有微创、有效、安全、经济等优点，在达到治疗目的的同时还能满足患者对美容的需求，展现出良好的应用前景。

RFA是在超声引导下将射频针直接插入肿瘤内，射频针产生射频电流时，通过裸露的电极针使其周围组织内的极性分子和离子振动、摩擦，继而转化为热能，从而使局部组织细胞蛋白质发生不可逆的热凝固变性、坏死。由于超声引导具有实时调整进针方向、穿刺点准确、可避开大血管及邻近重要脏器，可最大限度地避免周围组织不必要损伤等优点，达到RFA精准治疗。

二、适应证

1. 术前甲状腺穿刺活检病理证实为良性结节，且结节影响美容或者压迫周围器官。

2. 甲状腺恶性结节，不愿或不能接受其他治疗。

3. 甲状腺癌术后复发，其他治疗方法无明显疗效。

4. 高功能腺瘤。

三、禁忌证

1. 合并心、肺、肝、肾等重要脏器功能衰竭。

2. 凝血机制有障碍者，有严重出血倾向。

3. 甲状腺后背侧紧邻喉返神经、喉返神经入喉处等特殊部位的结节。这些危险部位的结节射频消融目前仅靠提高操作技巧还不能满意解决损伤喉返神经的问题。因而在实际工作中，对老师、声乐等特殊职业，不考虑危险部位结节的射频治疗。

4. 另外，形态不规则，多发大结节，在活体组织内消融受限于电极针的大小、导致组织内传导障碍、血流引起的能量丢失，使得 RFA 消融体积难以形成理想的球形或椭圆形凝固区形状。因此，针对不规则形状、多发的大结节，不得不通过增加消融次数和时间来实现相对彻底的治疗效果，相应带来手术并发症发生风险的提高和经济成本的增加。一旦消融不完全导致远期复发，消融区域粘连、解剖结构的破坏将给外科医师带来巨大的手术风险。笔者认为在实际工作中，对结节较大病例，不建议射频消融，但对不愿接受外科手术切除的患者或者对美观要求较高的患者可给予射频消融，并适当增加消融时间或者消融次数，达到相对彻底的治疗效果。

四、操作前准备

1. 所有患者术前行血常规、生化全套、凝血功能、甲状腺功能系列、甲状旁腺激素测定等实验室检查、X 线胸片、心电图。

2. 详细了解既往史，排除严重的心血管疾病，女性患者应特别询问月经史。

3. 术前签署手术知情同意书，拟行超声造影检查者也应签署超声造影知情同意书。

4. 使用高频彩色多普勒超声诊断仪，选择线阵探头，频率 4~9MHz，用于超声引导、术前及术后常规检查、造影疗效评估等。采用射频消融治疗仪配套使用无菌一次性射频消融电极包。

五、操作规范

（一）操作方法

1. 患者平卧，肩部略垫高，颈部过伸位。

2. 术前全面扫查双侧甲状腺及颈部淋巴结，明确结节的部位、大小、形态及与周围组织的毗邻关系，确定穿刺点及穿刺途径。

3. 常规消毒铺巾，超声引导下用 2% 利多卡因作皮肤、针道及病灶周围浸润麻醉。若结节紧邻周围重要组织或器官，如食管、气管、大血管及喉返神经等，消融前应先在腺体与周围组织间注入生理盐水隔离层；若结节位置浅表靠近颈前肌，则在颈前肌群与甲状腺腹侧被膜之间注入适量 2% 利多卡因起隔离和止痛作用（图 9-4）。

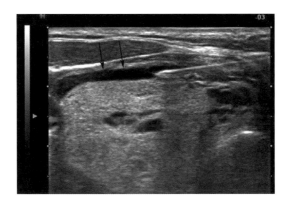

图 9-4　甲状腺人工隔离带法
结节位置浅表，在颈前肌群与甲状腺腹侧被膜之间注入适量利多卡因
起隔离和止痛作用

4. **选择进针路径**　根据结节位置，首选经峡部进针，或于甲状腺横切面自内（颈中线）向外侧。

5. **穿刺与消融**　超声引导下将射频电极准确插入至目标结节内部，然后启动射频仪器，消融过程中可见射频针尖端产生强回声气化区（图 9-5），随着 RFA 的进行，强回声气化区逐渐扩大，病变组织阻抗随消融程度增加逐渐升高，阻抗达到峰值时关闭射频仪。然后调整射频电极至下一个待消融的部位，与前次消融区保持部分重叠，这样反复进行，直至整个结节内部及其边缘均被强回声气化区完全覆盖。

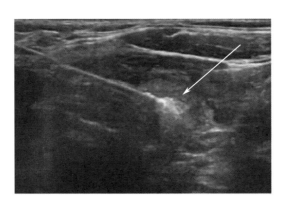

图 9-5　甲状腺结节消融
消融过程中可见射频针尖端产生强回声气化区

6. **即时疗效论证**　等待 15 分钟后，进行超声造影，显示病灶消融区完全无增强则结束治疗（图 9-6）。

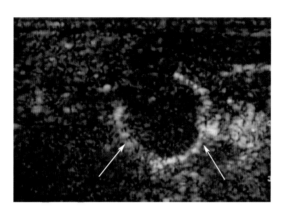

图 9-6 甲状腺结节消融造影
超声造影显示病灶消融区完全无增强则结束治疗

7. 术后病灶区局部压迫 15~30 分钟，以防止出血并发症。

（二）疗效判定

甲状腺功能采用 FT3、FT4 及 TSH 来测评。治疗后 3、6 及 12 个月门诊超声复查，观察病灶大小，计算体积及病灶缩小率，CDFI 和超声造影检测病灶血流信号消失程度。

结节缩小率 =［（治疗前体积 – 随访时体积）/ 治疗前体积］× 100%。

六、注意事项

（一）囊性或混合性结节治疗程序

目标结节出现囊性变时，应先用注射器尽量将囊液抽吸干净，再行射频消融，否则影响疗效。在实际工作过程中，可先将射频针插入目标结节，再用注射器抽吸结节内的液性成分，直至不能抽吸时立即开始射频，这样操作更为合理。因为如果在抽吸后再将射频针插入目标结节内，相当一部分结节会因出血内部再次出现较多的液性成分，影响射频消融效果。

（二）人工制造液体隔离带

人工制造液体隔离带辅助射频消融治疗是一种安全有效的重要方法，提高了对危险部位结节的完全消融率。但是生理盐水受到挤压会流入周围间隙，导致液体隔离带宽度不够，在手术过程中要注意观察液体隔离带的宽度，及时补充生理盐水，保证安全距离。另外，曾经有人采用注射 2% 利多卡因与生理盐水的混合液做隔离带，但有部分患者术后即刻出现声音减低，持续数小时后自行恢复正常，分析可能与隔离带中混有的利多卡因造成喉返神经发生短暂性麻痹有关。因此制造隔离带选择注射生理盐水即可，必要可再混合利多卡因。

（三）评价 RFA 治疗效果

射频工作前，必须确认射频针位于目标结节内，如不能确认，应重新定位穿刺。因超声造影能准确反映微循环灌注状态，优于彩色多普勒成像技术，在甲状腺结节射频消融治疗中建议应用超声造影监控消融疗效和指导适时结束消融。

七、并发症及预防

（一）喉返神经损伤

喉返神经损伤是 RFA 治疗最常见的严重并发症。其主要原因是热损伤所致，损伤时可出现声音嘶哑、声音减低、发音困难。如何减少或避免喉返神经损伤是消融时必须解决的关键技术问题。可采用"液体隔离法"避免喉返神经损伤，即在 RAF 治疗邻近喉返神经所在的危险三角区或甲状腺背侧被膜的结节时，采用先注射液体形成隔离带再穿刺进针消融的方法。Deandred 等则采用"不完全消融法"避免喉返神经损伤，即在紧邻喉返神经处残留少量未消融的瘤组织。该方法虽简便、易行，能有效避免喉返神经损伤，但残存瘤组织有复发的风险。此外，娄雪峰等采用"半消融杠杆撬离法"避免喉返神经损伤。对于射频消融半径预计达到或略超过腺体内侧被膜的消融治疗可采用此方法，即启动射频仪后，当电极针周围出现适量气化区时利用杠杆原理以气管为支点将针尖上抬 0.2~0.3cm，使腺体与喉返神经间距增大，当气化区完全覆盖结节时停止消融。超声造影评估消融效果，如有残余灶应补充消融。该方法操作简单，预防效果好，不受结节大小的限制，但射频针最佳上抬时间需在实践中积累经验，避免上抬过早或过晚，减少不必要的损伤。笔者在工作过程中发现有甲状腺手术史的患者由于颈部组织瘢痕粘连，采用"半消融杠杆撬离法"避免喉返神经损伤存在一定的局限性，必要时可改用"不完全消融法"或"液体隔离带法"，或者联合应用两种方法以避免喉返神经损伤。

（二）疼痛

疼痛是 RFA 治疗最常见并发症，绝大多数患者在消融过程中均有不同程度的疼痛感，有些疼痛仅限于颈部，有些伴有牙齿、耳根、肩部、背部等放射性疼痛。RFA 产生的疼痛多数情况下可以忍受，无需处理，停止消融疼痛即可缓解，不影响治疗进程；仅少数疼痛较严重，需要处理或中止治疗。RFA 引发的颈部疼痛多发生于治疗邻近甲状腺腹侧被膜结节的过程中，耳根和牙齿放射痛多发生于邻近甲状腺前上极的结节。因此，对邻近甲状腺腹侧被膜的结节消融时应在甲状腺腹侧被膜外与颈前肌群之间注射适量 2% 利多卡因溶液做隔离带，可显著缓解疼痛，维持消融持续进行，提高治疗效果。

9

（三）出血

尽管射频消融本身具有止血作用，但是甲状腺血供极其丰富，穿刺进针时仍不可避免导致出血，对于术中出现甲状腺被膜外少量出血，采取立刻中止治疗并及时按压针道及甲状腺的方法，可防止出血进一步加剧。

（四）术后感染

目前有关术后出现感染或者脓肿形成的并发症鲜有报道。操作过程中严格遵照无菌操作规范，可以避免发生感染。

（五）损伤周围器官

目前有关颈动脉、气管、食管损伤的报道较少。若结节紧邻这些周围重要组织及器官，消融前先在腺体与周围组织间注入生理盐水形成隔离层，消融时超声引导下将射频电极准确插入至目标结节内部，基本上可以避免发生RFA损伤周围器官。其他不良反应如刺激性咳嗽、头晕等，均会在术后较短时间内自行缓解，可能是术中消融时对气管、迷走神经一过性刺激所致。

八、临床价值

热消融技术在甲状腺良性结节的治疗中逐渐获得认可，并日臻完善，显现出良好的应用前景。临床实践证实，RFA可有效缩小甲状腺良性结节的体积，改善颈部外观并缓解结节相关性疼痛、吞咽困难以及异物感等，改善自主功能性结节患者甲状腺功能水平。

随着研究的深入，甲状腺乳头状癌及其区域淋巴结转移逐渐成为热消融治疗关注的对象。但是对于甲状腺乳头状癌热消融仍存在很大的争议。持反对意见的学者认为，国内外甲状腺乳头状癌诊治指南强调根治，即病变侧甲状腺加峡部是可接受的最小切除范围；对于原发灶突破包膜伴有淋巴结转移、对侧甲状腺合并不能排除恶性结节的多灶病变，既往有放射线暴露史和家族史，病变组织学类型为侵袭型者，推荐行甲状腺全切除或近全切除，显然RFA无法达到指南要求。其次颈部淋巴结转移在甲状腺乳头状癌中十分常见。国内外指南推荐至少行病变侧中央区淋巴结清扫，RFA同样无法达到指南要求。

另外，甲状腺乳头状癌常规手术切除治疗亦存在诸多不利影响：①使患者丧失自然的内源性甲状腺功能；②颈部正常淋巴结被无辜清扫；③医源性甲状旁腺功能低下；④巨大的颈部瘢痕；⑤术后复发并未得到有效抑制。因而部分学者提出了甲状腺乳头状癌的个体化治疗理念，创伤小或者无创性的保守治疗方式受到关注和探索。个体化治疗有助于减少并发症，尽可能保护正常腺体组织，减少对正常淋巴结的清扫，减少放射治疗的使用频率，避免颈部瘢痕形成。基于以上考虑，超声引导下经皮热消融治疗技术有望成为甲状腺乳头状癌的非手术治疗方法。

但是，目前缺乏甲状腺乳头状癌 RFA 与手术以及其他非手术治疗方案疗效对比的前瞻性、随机多中心、大样本循证医学证据，未建立有效、客观的长期随访疗效评价体系。在探索甲状腺癌乳头状癌热消融治疗时，宜选择低风险患者，如微小的、单发的、无淋巴结转移的、潜伏时间久的病灶。尤其是老年甲状腺乳头状癌患者发生远处转移的风险增高，儿童和青少年甲状腺乳头状癌患者肺部转移相对成人多见，对于这两种人群应谨慎实施消融治疗，并应该在治疗前进行全身评估。有学者认为 RFA 适用于手术风险高、不能或不愿接受手术治疗或复发的甲状腺癌患者，有一定临床疗效。为保证 RFA 的安全性和有效性，操作者应熟知颈部的超声与实体解剖，重视结节性质评估，规范消融治疗指征，熟练把握与运用各类消融手法和技巧。

（徐锦洋　杨舒萍）

参考文献

［1］Verma A，Jeon K，Koh WJ，et al.Endobronchial ultrasound-guided transbronchial needle aspiration for the diagnosis of central lung parenchymal lesions.Yonsei Med J,2013,54(21):672-678.

［2］Moon HJ，Sung JM，Kim EK，et al.Diagnostic performance of grayscale US and elastography in solid thyroid nodules.Radiology,2012,262(15):1002-1013.

［3］Cong SZ.Comparison analysis between conventional ultrasonography and ultrasound elastography of thyroid nodules.Eur J Radiol,2012,81(12):1806-1811.

［4］Xu BX，Liu CB，Wang RM，et al.The influence of interpreters'professional background and experience on the interpretation of multimodality imaging of pulmonary lesions using ^{18}F-3'-deoxyfluorothymidine and ^{18}F-fluorodeoxyglucose PET/CT.PLoS One,2013,8(5):e60104.

［5］娄雪峰，吴凤林，纪莉.等射频消融高风险甲状腺结节避免喉返神经损伤的方法探讨.中国超声医学杂志,2014,30(7):557-580.

［6］孙子渊，宋爱莉.超声引导射频消融术在甲状腺结节中的应用.腹腔镜外科杂志,2015,20(11):314-317.

［7］Na DG，Lee JH，Jung SL，et al.Radio-frequency ablation of benign thyroid nodules and recurrent thyroid cancers:consensus statement and recommendations.Korean J Radiol,2012,13(2):117-125.

［8］章建全，马娜，徐斌，等.超声引导监测下经皮射频消融甲状腺腺瘤的方法学研究.中华超声影像学杂志,2011,19(10):861-865.

［9］Deandrea M，Limone P，Basso E，et al.US-guided percutaneous radio frequency thermal ablation for the treatment of solid benign hyperfunctioning or compressive thyroid nodules.Ultrasound Med Biol,2008,34(5):784-791.

［10］Cesareo R，Pasqualini V，Simeoni C，et al.Prospective study of effectiveness of ultrasound-guided radio-frequency ablation versus control group in patients affected by benign thyroid nodules.J Clin Endocrinol Metab,2015,100(2):460-466.

9

［11］Deandrea M，Sung JY，Limone PP，et al.Efficacy and safety of radio-frequency ablation versus control condition for nonfunctioning benign thyroid nodules：a randomized controlled international collaborative trial.Thyroid，2015，25（8）：890-896.

［12］Sung JY，Baek JH，Jung SL，et al.Radio-frequency ablation for autonomously functioning thyroid nodules：a multicenter study.Thyroid，2015，25（1）：112-117.

［13］Lim HK，Baek JH，Lee JH，et al.Efficacy and safety of radio-frequency ablation for treating locoregional recurrence from papillary thyroid cancer.Eur Radiol，2015，25（1）：163-170.

［14］Wang L，Ge MH，Xu D，et al.Ultrasonography-guided percutaneous radiofrequency ablation for cervical lymph node metastasis from thyroid carcinoma.J Can Res Ther，2014，10 Suppl：C144-C149.

第三节　超声引导甲状腺良性结节化学消融

一、概况

甲状腺结节是一种常见的内分泌疾病，人群发生率为 3%~5%，其中大多数为良性结节。超声引导甲状腺良性结节化学消融是经皮消融治疗的一种形式。化学消融的机制是无水乙醇注射到结节内，引起结节内细胞脱水、蛋白质变性或凝固坏死，导致结节纤维化、体积缩小甚至消失，达到治疗目的。由于甲状腺良性肿瘤包膜相对完整，使得治疗后乙醇滞留于结节，达到治疗目的，而不累及正常的甲状腺组织。实践证明，超声引导无水乙醇注射治疗甲状腺结节疗效肯定，总有效率达 93.5%，治愈率达 80% 以上，是一种安全有效的治疗方法。

二、适应证

1. 甲状腺良性结节，有明显压迫症状，不愿或不能耐受手术。
2. 实性结节直径不超过 3cm，以实性为主的混合性结节直径不超过 4cm。
3. 甲状腺自主功能性结节或高功能腺瘤。
4. 甲状腺结节对放射性碘治疗不敏感。
5. 甲状腺良性肿瘤不愿接受射频或微波等热消融治疗。

三、禁忌证

1. 严重心肺功能不全或年老体弱不能配合治疗。
2. 基础性疾病未控制或出凝血功能障碍。
3. 临床或影像学怀疑恶性结节。
4. 甲状腺结节直径 <1cm，可随访观察。

四、操作前准备

1. 采用彩色多普勒超声诊断仪，探头频率 7.0~11.0MHz，穿刺针选择 18~21G PTC 针。

2. 术前常规检查血常规、出凝血时间、血小板计数、甲状腺生化全套。

3. 超声检查详细记录肿块位置、数目、大小、边界、内部回声及血流状况，甲状腺结节体积（ml）依据 $0.52 \times$ 长 $\times$ 宽 $\times$ 高（cm^3）计算。

4. 合并甲亢者应配合药物治疗。

五、操作规范

1. 术前 1 周内行超声引导针吸组织学或细胞学活检，病理检查结果确定为良性后，再行超声引导下无水乙醇介入治疗。

2. 患者取平卧位，颈下垫枕头呈过伸位，头偏向健侧。按常规消毒、铺巾，2% 利多卡因局部麻醉。超声引导甲状腺结节穿刺采用经峡部进针，穿刺时尽量避开大血管及神经，靠近甲状腺下极深方的结节要经前外侧面进针，以免损伤喉返神经。明确针尖在瘤体内再缓慢注入无水乙醇，当显示乙醇弥散于整个结节并且有一定的压力即可停止注射。依据注射时压力及弥散情况，每次注射量至少为结节体积 20% ~50%。囊性及囊实性结节先尽量抽吸干净囊液，囊液黏稠时注入 1~3ml 的 0.9% 氯化钠液稀释后抽净，再注入无水乙醇。无水乙醇注射总量视结节大小而定，原则上为甲状腺结节体积 1.2 倍，可分次注射，每周 1 次（图 9-7）。

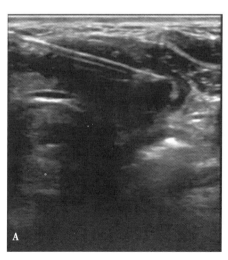
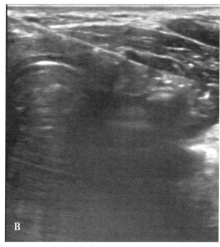

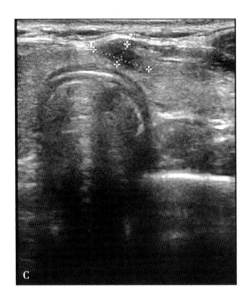

图 9-7 甲状腺结节穿刺硬化治疗声像图

A. 穿刺前，线状强回声系穿刺针道并进入甲状腺结节；B. 穿刺后，甲状腺结节内充满强回声系无水乙醇充填；C. 治疗半年后，测量标尺所示甲状腺结节明显缩小

3. 术后 1 个月、3 个月、半年、1 年复查，并作详细记录。

4. 疗效评估标准

（1）治愈：PEI 治疗后甲状腺结节消失或结节体积缩小 >90%，内部血供消失。

（2）有效：结节体积缩小 50%~90%，内部血供消失或明显减少。

（3）无效：结节体积缩小 <50%，内部血供无明显改变。

5. 术前检测患者血清游离三碘甲状腺原氨酸（FT3）、游离甲状腺素（FT4）、促甲状腺素（TSH）、抗甲状腺球蛋白抗体（TG）、甲状腺过氧化物酶抗体（TPO），术后 3 个月内复查。

六、注意事项

1. 治疗前应先行甲状腺结节活检，有恶性倾向者不宜行化学消融治疗。

2. 囊实混合性结节应抽完囊液再对实性病变进行注射。

3. 可采用多方位和多点注射，使无水乙醇注射治疗覆盖整个甲状腺结节。

4. 靠近下极或深部的甲状腺结节或腺瘤穿刺治疗时应尽量避开喉返神经、气管、食管等重要的周围组织或器官，必要时可用生理盐水隔离带法，以防止损伤周围的重要器官。

5. 甲状腺穿刺采用经峡部进针路径是减少并发症的关键。经过一小段峡部甲状腺组织可减少无水乙醇外溢刺激甲状腺包膜，同时也有利于压迫止血。

七、并发症及预防

并发症发生率的高低与病灶在腺体内的位置、穿刺操作技术及乙醇注射的剂量等有关。除了局部烧灼感、胀痛、发热、感染、乙醇吸收不良反应等一般并发症外，甲状腺穿刺化学消融治疗还有以下主要的并发症。

1. 颈部出血和血肿　出血及血肿可压迫气管，导致呼吸困难，应给予积极处理。必要时请外科会诊。

2. 颈部神经损伤　发生率达 1%~4%。

（1）声音嘶哑：一过性声音嘶哑与结节注入乙醇后局部压迫和乙醇外溢损伤喉返神经有关。有文献报道，3%患者于消融治疗后出现暂时性失音，2~3 个月后不治而愈。也可给予谷维素和地塞米松治疗。

（2）脊副神经损伤：术后出现患肩不适、无力、疼痛、耸肩困难、肩部下垂等。

（3）颈部交感神经损伤：可发生霍纳综合征，即瞳孔缩小、眼球内陷、上睑下垂。引起这些神经损伤的主要治疗措施是停止继续损害，支持和对症治疗，可用地塞米松和神经营养药物静脉滴注减少炎症损伤和水肿，减少次生损害。

3. 甲状腺功能亢进或减退　甲状腺功能亢进的发生可能与乙醇注射引起的甲状腺细胞破坏和甲状腺激素释放有关；甲状腺功能减退可能与无水乙醇破坏甲状腺组织形成甲状腺自身抗原有关。

4. 周围组织损伤　为最严重的并发症之一，是乙醇外溢或反流引起周围正常组织的凝固性坏死。包括损伤气管、食管和颈静脉并引起相应的症状。

（陈少华　李伯义　吕国荣）

参考文献

［1］Hermus AR,Haysmans DA.Treatment of benign nodular thyroid disease.N Engl J Med，1998,338(20):1438-1447.

［2］朱正,朱凤兰,徐新艳,等.超声引导下经皮无水乙醇介入治疗甲状腺良性结节的疗效.中国临床医学,2011,18(5):702-704.

［3］苗立英,吕国荣,张武,等.介入性超声在甲状腺疾病诊断和治疗中的应用.中国超声医学杂志,2000,16(12):910-912.

［4］李伯义,吕国荣,陈国瑞,等.超声导向无水酒精注射治疗甲状腺良性结节疗效的观察.中华内分泌代谢杂志,1999,15(6):367.

［5］姜玉新,常欣,杨志英,等.超声监视下无水酒精治疗甲状腺结节的临床研究.中华物理医学杂志,1996,18(3):21-23.

9

［6］Livraghi T，Paracchi A，Ferrari C，et al.Treatment of autonomous thyroid nodules with percutaneous ethanol injection：preliminary results.Work in progress.Radiology，1990，175 (3)：827–829.

［7］李希圣，陈国瑞，吕国荣.经皮无水酒精注射治疗甲状腺结节的临床研究.福建医药杂志，1995，17(2)：1.

［8］Chu CH，Chuang MJ，Wang MC，et al.Sclerotherapy of thyroid cystic nodules.J Formos Med Assoc，2003，102(9)：625–630.

第四节　超声引导肝脏肿瘤射频消融

一、概况

肝癌是常见的恶性肿瘤，全球每年有超过 50 万人患肝癌，发病率占恶性肿瘤的第 5 位，病死率更是高居第 3 位。我国肝癌的发病率远高于欧美国家，根据全球 2012 年肿瘤流行病统计数据（GLOBOCAN 2012），我国 2012 年肝癌发病率为 29.0/10 万。手术治疗是肝癌的首选治疗方法，但肝癌起病隐匿，早期大多无症状，发现时往往已经失去手术机会，我国肝癌患者多合并肝硬化，只有 10%~20% 的患者能接受手术治疗。肝癌的非手术治疗方法常用的有经肝动脉插管化疗栓塞（transcatheter arterial chemoembolization，TACE）、热消融、化学消融、放射治疗等。TACE 及放射治疗可以使肿瘤缩小，部分病例可获得手术的机会，但很难完全灭活肿瘤，复发率较高。热消融和化学消融可以灭活肿瘤，达到根治的目的，适合个数较少的肝癌，也适用于手术后复发而无法再次手术的病例。射频消融（RFA）是 20 世纪末发展起来的一种热消融方法，常用于肝癌、肺癌、肾癌、子宫肌瘤等的治疗，是目前应用最广泛的热消融技术，对于小肝癌其治疗效果可以与手术相媲美。RFA 的原理为在影像学技术的引导下将射频针插入到肿瘤中，发射射频信号，通过组织内的离子共振产生热量，局部温度升高，从而达到杀灭肿瘤细胞的作用。肿瘤细胞死亡后还可以释放抗原，激发机体的抗肿瘤免疫。该方法仅作用于肿瘤及少部分邻近结构，而对正常组织的损伤极小，因此不良反应非常少，适应证范围广。RFA 对仪器设备的要求不高，操作简便，大多数病例在门诊就可完成，费用相对较低，是一种值得推广的方法。RFA 主要用于治疗恶性肿瘤，对于部分良性肿瘤对患者的心理造成沉重负担或影响生理功能，而患者又不愿意接受手术治疗的病例，也可以选择 RFA 治疗。射频针需要在影像学方法引导下穿刺，主要有 CT、超声及磁共振等。CT 可以清晰显示穿刺针与肿瘤的位置关系，且不受消融过程中产生的气体的影

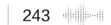

响，是非影像学医生很愿意采用的方法。CT 引导的不足之处在于非实时性，无法监视穿刺过程，是盲穿，对操作者的经验要求高，重复穿刺的比例较高，有可能穿过血管等重要结构。磁共振需要特殊材料制作的射频针，难以推广应用。超声可以实时观察整个穿刺过程，因此穿刺的准确性高，可以避开重要结构，是一种相对安全的方法。超声造影的使用可以在消融结束后马上判断是否完全灭活，一旦发现残余病灶，可以马上补充消融。

二、适应证

超声引导肝脏 RFA 术操作简便，并发症发生率低，适应证非常广泛，包括以下疾病，但不仅仅限于这些疾病：

1. 原发或继发性肝癌，最大直径 ≤ 5cm；或者肿瘤数目 ≤ 3 个，最大直径 ≤ 3cm。
2. 无门静脉或胆管癌栓，无肝外转移灶。
3. 肝功能分级 Child-Pugh A、B 或经内科治疗达到该标准。
4. 与其他方法联合治疗。
5. 肝癌破裂出血行急诊热消融止血。
6. 肝脏良性肿瘤对患者心理造成严重影响但又不愿意接受手术治疗。

三、禁忌证

肝脏肿瘤 RFA 无绝对禁忌，以下情况不适合行 RFA 治疗，或需经治疗后达到适应证标准再行治疗：

1. 肿瘤巨大或者弥漫型肝癌。
2. 伴有门静脉、胆管癌栓或者出现肝外转移灶。
3. 肝功能 Child-Pugh C 级，经护肝治疗无法改善者。
4. 严重出血倾向，需要纠正到凝血酶原时间 <18 秒，凝血酶原活动度 >40%，血小板 >50×10^9/L，使用抗凝治疗或抗血小板治疗的患者需停药 5~7 天后再治疗。
5. 顽固性大量腹水，恶病质。
6. 严重的肝、肾、心、肺、脑等脏器功能衰竭。
7. 意识障碍或不能配合治疗的患者。
8. 频繁咳嗽。

四、操作前准备

详细了解患者病情、影像学资料，组织相关科室共同讨论，制定最合适的治疗方案，选择合理的进针路径。完善各项实验室检查及肝、肾、心、肺功能检查。最好获得病理学资料，对于符合中国抗癌协会肝癌专业委员会1999年制定的诊断标准，或原发肿瘤明确，肝内新出现的病灶，经临床及影像学检查确定为转移灶的可不需病理学结果。术前应向患者详细说明治疗方案及可能出现的并发症，签署知情同意书，获得患者的充分配合，必要时可使用镇静剂。术前禁食8小时。要建立静脉通道。

五、操作规范

由于RFA治疗相对安全，对于一般情况良好的患者可在门诊完成，情况不稳定的患者则需住院治疗。按照介入操作常规局部消毒，使用无菌探头套及耦合剂，局部麻醉应充分，特别是肝包膜部位，如果麻醉不充分，当电极刺到包膜时可能因为剧烈疼痛导致屏气失败，不但会影响穿刺准确度，还可能导致局部损伤。麻醉成功后用刀尖在穿刺部位切一小口，嘱患者屏气，在超声引导下将射频电极迅速而准确地穿入到治疗部位，根据肿瘤的大小设定消融时间，单电极射频针一次消融直径可达3cm左右，多电极射频针可以通过电极打开的大小控制消融的范围，最大直径可达5cm左右，启动射频后可见针尖部位出现云雾状强回声，范围逐渐扩大。对于较大的肿块，可采用多点消融，从而达到完全灭活的目的，由于消融过程中会在病灶中产生短时间的强回声并伴后方声影，导致其深方结构显示不清，应采用先深后浅的顺序。消融结束后行超声造影检查，了解是否残留有活性病灶，如有，则需针对活性病灶追加消融治疗，以达到完全消融的目的。术后立即检查肝肾间隙有无积液。密切观察呼吸、心率、血压、血氧饱和度等生命体征。

六、注意事项

肝脏为富血供器官，质地脆，消融术为有创性治疗方法，容易引起损伤和出血，必须严格掌握适应证。严格遵守无菌操作原则。肝癌的包膜外常常有微小癌灶，因此消融的范围应尽量超出肿瘤边界0.5~1.0cm。退针时进行针道消融（图9-8），可以减少出血和针道种植转移。

七、并发症及预防

1. **发热** 多为消融治疗后的生理反应，坏死物质中含有致热源，吸收后引起体温升高，一般不超过39℃，不需特殊处理，3天后即可自行消退。如果发热超过39℃或持续不退，则要考虑合并感染所致，需要进一步查血象，进行抗感染治疗。

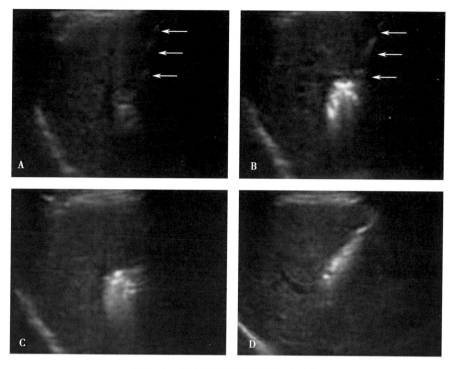

图 9-8 超声引导下肝脏射频消融术

患者男性，50 岁，肝癌 TACE 术后 2 个月，在肝右前叶大小约 3.0cm×2.2cm 肿块，在超声引导下行射频消融术。A. 在超声引导下，穿刺针顺利抵达病灶深方；B. 启动射频后可见针尖部位出现云雾状强回声；C. 消融范围逐渐扩大；D. 针道消融。箭头所示为穿刺针

2. 出血 少量出血可无明显症状，也不需特殊处理，多可自行止血。出血量大时可见腹腔积液，穿刺可抽出血性液体，患者可出现腹痛、面色苍白、心率加快等症状，甚至休克，需要及时处理，必要时需剖腹探查。预防出血需要做到严格掌握适应证，术前详细评估，制定最佳穿刺路线，避免穿过大的血管及胆管等重要结构，穿刺针刺入肿块前经过至少 2cm 正常肝组织，退针时行针道消融。

3. 皮肤灼伤 在 RFA 方法应用初期较常见。射频装置经过多次改进后已经很少出现。目前的射频针所使用的绝缘隔热材料可以降低针杆的温度，冷循环及温度监测装置可以控制消融区域温度在 60~100℃，针尖处烧焦的情况也很少出现。

4. 邻近器官损伤 见于肿瘤位于胆囊、肝门部、大血管及包膜附近的情况。选择射频消融时应慎重，对于邻近重要脏器的肿瘤可以选择其他治疗方法，或者联合应用激光、无水乙醇注射等方法。开腹或经腹腔镜消融也是

一种选择。

5. 感染 按照抗菌药物使用原则，肝癌 RFA 治疗是不能预防性使用抗菌药物的。严格执行无菌操作可以有效预防感染的发生。

6. 其他 肿瘤种植、气胸、胆瘘、肝功能衰竭等并发症偶有报道。针道消融可预防肿瘤种植，避免穿过肋膈角及大的胆管可预防气胸和胆瘘，严格掌握适应证，积极护肝治疗可预防肝功能衰竭。

八、质量控制与管理

超声引导肝肿瘤 RFA 治疗应进行质量控制，指标包括：

1. 适应证选择合格率 ≥ 95%。

2. 重度并发症（指需要住院治疗或导致永久后遗症甚至死亡等，如感染、消化道出血、腹腔内出血、肿瘤种植、肝功能衰竭、胃肠穿孔等）的发生率 <5%。

3. 局部复发率 <5%。

如果达不到上述任何一个指标，应要求操作医师对整个操作过程进行回顾性分析，查找原因，总结经验，提出整改措施，进行质量控制和总结。

（李拾林）

参考文献

[1] Forner A, Llovet JM, Bruix J.Hepatocellular carcinoma.Lancet, 2012, 379 (9822): 1245–1255.

[2] 张玥, 曲春枫, 任建松, 等. 中国肝癌发病与死亡数据集. 中华肿瘤杂志, 2015, 37 (9): 705–720.

[3] Jia JB, Zhang D, Ludwig JM, et al.Radiofrequency ablation versus resection for hepatocellular carcinoma in patients with Child–Pugh A liver cirrhosis: a meta-analysis.Clin Radiol, 2017, 72 (12): 1066–1075.

[4] 吕国荣, 李新丰, 李拾林, 等. 超声引导经皮肝穿刺射频治疗肝癌的临床应用. 中国医学影像学杂志, 2002, 10 (6): 418–420.

[5] 李新丰, 吕国荣, 王高雄, 等.TACE 联合 RF 和 TACE 治疗中晚期肝癌的临床观察. 中华肝胆外科杂志, 2003, 9 (1): 23–25.

[6] 中国抗癌协会肝癌专业委员会, 中国抗癌协会临床肿瘤学协作委员会, 中华医学会肝病学分会肝癌学组. 肝癌射频消融治疗规范的专家共识. 临床肝胆病学杂志, 2011, 27 (3): 236–238.

[7] 中国抗癌协会肝癌专业委员会. 原发性肝癌诊断标准. 中华肝脏病杂志, 2000, 8 (3): 135.

9

第五节 超声引导肝脏肿瘤化学消融

一、概况

超声引导经皮化学消融指超声引导将无水乙醇、醋酸、化学药物、热生理盐水或热蒸馏水等各种化学制剂注入瘤体内，通过物理或化学方法使瘤细胞坏死，达到治疗的目的。化学消融因操作简单、无须特殊设备、花费较少、并发症小的特点，在临床上广泛应用。在所有消融疗法中化学消融最简便易行。

无水乙醇注射疗法（percutaneous ethanol injection therapy，PEIT）用于治疗肝癌最早于 1983 年由 Sugiura 报道，因为疗效较好，后来得到广泛的应用。之后，陆续有经皮醋酸注射疗法（percutaneous acetic acid injection therapy，PAIT）、经皮热盐水注射疗法（percutaneous hot saline injection therapy，PHSIT）、经皮盐酸注射疗法（percutaneous hydrochloric acid injection therapy）用于治疗肝癌或其他实体瘤，并取得成功。因而 2002 年有学者提出了经皮化学消融疗法（percutaneous chemo-ablation therapy，PCAT）的新观念，即经皮穿刺、肿瘤内注射化学药物、癌细胞活性被直接消灭、自然溶解吸收的肿瘤治疗新方法。以上所提及 PEIT 等几种方法均统称为肿瘤化学消融治疗。

原发性肝细胞癌（HCC）和转移性肝癌是常见的肝恶性肿瘤，严重威胁人民群众的生命及健康。我国是原发性肝细胞癌高发区之一。手术为肝癌的首选治疗方法，但是许多肝癌患者不具有手术适应证，而且术后复发率高达 90% 以上。目前的放、化疗又均达不到彻底杀灭肿瘤的目的。近 10 年来，国内外学者先后开展影像引导经皮微创局部消融治疗方法，在不同程度上取得一定疗效，达到了治疗肿瘤或者减瘤、减轻症状，延长寿命，提高生活质量的目的。这种消融治疗作用局限，直接杀死肿瘤。正常肝组织损伤小，疗效明显，可提高机体免疫力，为肿瘤的治疗提供了新的手段。

目前临床上常用的化学消融制剂种类有：无水乙醇、醋酸、化疗药物、高温蒸馏水或热生理盐水、鱼肝油酸钠乙醇溶液、放射性核术、生物制剂等。应用最多的是无水乙醇，因此本节重点阐述无水乙醇消融治疗肝癌。

超声引导经皮无水乙醇肿瘤消融治疗是经皮化学消融的一种，它具有侵袭性小、依从性好、简便易行、费用低廉等优势，是目前临床应用最为普及和疗效肯定的一种超声引导治疗小肝癌的方法。对于小于 3cm 的原发性肝癌，PEI 可取得与手术媲美的疗效。

超声引导直接将无水乙醇注入肿瘤内，利用无水乙醇渗透到肿瘤组织，立即引起肿瘤细胞及其血管的内皮细胞迅速脱水，蛋白凝固变性，癌细胞变性坏死，肿瘤组织中和瘤周血管壁内皮细胞凝固变性、坏死，继而血栓形成，完全闭塞，引起癌组织缺血坏死，纤维形成。总之，无水乙醇治疗肿瘤的作用包括：蛋白凝固作用、脱水作用及血管栓塞作用。

二、适应证

肿瘤大小、数目、位置、患者的全身情况等都是适应证选择要考虑的事项。

1. 最佳适应证为肿瘤直径 <3cm，瘤灶数目不超过 3 个。

2. 随着技术的进步，肿瘤直径 >3cm 且有包膜者也可为相对适应证。

3. 肝癌术后复发。

4. 拒绝手术者。

5. 高龄体弱不能耐受手术小肝癌患者。

6. 与 TACE 等其他非手术疗法联合应用可提高局部和远期疗效。

7. 与手术治疗并用扩大切除的适应证，如主瘤位于一侧叶，其他肝叶仅有 1~2 个小子灶，便可以采用主瘤手术切除、子灶术中乙醇消融治疗。

8. 与热消融并用，如肿瘤部分与血管或胆管紧贴时，这部分可用乙醇消融，其余远离管道部分用热消融治疗。

9. **作为肝移植的桥梁**　受供体影响，受体需要等候手术，及时对肿瘤乙醇治疗可使等待时间延长。

三、禁忌证

1. 严重出血倾向患者，凝血酶原时间延长 3 秒以上、凝血酶原活动时间 ≥ 50%、血小板计数 ≤ 50 × 10⁹/L。

2. 乙醇过敏患者。

3. 肝功能较差已达 Child C 级的患者一般不宜选择 PEI 治疗，但多数对热生理盐水或热蒸馏水治疗并无禁忌。

4. 严重心、肝、肾及肺功能不全患者。

5. 大量腹水患者。

6. 晚期巨块型肝癌。

7. 弥漫性肝癌或伴癌栓及转移。

8. 肝功能衰竭或伴癌栓及转移。

9. 全身情况差或已经出现恶病质者不能耐受 PEI 治疗者。

10. 病灶紧贴肝门部、胆囊、心脏、膈肌或胃肠等重要组织器官应慎重。

四、操作前准备

PEI 治疗肝癌操作前准备包括以下几方面。

9

（一）人员准备

人员组成至少应该包含主责医生、助手医生和护士。

1. 主责医生是实施整个治疗方案的总负责人，他需要组织术前病例分析讨论决定患者是否有适应证，然后根据病情制订治疗方案，在治疗过程中负责穿刺治疗，如果患者有并发症则要给予相关处理。

2. 助手医生一般 1~2 人，第一助手医生需要参加术前讨论，全面了解患者病情，负责术前谈话，主要职责是超声定位、引导协助主责医生穿刺肿瘤行 PEI 治疗。第二助手医生协助患者资料收集及呈现，治疗过程的记录，穿刺活检标本的收集，治疗后的随访等。

3. 护士主要准备术前治疗器械及药物，负责治疗过程中或并发症处理所需要的静脉通道建立及输液，协助并发症处理，此外还要负责治疗室及器械消毒，院内感染监控。

（二）患者准备

患者的积极配合对治疗效果有很大的影响，因此，必须让患者调整到最佳状态时再行治疗。准备工作主要包括：

1. 了解患者的病史及过敏史等。有高血压、心脏病和糖尿病病史患者要接受正规治疗。高血压患者一般建议收缩压控制在 160mmHg 以下，而且血压须平稳；糖尿病患者一般建议血糖控制在 8.0mmol/L 以下；近期有心梗患者则要等心功能改善后再治疗。要询问患者是否乙醇过敏。

2. 完善患者治疗前的各种检查，尤其要注意凝血功能、血常规、肝功能及心肺功能。对患者的肿瘤总体情况进行再评估。

3. 患者应于术前 1 天流质饮食以减少肠气干扰，术前禁食 8 小时。

（三）治疗室及器械药物等的准备

治疗应在专用的超声介入治疗室进行。治疗室要有完善的消毒保障，严格控制人员的进出。进入治疗室要同进入手术室一样穿治疗服、换拖鞋或空鞋套、戴口罩和帽子。治疗室有专门的柜子用于放置治疗相关物品及各种药物，还须有治疗车及各种抢救设施。

（四）术前谈话及签署知情同意书

术前谈话是治疗的一个非常重要的环节。医生应对患者介绍 PEI 治疗的原理及过程，解释可能出现的不良反应或并发症及应对方法，尽量让患者充分理解以减少恐惧心理，增强治疗信心。必须与患者充分沟通，告知患者病情、治疗过程可能出现的不适、治疗可能达到的目标及治疗可能产生的风险及并发症，使患者及家属充分知情、同意治疗并签署知情同意书及患者授权委托书。

五、操作规范

PEI 介入治疗首先要超声检查确定穿刺点及进针路径，做好体表标志。诊断困难者，超声引导穿刺活检明确病理学诊断。

其次选择消融途径。有经皮、经腹腔镜手术和经开腹手术 3 种途径，经皮消融最常用。经皮消融的穿刺大多数在超声引导下完成，优点是实时显像、准确性高、轻便灵活，但有时肿瘤因位置特殊被肺气、肠气遮挡或患者因肥胖脂肪组织较厚而显像不清，影响穿刺定位，此时可尝试 CT 融合成像来定位。

治疗时患者取仰卧位或侧卧位，常规消毒、铺巾、2% 利多卡因局部麻醉直至肝包膜。对治疗的靶目标进行超声定位，即穿刺路径的选择，原则上应选择最短的路径。随后超声引导经皮将穿刺针沿引导线插入，超声图像始终清晰显示靶目标，在实时超声监视下把穿刺针插入病灶内。穿刺过程应保持穿刺针均在超声监视平面内以免产生针尖误判。然后缓慢注入医用无水乙醇。注射时由深至浅，边注射边缓慢退针，在针尖处可以看到药物作用后产生的强回声区域。观察强回声弥漫至整个病灶（图 9-9）。完成注射量后插入针芯，迅速拔出穿刺针。

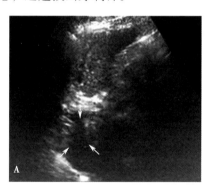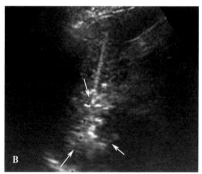

图 9-9 肝癌无水乙醇治疗前后对比

A. 治疗前病灶（箭头所示）；B. 治疗后，无水乙醇呈强回声弥漫覆盖肿块（箭头所示）

乙醇注入量根据肿瘤大小而定，要求强回声覆盖整个肿瘤瘤体。术后穿刺点局部用纱布包扎，观察 2 小时，患者无明显不适，腹部无压痛，复查超声腹腔无积液方可离开并嘱患者随诊。如穿刺针数较多或病情较重者，建议留病房观察一宿。随访观察疗效，根据患者体质和肿瘤灭活情况来决定下一步处理方案。

每次无水乙醇注射量一般推荐按回归方程计算。当肿瘤直径 ≤ 5cm 时，$Y=2.885X$，肿瘤直径 >5cm 时，$Y=1.805X$。其中 X 为肿瘤最大直径（cm），Y 为注射乙醇量（ml）。每周注射 1~2 次，治疗 ≤ 5cm 的肿瘤时，以 4~10

次为 1 个疗程。而肿瘤直径 >5cm 时，可以 10~20 次为 1 个疗程，并行多点、多平面注射以达到逐渐量化的目的。根据具体情况调整无水乙醇注射用量，使其弥散超过肿瘤最大直径 1~2cm。

六、注意事项

1. 了解患者是否对乙醇过敏。

2. 务必准确定位穿刺点，选择最短进针路径，最好选择患者吸气及呼气均能清楚显示的切面。避开胃肠、胆道、大血管及肺脏。

3. 穿刺进针时嘱患者屏住气，操作医生边看显示屏边进针，到达肿瘤时会有阻力。穿刺针进入瘤体中央时要回抽观察是否有血液或胆汁，没有时方可注入无水乙醇。若显示屏不能很好地显示针尖时，则不能进针及注射无水乙醇，可通过抽动针芯同时摆动探头查找穿刺针或注入少量 1% 利多卡因液，确定针尖位置。也可通过彩色多普勒引导，针体和针尖将会呈现闪烁伪像。

4. 尽量使整个瘤体的乙醇均匀分布，足量注射，缓慢推注使压力平衡。

5. 肿瘤较大时需要多点、多方位、多平面注药以提高疗效。进行多点消融时要从肿瘤底部开始向上消融。对多发肿瘤根据病情可同期或分期治疗，一般一次 PEI 无水乙醇用量不要多于 50ml。PEI 治疗时，部分无水乙醇可能会流入肝静脉或胆管引发疼痛，这在无水乙醇注射过量时更常见。

6. 无水乙醇的用量要适当，过多则引起肝损害及其他不良反应。过少则易引起肿瘤残留、复发与转移，同时也给继续施行 PEI 治疗造成困难。

7. 无水乙醇注射过程中，如果瘤周肝组织出现细线样强回声，说明无水乙醇溢入小血管，此时应该改变注射方向或深度以使无水乙醇均匀弥散于瘤体，并覆盖至肿瘤周边以达到彻底灭瘤目的。对于超声造影有典型声像改变的肿瘤，治疗结束时可再行造影以评估中远期疗效。

8. 为了提高无水乙醇注射治疗效果，可以采用多种方法，包括 PEI 联合 TACE 治疗，也可采用全身麻醉下单次大剂量注射或应用多孔穿刺针。对于 3cm 以下的小肝癌，采用原位灭活法，较大的且富血供的肝癌，采用先血管介入后再行实质介入的双介入模式。

9. 治疗观察期间，如果超声显示原回声相对增强的瘤区周边出现低回声带，且甲胎蛋白升高，往往提示肝癌复发，再次 PEI 治疗前应予超声造影评价，对复发病灶区域要特别注意，应行多点、多方位注射。

10. 几种特殊情况治疗注意事项

（1）肝表面与肝包膜下肝癌的 PEI 治疗：这两种肝癌因为位置特殊，PEI 治疗时常易引起剧痛，给无水乙醇治疗带来困难。可予术前口服镇痛和术中先在肿瘤内注入利多卡因。

（2）肝癌合并门静脉癌栓的治疗：门静脉癌栓（PVTT）是肝癌复发和肝内转移的重要因素，对其进行早期诊断和治疗极为关键。可以超声引导门静脉穿刺对癌栓行 PEI 治疗。

（3）肝癌合并肝硬化门静脉高压的治疗：对这类患者要严格根据病情行 PEI 治疗，注意预防胃黏膜损害，同时加强营养支持和保肝治疗。无水乙醇注射量宜适当减少并延长治疗时间。当患者出现腹水时更要严密观察病情，给予对症和支持处理，待腹水减轻后再行无水乙醇治疗，仍可取得良好疗效。

（4）高龄肝癌患者的无水乙醇治疗：高龄患者往往并发高血压、冠心病及肺心病等严重心血管疾病，更增加了 PEI 治疗的风险。应密切监测心血管情况，注射前后要测量血压，对于严重高血压和明显心血管疾病且难以控制者应视为禁忌证。高龄患者往往病情迁延漫长，肝功储备明显下降，PEI 治疗时须严密监控肝功能变化。

七、并发症及预防

PEI 治疗并发症较少，一般不需要特殊处理，多能自行缓解。只有极少数人对乙醇过敏，并发症一般较为轻微，严重并发症罕见。与手术相比，无水乙醇消融治疗是十分安全的。主要并发症有以下几种。

（一）疼痛

部分患者接受 PEI 治疗时出现局部疼痛，尤其是贴近肝包膜，一般为无水乙醇沿针道外溢至肝包膜及肿瘤被无水乙醇膨胀所致。疼痛一般于 12~24 小时逐渐消失，可于注射无水乙醇前及拔针前注射少量利多卡因以减轻疼痛。注射无水乙醇时用力均匀也可减轻疼痛。

（二）发热

PEI 治疗当天或治疗后第一天可出现发热，持续 2 周左右，一般不超过 38.5℃，可能是因为肿瘤坏死吸收所致。可给予药物或物理降温等对症处理即可。如果高于 38.5℃应考虑感染可能，要给予抗感染治疗。

（三）乙醇毒性反应

部分患者 PEI 治疗后出现颜面潮红、头颈部灼热感、醉酒感，甚至晕厥，以女性多见。PEI 治疗还可能出现心律失常，且与无水乙醇的剂量相关，极少出现意识不清、呼吸停止、抽搐等严重症状。

（四）出血

对合并肝硬化的肝癌患者要注意是否存在凝血功能障碍，必要时予纠正后再行 PEI 治疗。PEI 治疗一般较少出现严重出血。一旦出现较大量出血，可予针道内注射凝血酶或用热消融止血。

（五）胸腔积液

靠近膈面的肝癌 PEI 治疗后少部分可出现反应性胸腔积液，如果少量积液可不必处理，当积液过多影响患者呼吸时可给予抽液或引流，对癌性胸腔积液者必要时还可注入卡铂等药物以减少胸腔积液。

（六）其他少见的并发症

胆汁瘘形成、针道种植、肝功能受损等。

八、疗效评估

PEI 治疗肝癌的疗效评估包括近期和远期疗效评价。影响肝癌 PEI 治疗的主要因素是肿瘤的大小、肿瘤的位置及肝功能分级。

（一）近期疗效评估

1. **症状、体征**　症状改善、疼痛减轻或消失、精神状态好转等可作为有效参考指标。

2. **生化指标**　甲胎蛋白（AFP）和肝功能可作为肝癌 PEI 治疗有效与否的指标。正常人体只有微量 AFP，但原发性肝癌患者经常出现 AFP 增高，当肝癌被灭活后，AFP 又下降甚至恢复至正常水平。肝功能改善也是治疗有效的指标之一。

3. **影像学检查**

（1）超声检查：超声造影可以较为准确地评估肝癌 PEI 治疗后的效果。超声造影病灶呈全程无增强是肿瘤灭活的征象。一般于乙醇消融后即刻、24 小时及 1 个月后各行一次超声造影以判断疗效。必要时可以超声引导穿刺活检行组织病理学检查来判断治疗效果。

（2）CT 和 MR 增强扫描：这两种可作为超声造影的补充，对肝癌 PEI 治疗效果进行较为准确的评价。但因其费用昂贵，不适合于病情随访的反复应用。

（二）远期疗效评估

远期疗效评估主要包括患者的 1 年、3 年、5 年生存率。

九、其他超声引导经皮化学消融治疗肝癌的方法

如前所述，超声引导经皮化学消融除 PEI 疗法外，还有 PAI、PSIT 等，现简述如下。

超声引导经皮注射醋酸（PAI）治疗肝癌是指用 15%~50% 不同浓度的醋酸溶液经超声引导注入肝癌引起癌细胞的凝固坏死（图 9–10）。有研究认为，PAI 治疗肝癌具有明显的疗效，较大程度地提高了患者的生存质量，延长生存期，部分患者甚至达到治愈的目的。醋酸具有较强的穿透能力，可以更充分地向整个瘤组织弥散，对肿瘤组织的杀灭更彻底。但是醋酸消融的

9

致死率和并发症略高于无水乙醇消融，同时醋酸获取和处理不方便、味道呛人，影响到使用的意愿，因此醋酸消融在国内应用较少。

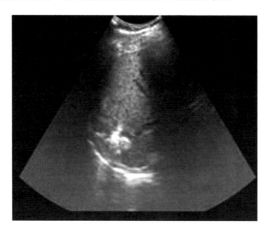

图 9-10　超声引导经皮注射醋酸治疗肝癌
浓度约 30% 的醋酸溶液经超声引导局部注入肝癌

　　经皮热盐水注射治疗（PSIT）小肝癌由日本学者 Ohnishi 等首先报道，结果证实疗效令人满意，且认为这种治疗方法要优于 PEI，因为热生理盐水注入肝癌组织可利用其高温直接杀灭癌细胞，热盐水冷却后成为体液的一部分，可大量注射，没有任何不良反应。国内何文等利用高温蒸馏水经皮注射治疗肝癌，除了高温可直接杀灭癌细胞外，同时由于低渗作用又进一步使细胞崩解坏死，其作用甚至可持续 1 周以上。最新研究表明，经皮高温蒸馏水注射治疗（PHDT）肝癌引起肝细胞坏死的病理学改变为细胞核溶解、碎裂、核外移及出现裸核，细胞出现空泡样变性。

　　经皮鱼肝油酸钠无水乙醇溶液注射治疗（PMAI）肝癌，其抗肿瘤机制为：①无水乙醇的蛋白质凝固和脱水作用；②血管栓塞作用；③鱼肝油酸钠改变细胞内外环境和增强免疫的作用。该制剂由鱼肝油与无水乙醇按 5∶95 重量比例配制而成，有溶液和胶液两种剂型，胶液扩散慢，可延长药物作用的时间，增强疗效。主要适用于直径小于 3cm 的小肝癌，PMAI 疗效优于单纯 PEI 治疗。

　　经皮盐酸注射治疗肝癌是利用稀盐酸对蛋白质的化学凝固作用达到治疗肝癌目的，其凝固坏死直径可达 3cm，呈球形，凝固坏死区与正常组织界限清晰。盐酸的疗效优于醋酸和无水乙醇。主要适用于直径小于 3cm 的小肝癌，不能够手术切除或者拒绝手术者。

　　经皮钇 -90 玻璃球治疗肝癌是利用钇 -90 释放 β 射线来杀灭肿瘤，其辐射范围约 1.1cm，半衰期短，为 64 小时。采用 18G 多孔针，超声引导下穿刺缓慢推注钇 -90，力求均匀分布到整个瘤区。主要适用于小于 3cm 的肝癌。但其不良反应较多，且受药源影响，应用受到限制。

此外尚有经皮穿刺基因疗法。超声引导经皮穿刺注入免疫制剂、白介素 –2、NKC 等，但疗效有待于进一步探讨。

（郭海欣）

参考文献

［1］Shiina S，Tagawa K，Niwa Y，et al.Percuaneous ethanol injection therapy for hepatocellular carcinoma：result in 146 patients.AJR Am J Roentgenol，1993，160（5）：1023–1028.

［2］Chinnaratha MA，Chuang MY，Fraser RJ，et al.Percutaneous thermal ablation for primary hepatocellular carcinoma：A systematic review and meta–analysis.J Gastroenterol Hepatol，2016，31（2）：294–301.

［3］李波，陈汉，吴孟超．超声引导肝脏穿刺瘤内注射无水酒精治疗肝癌．中国实用外科杂志，1996，16（2）：84–85.

［4］吕明德，董宝玮．临床腹部超声诊断与介入超声学．广州：广东科技出版社，2001.

［5］张武．现代超声诊断学手册．北京：北京医科大学、中国协和医科大学联合出版社，1996.

［6］林礼务，叶真，薛恩生，等．超声介入注射无水酒精治疗肝癌的量化研究．中国超声医学杂志，2000，16（7）：514–516.

［7］Wang XW，Yang S，Lai Z.Clinical effect of radiofrequency ablation therapy and percutaneous ethanol injection therapy on small hepatocellular carcinoma.Med J West China，2011，23（3）：1671–1673.

［8］张大海，顾伟中，叶强，等．肝细胞癌的非手术治疗．介入放射学杂志，2000，9（2）：122–123.

［9］Wong SN，Lin CJ，Lin CC，et al.Combined percutaneous radiofrequency ablation and ethanol injection for hepatocellular carcinoma in high–risk locations.AJR Am J Roentgenol，2008，190（3）：187–195.

［10］Ohnishi K，Yoshioka H，Ito S，et al.Prospective randomized controlled trail comparing percutaneous acetic acid injection and percutaneous ethanol injection for small hepatocellular carcinoma.Hepatology，1998，27（1）：67–72.

［11］吕国荣，李新丰，王静意，等．超声引导经皮醋酸注射治疗肝癌新方法．中华超声影像学杂志，1999，8（4）：299–231.

［12］李抬林，吕国荣，李新丰．超声引导经皮瘤内注射醋酸和无水酒精治疗肝癌的比较．中国医师杂志，2004（增刊）：9–10.

［13］何文，谭杰琳，姜晓红，等．超声引导热化疗介入治疗肝癌的临床研究．中国医学影像技术，2001，17（10）：125–127.

［14］匡铭，吕明德，谢晓燕．超声引导经皮高温蒸馏水瘤内注射治疗肝癌．中华超声影像学杂志，1999，8（4）：225–228.

［15］刘利民，徐智章．鱼肝油酸钠乙醇混合液肝癌瘤内注射的临床初步应用．中华超声影像学杂志，1997，6（4）：210–212.

［16］Pacella CM，Bizzarri G，Francica G，et al.Percutaneous laser ablation in the treatment of hepatocellular carcinoma with small tumors：analysis of factors affecting the achievement of tumor necrosis.J Vasc Interv Radiol，2005，16（11）：1447–1457.

［17］朱鹰，李秀英，朱殿清，等．超声介导钇 –90 玻璃微球局部注射治疗肝癌．中国临床医学影像杂志，2002，13（4）：268–273.

9

第十章

超声报告规范及临床解析

　　超声诊断报告是将超声检查探测到的全部信息，用数据、文字、绘图、照片或录像等方式记录下来，结合病史、体征和其他检查进行综合分析，提出诊断意见，供临床参考。一份完整的超声诊断报告是临床超声医生综合素质的表现，它深刻地体现了超声医学诊疗质量和学术思想水平。因此，在超声诊断报告书写时，必须要有具有实事求是的科学态度和认真负责的精神。

一、超声诊断报告产生的基础

　　任何形式的超声诊断报告都是超声医生对一系列检查结果进行客观综合分析后而做出的。声像图所获得的信息是进行超声诊断的主要依据和重要基础。

　　出具完整的高质量的超声报告要求超声医师需要熟悉以下内容：

　　1. 声像图与解剖学的联系，特别是与断层解剖学的联系。

　　2. 正常人体器官组织及其变异在声像图上的表现。

　　3. 疾病的声像图表现与病理、病理生理的联系。

　　4. 血流动力学改变与多普勒超声的联系。

　　5. 声学造影、弹性成像与超声声像图的关系。

　　6. 超声图像的实际意义和可能伴随的伪像与误区。

　　超声报告的独特之处在于超声检查过程与检查结果是同时完成的，这一点不同于放射科及病理科医生所做的结果报告。因此在检查过程中，超声医生要尽可能地利用设备所提供的各种技术，包括彩色多普勒血流成像、谐波成像、3D 成像、声学造影、弹性成像等，为客观、准确的超声诊断并出具高质量的报告提供全面的技术帮助。

　　作为一名优秀的超声医师，在做出超声诊断时绝不能忽略了一个重要的原则——与临床的充分结合，只有将超声与临床有机完整地统一起来，才能使超声诊断水平发挥极致。在临床方面，要有在检查前或检查中常规查阅全部病例资料的良好习惯，在必要时做补充病史询问和体格检查。这样不仅可以全面客观地评估超声检查结果，还可发现有意义的临床线索，主动扩大超声检查范围，降低误、漏诊率。这样做的结果，是使超声专业的整体优势得到了最好的发挥，使患者得到了最好的医疗质量保证。

二、超声诊断及报告的基本要求

（一）针对性

应根据临床医生检查申请单提出的要求进行有目的、有重点的全面检查，并尽可能给予肯定或否定的回答，即使不能如此，也应实事求是加以说明。例如：临床医生触诊可疑腹部包块，但超声检查未见到相应异常影像时，应对医生所指包块处的组织回声加以描述，提示其并无明显病变。

（二）客观性

应对检查结果进行客观描述，包括：①病变部位。例如：是肝左叶或者肝右叶的病变，腹腔内还是腹膜后的病变。②病变形态、大小、数目、周邻关系。例如：应测量肿物的三条垂直径线，让报告阅读者可以估计肿物的大体形态，如"饼样""球形"等；肿物是多发还是单发，是散在还是弥漫分布；与邻近器官或血管的关系是推移受压还是浸润粘连。③病变回声特点。例如：回声均匀或不均匀，有无独特的表现——"靶环征、假肾征、星花征"等。④病变动态表现。例如：呼吸或者外力推压时移动情况（包括与邻近的脏器、血管、腹壁、肠管等之间有无相对移动）；变换体位时回声情况有无改变，如结石的移动。⑤重要的阴性所见也应描述，以供鉴别诊断时参考。例如：患者急腹症来诊时，腹腔有无游离液体；胆总管扩张时，肝内胆管有无扩张。

（三）独立性

应根据声像图结果进行分析并结合临床资料做出诊断，任何结论都不能脱离声像图表现，切勿随意附和或臆测。不要仅以十分典型的声像图像就做出定诊，要多问几个为什么。有时也需要有自己独立的思维，不要受临床拟诊的误导。

（四）系统性

1. 动态随诊和复查　有的病变在病理或病理生理发展过程中有动态变化，因此有必要进行系统的追查或复核最初诊断，检查者应提出复查的日期或要求内容。例如考虑为炎性的病变一般要在抗感染后1~2周作复查；阴性结论的外伤患者要嘱其出现有病情变化时随诊复查。

10

2. 提出合理建议　超声诊断是全面临床检查的一个环节，并非是惟一的和最后的诊断，特别是在超声诊断不具有优势的领域，有必要向临床医师提出合理的下一步检查手段。例如：怀疑肾盂内有肿瘤而显示不清晰时，应建议临床医生进一步结合其他影像检查以除外占位性病变。

3. 扩大范围，全面检查　在检查中如发现有临床意义的线索，应根据其线索进行全面系统的超声扫查。例如：检查盆腔时发现双侧卵巢实性肿物，此时应考虑可能来源于胃肠道的转移肿瘤，应向头侧扩大扫查范围，加以明确。

（五）科学性

对病变图像的拍摄与报告书写应注意其规范性、科学性。例如：图片上留有规范的体标及清晰的测量径线，这样有利于患者下次复查时肿物的定位及大小的动态变化的观察。此外，报告的科学性还体现在按指南规范标准进行描述和合理诊断。

三、超声诊断报告的基本形式及内容

超声诊断报告是超声检查后的书面报告，属医疗文件，是临床诊断与治疗的重要依据或参考之一，具有法律效用。书写规范完整的超声报告需注意以下几点：

1. 检查前超声科医师必须核对患者姓名、性别、年龄及申请检查项目，以免发生差错。

2. 超声检查根据临床医师申请检查的目的、部位与要求进行检查。

3. 超声报告单将超声检查中图像所见以文字并附图片的方式，形成正式文件，即超声诊断报告单。

4. 超声检查报告中的医学术语（如疾病名称）及超声医学术语（如强回声、点状回声等）必须用规范的或通用的术语，不得擅自编造。

5. 报告内容与结果应与申请检查的目的、部位与要求一致，不仅报告阳性发现，也应报告重要的阴性结果。

6. 特殊疑难病例应及时与临床送检医师联系，咨询相关情况，以便及时准确报告。

（一）超声报告的基本形式

1. 文字化描述　是日常工作中最常采用的形式，其主体是检查所见的描述与检查结果的提示。这种形式不仅书写方便，而且描述无限制，书写时可充分表达检查所见，客观说明检查结果。

2. 规范化表格　是采用表格填写的方式，内容有限定，形式死板。但优点是内容规范，形式统一，便于检索和积累完整的科研资料，也有利于标准化质量管理。

当前，随着计算机技术的迅速普及，利用多媒体图文报告系统越来越普遍，而且多将二者有机结合起来。

（二）规范的超声诊断报告单的内容

1. **一般项目**　包括姓名、年龄、性别、婚否、门诊号、住院号、超声号和图像记录方式等。

2. **脏器径线和病灶大小的测量值**

3. **图像分析**　从超声扫查所获得的全部信息中提炼出对诊断有价值的部分，用超声术语作简明扼要的描述，包括脏器（或病灶）的形态、大小、部位、回声（指内部回声、边界回声、后壁回声）等，表面是否光滑、境界是否清楚、毗邻关系也应进行必要的描写。

4. **图像记录**　采用各种图像记录方式将典型图像记录下来，加以说明，使临床医师一目了然。

5. **超声结论（超声诊断）**　根据前面四项内容，结合临床资料做出确切的诊断意见。如同一患者有多种疾病，应把最重要的、影响生命的、症状体征最严重的疾病放在首位。在超声检查报告中，超声诊断的结论是临床医生最关注的部分，也是进一步进行临床处理的重要依据。进行超声诊断时，既要突出表现超声技术的优势，又要尽量避免其不足，做出一个适当的、客观的、科学而准确的超声结论。超声诊断结论可有以下几种情况：

（1）超声检查正常结论：某脏器超声检查未见明显异常。

（2）超声检查异常结论：①明确的超声结论：当某一病变具有鲜明的声像特征和高度的特异性时，可下充分肯定的诊断，如胆囊结石等。②部分明确的结论："同影异病"和"同病异影"是超声临床工作中经常遇到的现象，从而使超声诊断变得不完全肯定或难以充分肯定，这就是通常所讲的声像图表现的非特异性。如肝脏声像图显示一实性病变，虽难以做出肯定性诊断，但是可明确做出解剖定位诊断和物理性质诊断，并根据其表现做出适当的推断性诊断。③不明确的超声结论：若声像图发现某一区域有异常，但难以做出肯定性诊断时，可以对所见声像图进行客观描述，结合有关资料做出恰当的提示性推断，供临床参考。④否定的结论：超声检查未发现肿物及其他异常表现。

6. **提出建议**　在超声检查过程中，如有下列情况者可提出建议：①由于种种原因检查的脏器显示不清，应建议复查；②暂时不能明确诊断者，建议随访或观察；③需进一步明确诊断者，如发现肾积水，为明确肾积水原因，建议作进一步检查。

7. **签名和日期**　检查者亲笔签名，请上级医师会诊者应有相应的签名，

10

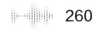

做到双签名。若报告单用计算机打印方式生成，医生应在报告单打印前做好审核，必要时录入者也应签名。

遇到特别急重症患者检查后需及时抢救时，可以口头形式报告临床医师，但最终以正式书面报告为准。在任何情况下不得出具虚假报告。一张理想的超声报告单，应按以上 7 个方面逐项书写，做到字迹清楚、语言精练、重点突出、测量准确、超声术语运用确切、论述内容层次清楚、超声诊断和建议恰当。

四、超声报告复核、签发制度

报告的复核与签发应满足以下要求：①复核医师应由主治医师或主治医师以上者担任，对申请单中的要求、诊断过程中的问题及正式报告单存在的瑕疵进行审核；②复核医师应对超声检查申请单上的项目（包括上、中及下项）及要求与报告单上已检脏器及内容逐项核对；③复核医师应在审核报告中修正不规范或错误术语及描述用词，着重审核描述内容与诊断的一致性。发现问题后应对患者进行复查；④复核医师应在报告单上签名。

超声检查准确性受诸多因素影响，如患者自身因素（肥胖、气体干扰、准备不充分、不能配合、病变位置特殊、疾病所处不同阶段等）、设备因素（仪器型号及性能不同，其图像质量和分辨力有差异）、检查者因素（超声结论依据国内外公认的影像特征，对超声影像的判读不同检查者之间可能存在差异）等。因此，与超声检查相关的医疗活动应充分与临床医生沟通，在发送超声检查报告时要将上述情况明确告知受检者。

五、超声图像的描述与术语

（一）回声强度命名
回声类型有以下几种：①无回声：相当于胆囊腔和膀胱腔的回声；②低回声：相当于肾皮质的回声；③等回声：相当于肝脾的回声；④高回声：相当于结缔组织、钙化或结石的回声；⑤混合性回声：具有实质性和含液性病变的回声。有学者主张，将极高水平的界面回声反射和极低水平的散射回声分别称之为强回声和弱回声。在实际工作中，回声的强弱或高低的标准以该脏器的回声作为基准或将病变的回声与周围正常脏器的回声比较来确定。

（二）回声分布命名
实质性脏器回声均匀程度常用"均匀""尚均匀""欠均匀"和"不均匀"来描述。病灶部位回声则可用"均质"和"非均质"来描述。

（三）特征性超声图像描述
特征性超声征象对疾病提示有重要的意义。常有以下几种特征性征象：

10

①靶环征：病灶中央呈等回声小团块，四周有较宽的弱回声环；②牛眼征：为强或等回声团块，周围有环状暗带，团块中央液化，酷似牛眼；③平行管征：胆管增粗与门静脉内径相似，形成平行管征；④彗星尾征：团块强回声后方有数条平行的条状回声；⑤假肾征：声像的形状像肾脏，但并非为肾脏；⑥声晕：实性肿块周围出现圆环状暗带；⑦卫星征：病灶周围出现小病灶，犹如卫星环绕；⑧镶嵌征：瘤体内包含小肿瘤，瘤体之间互相有隔带。另还有一些畸胎瘤的特征性征象。

六、超声报告的临床解析

超声医生经过认真、仔细检查，在分析超声征象时，要紧密联系病理生理等知识，不要仅仅满足于"什么样的超声图像是什么样的病"这样的思维，还要进一步探求"为什么会这样"。应结合检验、放射、CT、核磁等检查结果，通过和患者的交谈和简单的问诊，将这些资料和超声检查放在一起综合分析，然后对着自己所见的图像，分析比较，以辨真伪。如果超声医生通过仔细扫查，超声报告结果为没有发现异常，临床医师看到此类报告，首先应核对临床资料，判断与临床分析是否相符。若不相符，临床医师应加强与超声科间的联系沟通，不断地充实和拓展思维模式，提供优质服务。对于阳性报告结果，若与最终临床或病理结果不相符，超声医师除应加强随访外，也应主动与临床医师沟通，总结经验。

超声影像检查不同于 CT、MRI 等大设备，无法固定标准切面，并统一阅片讨论后再做诊断，一定程度上增加了误诊率并造成了超声诊断上的差异，包括检查结果差异，对病灶性质判断上的差异等。临床医师必须了解超声诊断是物理诊断，超声报告中更多的是提供对局灶性异常的物理性质的描述，如囊性、实性、囊实混合性，局灶性病灶内的血管是多血管型、少血管型还是无血管型，呈动脉频谱还是静脉频谱以及血流参数。此外，还需注意的是，有的病变在其发展过程中，声像图也会出现动态变化，有必要进行系统的超声随访来复核最初的诊断，超声诊断报告应准确地把这种变化反馈给临床，为临床进一步检查提供参考。

超声设备的普及和超声医师技能的提高使超声成为发现乳腺、甲状腺、肝脏、卵巢等部位的病灶和鉴别其良恶性的重要影像学方法。但由于超声医师对超声征象的识别存在较大的主观性和不确定性，所以对图像描述和报告不甚统一，这样就给临床医师解读超声报告造成了一定的困扰。一方面由于临床医生超声影像学知识相对薄弱，加之工作繁忙，常常没有足够的时间详细通读超声报告的描述部分，常只根据超声结论就确定诊断；另一方面超声医生因为患者多、时间紧，与患者交流少，常常无法详细询问病史及既往检查情况，在没有全面了解病情和临床资料的情况下，仅根据超声图像就直接做出疾病诊断，忽视"同病异图"和"异病同图"的现象，给出的诊断有可能过于片面或者出现错漏。

近年来，随着医疗保障水平的提高，患方对医疗质量和服务质量的要求越来越高，就要求超声医师更加重视提高报告的准确性，更加重视超声诊断与临床诊断标准的一致性。本书为超声影像报告和数据系统（RADS/US）的书著，为超声报告书写提供了规范化、标准化的模式，有助于与临床医师沟通，有助于对病变做出风险分层判断并提出防治措施。经过长期超声影像学诊断的经验总结以及大量的临床病例分析，我们发现 RADS/US 声像图诊断模式与临床或手术病理结果的一致性较好，有助于提升超声报告质量，值得临床推广。

（陈明　杨舒萍）

参考文献

［1］李军,钱蕴秋.超声报告书写示例.北京:人民军医出版社,2010：11-15.

［2］袁光华,张武,简文豪.超声诊断基础与检查规范.北京:科学技术文献出版社,2001：3-5.

［3］王新房.临床技术操作规范·超声医学分册.北京:人民军医出版社,2004：5-10.

［4］钱蕴秋.超声诊断学.西安:第四军医大学出版社,2008：60-61.

［5］郭万学.超声医学(下册).6 版.北京:人民军医出版社,2011：1658-1666.